护士礼仪

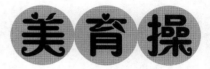

吴 畏 著

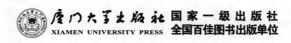

厦门大学出版社 国家一级出版社
XIAMEN UNIVERSITY PRESS 全国百佳图书出版单位

图书在版编目（CIP）数据

护士礼仪美育操 / 吴畏著. -- 厦门：厦门大学出
版社，2024.3
　　ISBN 978-7-5615-9217-5

　　Ⅰ．①护… Ⅱ．①吴… Ⅲ．①护士-礼仪 Ⅳ.
①R192.6

中国国家版本馆CIP数据核字(2023)第251793号

责任编辑　郑　丹　杨红霞
美术编辑　李嘉彬
技术编辑　许克华

出版发行　厦门大学出版社
社　　　址　厦门市软件园二期望海路 39 号
邮政编码　361008
总　　　机　0592-2181111　0592-2181406(传真)
营销中心　0592-2184458　0592-2181365
网　　　址　http://www.xmupress.com
邮　　　箱　xmup@xmupress.com
印　　　刷　厦门市竞成印刷有限公司

开本　787 mm×1 092 mm　1/16
印张　15.25
字数　296 千字
版次　2024 年 3 月第 1 版
印次　2024 年 3 月第 1 次印刷
定价　45.00 元

本书如有印装质量问题请直接寄承印厂调换

厦门大学出版社
微信二维码

厦门大学出版社
微博二维码

内容简介

本书是厦门医学院舞蹈教师吴畏主持厦门医学院教育教学改革研究项目"护士礼仪美育操的研究与创编"的成果。本书将舞蹈元素融入护士礼仪中专业性强的整理着装、行走引导、电话引导、蹲姿服务、伴随礼仪、洗手操作、输液操作、针筒操作、持病例夹等动作,创编出整套护士礼仪美育舞蹈,由于舞蹈动作专业性强,为了使没有任何舞蹈基础的护士人员都能做好,又将礼仪舞蹈进行操式化改造,著成《护士礼仪美育操》。本书第一章是护士礼仪美育操创编理念,第二章是护士礼仪美育操的创编实践,第三章是护士礼仪美育舞的基本功法,第四章是护士礼仪美育操创编套路。护士礼仪美育操运动负荷量适宜,注重护士人员礼仪姿态的优美性、规范性和统一性,融节奏鲜明的音乐和新时代的特征于一体,借助舞蹈艺术的特质,配合优美的音乐,使护士人员刻板的礼仪训练变得优雅、生动且富有趣味性,能在学会礼仪的同时,塑造美好身心、陶冶高尚情操。

前　言

　　中国自古以来就是文明之族、礼仪之邦，文明是人类社会进步发展的重要衡量标志，礼仪是人际交往的重要行为规范。中国源远流长的传统医护关系及医患关系就是一部文明礼仪的发展史。随着现代化医学模式的转变和护理学的发展，中医与西医、中西方医护关系及医患关系不断在碰撞中交融，大批医护专业职业在中西医结合中应运而生，大量护士人员进入医疗护理专业职业。护士职业道德要求护士除拥有深厚的专业理论知识和熟练的专业操作技能外，还应该有医疗护理专业规范的文明礼仪素质，在医疗护理日常工作中应更加注重容貌仪表的自然整洁和端庄大方，应更加注重护理操作中举止言行的文明规范和优雅得体。

　　自医疗护理专业产生以来，护士群体就成为医生与患者之间的重要桥梁，是医护关系和医患关系的关键接合部，护士群体是否具有护理专业规范的文明礼仪素质，对医护关系和医患关系的和谐及正向发展至关重要。全国各地医疗职业道德水平及护理职业技能教育发展的不平衡，造成了全国各地护士专业人员具备的护理职业技能与文明礼仪素质参差不齐，致使以往的护士群体中存在着护理专业理论知识水平不高，无法指导自身的护理实践工作的情况，还存在着护理专业操作技能不熟练，不能为患者提供优质高效的护理服务的情况，甚至存在着护理专业文明礼仪素质低下的现象，在护理中出现了衣冠不整、语言粗俗、举止不雅、态度蛮横等不文明不礼貌的现象，严重地影响了医患关系的和睦及友好发展。

　　为了建立良好的医护关系和医患关系，营造医疗护理行业和谐、规范、文明的美好环境和氛围，有关管理部门建立、健全了相应的管理制度和运行机制，许多专家和学者也纷纷对医疗护理行业和护士文明礼仪的有关课题展开了研究，取得了一定的研究成果。至当前，全国范围内的大多数护士文明礼仪行为都得到研究和整理，但大部分内容只限于表层的理论研究，至今尚未有专门针对护士礼仪美育操的系统研究与编创，也没有深入到教学实践与实际应用之中。"护士礼仪美育操的研究与创编"力争在护士礼仪行为的理论内涵建设与舞蹈艺术相结合的教学实践中有所突破，通过护士礼仪美育操式化教学训练和推广学练，优化护士文明礼仪行为，进一步提高护士人员文明礼仪护理操作的质量和效果。

护士礼仪美育操紧紧围绕高等医学教育的特殊性和《教育部关于切实加强新时代高等学校美育工作的意见》要求进行研究与创编，以新的创编理念、新的教学模式、新的学练方法、新的推广形式、新的践行效果，探索并创编出符合护理学理论和实践特征的、受广大学生及护士人员喜爱的多功能文明护理礼仪操，通过对护士工作中的相关礼仪动作行为进行艺术性提炼加工，整合成具有舞蹈练习基础的护士人员能够学会演练的乐曲舞蹈化护士礼仪美育舞，进而改造成普通护士人员容易掌握操练的韵律操式化护士礼仪美育操，便于医学院校学生和护士学校学生在护士礼仪美育舞或护士礼仪美育操的教学实践中学练且掌握护士文明礼仪行为，也便于广大护士人员在护士礼仪美育操的普及推广中学会且掌握护士文明礼仪行为，促进医学院校学生和广大护士人员文明礼仪行为的规范化建设。

《护士礼仪美育操》内容新颖，图文并茂，全书有多幅有关护士礼仪教学训练的动作图示，并配有相关的护士礼仪文字说明。第一章是从"舞动的方舟"武汉抗击新冠疫情的启示和医疗护理工作的需求等方面阐述了护士礼仪美育操的研究与创编理念；第二章是将护士日常护理操作的文明礼仪动作行为作为研究来源，经过舞蹈艺术提炼加工创编成护士礼仪美育舞组合动作；第三章是将学练护士礼仪美育操所需要了解的基本手形和手法、基本步形和步法、基本身形和身法等基本功法内容作简单介绍；第四章是将护士礼仪美育舞蹈套路进行操式化改编，改造成护士礼仪美育操单人动作技术的操式套路。护士礼仪美育操动作技术的编排由浅入深、由简至繁，循序渐进，易于使没有舞蹈基础的护士人员轻松地学习、掌握文明礼仪护理行为，能够作为广大医学院校学生和护士人员科普学习及熟练掌握文明礼仪护理行为的教学训练参考书。

护士礼仪美育操的研究与创编得到了厦门医学院党政领导及教科研部门的高度重视，以及在立项、审批、资助、指导和扶持等方面的大力支持。厦门医学院教务处、公共课教学部、护理学系等部门热情参与协作研究和创编工作，群策群力，推进了护士礼仪美育操联合创编的研究进程。护士礼仪美育操创编完成后，曾在厦门医学院公共课教学部、厦门医学院护理学系等院系，以及厦门医学院附属第二医院、厦门市第五医院、厦门市仙岳医院等进行了实践检验和展演，受到了一致好评，得到了许多富有建设性的意见和建议，内容更加完善。在护士礼仪美育操编写过程中，以吴畏老师和刘晓媛同学为标准摄制了《护士礼仪美育操》动作照片，陈莉莉老师为照片抠图、添加动作箭头线，制作成《护士礼仪美育操》的动作技术图示，贺春林老师为《护士礼仪美育操》热心收集整理资料、精心设计文图细节、细心校对书稿以及统稿审阅等。作者在此向各位领导、相关部门、各位老师和同学们致以衷心的敬意和诚挚的感谢！

　　《护士礼仪美育操》虽然已经以良好的面貌展现于各位专家、学者和广大读者面前，但由于作者的医疗护理阅历不深、舞蹈操式化经验不足、创编能力不强、写作水平不高等，书中难免会出现错误、欠缺及不尽如人意之处。作者但愿能以此抛砖引玉，求教于各位专家、学者，望各位能在百忙之中不吝赐教，扶持栽培，也期望广大读者能随时指点评论，赐予宝贵意见。这有利于作者在护士礼仪美育操的后续研究和创编工作中改进不足，不断加深护理阅历、丰富舞操经验、提升编辑和写作的水平及能力，为护士人员文明礼仪护理操作的规范化与标准化做出更多更大的贡献。

吴畏

2023 年 10 月 1 日

目 录

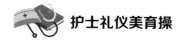

第一章　护士礼仪美育操的创编理念

护士是人们心目中的白衣天使。护士具有为人类健康服务的敬业精神、优良的医德医风、高尚的品德情操及良好的道德修养，能够以高度的责任感关怀患者的疾苦。他们在常规诊疗中急患者之所急，合法操作，在护理中想患者之所想，忠于职守；他们具有严谨的工作态度、扎实的护理理论及科学人文知识，能够敏锐洞察、综合分析患者病情，及时准确拟定有效的护理方法；他们熟练掌握护理三级操作技能，在护理工作中热心、细心，并有爱心和耐心，能够胜任医疗护理工作；他们具有健康的心理意识、宽容豁达的胸怀、稳定开朗的情绪及严谨细致的工作作风，护理患者时注重文明礼仪，服装整洁、仪表大方、亲和礼貌、端庄稳重、用语规范、态度和蔼、实事求是、举止优雅。这样优秀的白衣天使，患者怎能不喜欢呢？广大人民群众多么期望拥有这样一支专业理论知识深厚、专业操作技能熟练、医疗护理业务规范、护士礼仪优雅美好的白衣天使队伍啊！我们的广大护士群体就是这样一支美好的白衣天使队伍。

第一节　护士礼仪美育操研究和创编的启示

一、护士礼仪美育操研究的启示

护士群体能否成为一支广大人民群众心目中专业理论知识深厚、专业操作技能熟练、医疗护理业务规范、礼仪优雅美好的白衣天使队伍，还要看这支队伍在特殊时期、关键时候能否经得起自身素质的检验及生死存亡的考验。这检验、考验来自全球新冠疫情暴发期间。正当众多发达大国及贫穷小国面对来势汹汹的新冠疫情不以为意或束手无策，任其泛滥成灾且严重危害人们生命财产之际，我国人民团结一心共同抗疫，在疫情严重的武汉迅速"启动方舟"，连夜搭建多所专门治疗感染新冠病毒的患者的医院，全国各个省市又立即委派多批次白衣天使医护队伍快速汇聚武汉，投身于紧张的医疗护理工作之中。此时此刻，武汉"抗疫的方舟"，白衣天使"抗疫的会战"，

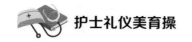

让全世界众多的国家和国民都在为中国的抗疫速度及抗疫精神"点赞"。多少个日日夜夜，成千上万的白衣天使奋战在抗疫会战的第一线。

这些白衣天使中既有拥有数十年医护经验、医护技能高超的医护专家，又有刚刚步入医门满怀医护博爱之心、满载精心护理患者之情、医护理论水平高深、护理业务技能待实践操作的护士人员。面对生命受到威胁的大批患者、健康受到伤害的大量病人，他们夜以继日、衣不解带，在这患者生死攸关之际、在这医护人员疲惫至极的时刻，我们看到的白衣天使在医疗护理过程中的举止言行、医护操作动作已经大都不是平常学练的标准规范，也可能已经来不及回想标准规范，甚至忘记怎样做才是标准规范的。那时的举止言行、医护操作动作更多的是本能的反应或无意限制的随机举动！此时此刻，对医疗护理人员所有本能的医护反应，患者还能刻意地去挑剔什么吗？还能过分地去要求什么吗？我们还能无情地去指责什么吗？不能，都不能！

人们会发现，无论是在患者生死攸关之际、医护人员疲惫至极的时刻或是在平常的医疗护理过程中，那些有数十年医护经验、医护技能高超、护理业务纯熟、专业动作精准的医护专家们，还能保持着优雅文明的举止言行、规范标准的医护操作动作。这是因为优雅文明的举止言行和规范标准的医护操作动作已经在他们的医护工作中成为动力定型。那些刚刚步入医门的护士人员是否也能做得到呢？会不会在惊慌失措或手忙脚乱中顾此失彼、言行失礼、举止失态、操作走形呢？这就要看他们所学习演练的优雅文明的举止言行和规范标准的医护操作动作是否也已经在他们的医护工作中成为动力定型。人们都知道，任何一项规范标准的举止言行或操作动作都必须经过刻苦努力的学习和千锤百炼才能成为动力定型。正如本能的反应或如无意限制的随机举动，无论在何种场合或情境下其举止言行或操作动作都是如此。

二、"护士礼仪美育操"创编的启示

医护人员每一项优雅文明的举止言行、规范标准的医护操作动作都要经过认真努力的模拟学习、单调辛苦的规范演练、长期枯燥的准确重复，久而久之才能不受其他因素的干扰，逐渐达到规范标准的动力定型。从武汉白衣天使抗疫的会战之中，我们看到了医护人员的心灵美、语言美、举止美、行为美、操作美。这正是当前我国高等医学院校及医护院校培养医护人员美育的教育教学目标，也是每一名舞蹈教师要完成的教育教学任务。高等医学院校的舞蹈教师更应该以弘扬中华美育精神的主旋律为己任，深入医护工作和生活，用情、用心、用爱、用舞去抒写歌颂医护人员，用舞蹈去"舞动方舟"，为新时代的医护人员画像、讴歌、立传、明德。通过武汉抗疫的会战，舞动的方舟，我们得到了重大的启示，医学院校的舞蹈教师要热爱医护工作，要扎根于医护群体之内，深入医护工作之中，用肢体舞动的特质整合医护人员的礼仪美，用舞蹈原创的精品提炼医护人员的操作美，创编出适合高等医学院校及医护院校学生学跳的护士礼仪美育舞，使广大学生在护士礼仪美育舞的课堂教学及舞蹈演练交流之中准确学会并熟练掌握优雅文明的举止言行、规范标准的医护操作动作，促进护士礼仪工作的规范标准化发展。

因为护士礼仪美育舞的舞蹈专业性较强，有一定舞蹈基本功和舞蹈技能的人员才能准确地跳出标准动作，所以不适合没有舞蹈基本功和舞蹈技能的学生及广大医护人员学跳，也不利于普通医护人员快速学会及熟练掌握医护工作优雅文明的举止言行、规范标准的医护操作动作。由此可见，将护士礼仪美育舞进行操式化改编，形成护士礼仪美育操的动作技术，更便于广大医学院校与医护院校学生及普通医护人员学跳，使其能在更短的时间内熟练掌握医护工作优雅文明的举止言行、规范标准的医护操作动作。护士礼仪美育操结合医务人员的工作特点，让他们能够在工作间歇或在工作之余以韵律体操的配乐形式集体舞动起来、跳动起来，既学习了礼仪操作、陶冶了情操、提高了技能、锻炼了身体，又舒缓了压力、缓解了疲劳、塑造了美的形体、愉悦了心情，真是一举多得。

在完成"护士礼仪美育操的研究与创编"课题工作过程中，厦门医学院各级领导和教学与科研部门都以护士从事专业护理活动，履行保护生命、减轻痛苦、增进健康职责的职业性质为出发点，提高护士从事护理专业所需要的特殊性质与技能等方面的职业素质教育效果，将护士礼仪美育操作为医学院护理学系学生及护士的美育课程之一，在医学院的美育课程教育教学改革中进一步创新完善，并科学普及推广，着力提升医学院校学生的医护综合素养，培养造就医护文化底蕴丰厚、医护素质全面、护理专业技能扎实的医护专门人才，使医学院所有在校学生及医护工作者都能够通过护士礼仪美育操的学练与掌握享有接受美育教育的机会，进而树立正确的审美观念、遵循美育特点、陶冶高尚的道德情操、塑造美好心灵、熟练优美的礼仪、弘扬中华美育精神，并通过以美培元、以美化人、以美育人，进一步培养德智体美劳全面发展的新时代医护接班人。

三、护士礼仪美育操研究的学术价值

长久以来，党中央和各级政府部门非常重视高等学校美育工作的教育教学改革工作。教体艺〔2019〕2号文件《教育部关于切实加强新时代高等学校美育工作的意见》指出：美是纯洁道德、丰富精神的重要源泉。学校美育是培根铸魂的工作，提高学生

的审美和人文素养，全面加强和改进美育是高等教育当前和今后一个时期的重要任务。推进美育教学改革与创新，促进高校美育与德育、智育、体育和劳动教育相融合，与各学科专业教学、社会实践和创新创业教育相结合。文件明确了高等学校美育工作要让广大青年学生在艺术学习的过程中深入了解中华美育文化的变迁，触摸到中华美育文化的脉络，汲取中华美育文化艺术的精髓，营造格调高雅、富有美感、充满朝气的校园美育文化氛围。护士礼仪美育操的创编紧紧围绕教育部关于加强新时代高等学校美育工作的指示精神，在结构和动作设计方面，既突出其功能与操式节奏的变化，又坚持了舞蹈原有风格，融入新时代美育的特征，使鲜明悦耳的韵律音乐和护士礼仪美育操动作融为一体，在强调身体姿态优美性的同时，突出注重了护士礼仪美的规范标准和统一性，使护士礼仪美育操成为高校美育教学改革与创新项目。

第二节　护士礼仪美育操拟解决的主要问题

一、护士礼仪美育操与礼仪内容相符合

护士礼仪美育操在表现护士的举止言行方面，要与礼仪内容相符合。护理人员要协助医生做好对病人及其家属的咨询、辅导、接诊和治疗工作，具有高度的同情心和爱心；接待病人时要主动热情，表情亲切，说话温和，有问必答，绝不强迫、恐吓病人或与病人争吵。医疗护理时要体贴爱护病人，及时和病人交流，用言语关心病人、帮助病人，使病人消除恐惧感、积极配合治疗，解答病人的疑虑、进行饮食指导、记录病人健康教育意见及要求等。工作时要耐心细致，保持稳定的情绪，保持工作环境的整洁和美观。

二、护士礼仪美育操与工作内容相符合

护士礼仪美育操在表现护士的护理操作方面，要与工作内容相符合，要体现出稳、准、轻、快的医护操作技术，做好口服、注射、其他途径给药治疗，采集检验标本，巡视、观察病情及输液情况等工作，并及时向医生报告异常情况。

三、护士礼仪美育操与舞蹈动作相融合

护士礼仪动作是专业性强的、规范标准化的操作动作，其操作动作要与舞蹈动作相融合。将护士礼仪与舞蹈表演艺术相融合有很大难度，构思这套护士礼仪美育操的目的，是要借助舞蹈艺术的特质，从护士礼仪规范中摘录出最有特点的动作，找到这个动作应该训练的部位，再与舞蹈艺术中能够锻炼到的相应部位的肢体表演动作相融合。从

头部到躯干、到四肢、到全身，将这些具有舞蹈表演艺术的动作梳理整合起来，由简到繁，由易到难，循序渐进，逐渐提高。整套舞蹈表演动作完成后，再经过操式化改编形成护士礼仪美育操。

四、护士礼仪美育操与运动效果相适应

护士礼仪美育操既要体现礼仪操的全面性和锻炼的时效性，又要充分考虑锻炼时运动负荷的适宜性，同时还要简单且兼具舞蹈操式化的美，使舞蹈操式化的礼仪动作更加大众化，适合没有任何舞蹈基础的在校学生和广大护士人员练习。从护士礼仪美育操的运动效果看，其运动形式、运动强度、运动难度等运动功能，都与大学生和广大医护人员的身体素质、生理功能、运动能力、学练基础等相适应，有利于护士礼仪美育操的学习提高和普及推广。

第三节　护士礼仪美育操的育人作用

一、护士礼仪美育操育人真、善、美的作用

护理人员要懂得护理学和护理美学。护理学是一门应用科学，它融会了自然科学、社会科学、人文科学的理论，是科学和艺术的完美结合。护理美学是医学科学和社会科学的交叉性学科，从美学角度看，护理本身就是美的产物。护理理念中蕴藏着美，包含了浓重的人文色彩，"人"成为所有护理活动的中心，护理工作是集真、善、美于一体的创造性劳动，将单纯的劳动转化为一种护理艺术美。护士礼仪美育操基于舞蹈美学的特征，尝试将舞蹈与护士礼仪相融合，在舞蹈的轻灵中体现礼仪规范，从优雅中传递医护真情。

二、护士礼仪美育操育人综合素质的作用

护理礼仪作为一种专业文化，是护士综合素质的体现。良好的护士礼仪能创造一个友善、亲切、健康向上的人文环境，反映出护士敬岗、爱岗及对岗位工作的高度责任心和事业心，也是护士在社会中总体形象的关键。研究编创护士礼仪美育操显著的意义效应在于：一是有助于学生将单纯的劳动转化为一种护理艺术美，在护理实践中达到一种崇高的爱与美的境界。二是从护士礼仪美育操中能够学习到挺拔、自然、优雅、美观的礼仪动作，有助于学生体悟行为规范，不断强化服务意识，提高自身素质。三是礼仪作为塑造形象的重要手段，是一个人的思想道德水平、文化修养、交际能力的外在表现。

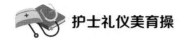

交谈文明、举止高雅、穿着大方，有利于学生和护理人员提升个人魅力，从而更加自信；自我修养优雅的礼仪，塑造美好的医护人生，有利于营造出不断完善和美好的医疗环境。

第四节 护士礼仪美育操的健身功用和推广效应

一、护士礼仪美育操的健身功用

练习护士礼仪美育操，可以增强运动系统的功能及全身肌肉和骨骼的工作能力；提高身体的灵活性、协调性和平衡能力；提高心肺功能，促进心脏和肺部的血液循环，使氧气能充足地供应身体各部分，从而增强各器官系统的功能；调节神经系统功能。练习护士礼仪美育操，可以在大脑得到充分休息的同时让肌肉得以放松，有助于缓解因紧张工作出现的暂时性的大脑疲劳。人们在节奏鲜明、旋律优美的音乐伴奏下进行礼仪操练习，可以使大脑皮质活动处于适宜的兴奋状态，产生良好的刺激效应，进而提高神经系统的功能，使精神更加饱满，反应灵敏，记忆力增强，提高工作和学习的效率。同时，在音乐伴奏下做礼仪操，还是一种美好的享受，可以陶冶人的情操，让人保持良好的心理状态。

二、护士礼仪美育操的推广效应

厦门医学院公共课教学部、护理学系等部门在实践教学检验过程中共同探讨完善并积极推广护士礼仪美育操，以适应高校美育工作教学改革的需要，努力健全高校普及艺术教育、中华优秀传统文化传承发展和艺术经典教育体系。积极探索并大力推广具有时代特征、校园特色、学生特点、教育特质的艺术实践活动形式，促使高校广大学生参与艺术实践活动，提升审美和人文素养，进而使高校美育工作与当前教育改革发展的要求相适应，与构建德智体美劳全面培养的育人体系相适应，与满足广大青年学生对优质丰富美育资源的期盼相适应。把中华优秀传统文化教育作为学校美育培根铸魂的基础，在传统文化艺术的提炼、转化、融合上下功夫，更好地普及护士礼仪规范，展示护士的精神风貌，弘扬中华美育精神，使礼仪美成为广大学生和护士纯洁道德、丰富精神的重要源泉。在医学院校与医护院校的舞蹈教学中，引入并设置好护士礼仪美育操的教学内容，在课堂教学和交流展演中普及推广护士礼仪美育操，有利于医学院校与医护院校的学生先期学习掌握医护人员的礼仪规范，增强推广普及效应。

第二章　护士礼仪美育操的创编实践

　　医学院舞蹈教育专业的人员在创编护士礼仪操时，要在实践教学中，通过深入医护人员的日常工作和日常生活，捕捉其具有代表性的礼仪行为动作，运用舞蹈形式把医护人员护理常规工作中的礼仪动作要素提炼出来，再以舞蹈艺术特质赋予其礼仪动作动态化动感灵性，用舞蹈的表现形式展现其动作的动态过程，创编出具有医护专业特色、通俗易懂、易学易练、便于普及推广的大众化礼仪舞蹈，然后对其舞蹈动作的动态过程进行操式化处理形成护士礼仪操。

　　创编护士礼仪操，首先要选择好舞蹈的操式化韵律动态模式，将护士的礼仪动作进行舞蹈的操式化韵律动态编排。如选择广播体操为护士礼仪操的韵律动态模式，就要设置成八节套路，每节设置成4个8拍的动作结构，八节套路的动作动态分为：第一节，热身运动；第二节，头部运动；第三节，腰部运动；第四节，肩部运动；第五节，扩胸运动；第六节，腿部运动；第七节，跳跃运动；第八节，放松运动。依据这种广播体操的韵律动态模式，精选出能够体现护士礼仪的上述八个方面的动作动态，运用舞蹈的艺术表现形式，对以上述八个部位为主的护士礼仪行为进行舞蹈艺术化动作动态处理，并且设置成符合操式化的韵律运动节拍，有利于完成护士礼仪操整套套路动作技术的创编设计。

　　确定礼仪操采用广播体操的操式化韵律模式后，其八节礼仪操的礼仪动作动态可对应为：第一节，热身运动，对应仪表礼仪的微笑礼仪；第二节，头部运动，对应仪表礼仪的整理礼仪；第三节，腰部运动，对应引导礼仪的行走引导；第四节，肩部运动，对应引导礼仪的方向引导；第五节，扩胸运动，对应服务礼仪的蹲姿服务；第六节，腿部运动，对应操作礼仪的洗手操作；第七节，跳跃运动，对应操作礼仪的输液操作；第八节，放松运动，对应让宾礼仪的鞠躬礼仪。按照这种礼仪舞蹈操式化对应方法，就可以选择相适应的医护礼仪动作动态进行礼仪操成套动作的舞蹈操式化动态创编整理。

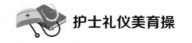

第一节　微笑礼仪（热身运动）创编实践

一、微笑礼仪的运动形式

热身运动对应仪表礼仪的微笑礼仪。其动态形式设置为：面部呈现微笑动态，头部向左、向右转动，臂部向左斜方、向右斜方上举，腿部向上、向下屈伸膝盖弹动。

二、微笑礼仪的动作来源

微笑礼仪精选于医护人员之间或医护人员与就医人员之间站立交流时，膝腿放松，两手重叠置于腹前，面部笑容可掬，头部左顾右盼，一边谈话一边观察前后左右的情况，随时准备接待医护工作，如图 2-1 所示。医护人员的微笑礼仪要端庄典雅，妆面整洁，容光焕发，自然大方。精选医护人员上班前对镜子整理妆面的形态，要面淡粉红，描眉细弯，红唇翘角，抿嘴带笑，给人以温文尔雅、和蔼可亲、平易近人的感觉，如图 2-2 所示。

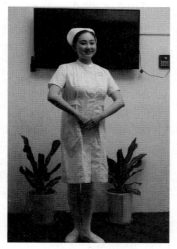

图 2-1　微笑礼仪

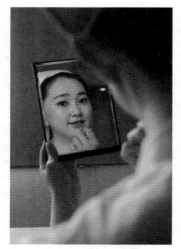

图 2-2　整理妆面

三、主要动作动态姿势（8 拍 ×4）

1. 微笑礼仪八字步站立

医护人员小八字步站立，头正，颈直，下颏略收，双眼微眯，两嘴角微向上翘起成微笑态。两脚跟靠拢，两脚尖展开向斜前方，约成 60 度角。身体直立放松，自然挺胸、展肩、拔背、立腰、收腹、敛臀。两手伸指从身体左右两侧向身前抬起，至腹前时右手虎口握住左手的四指，左手虎口握住右手的拇指，两手右前左后交叉叠放轻按于小腹前，两肘屈曲，前臂与上臂略大于90度角，两手背均向前方。目向前方平视。从身体正前方看，如图2-3所示。

2. 微笑礼仪右照镜子

由微笑礼仪小八字步站姿，面部表情和身体姿势保持不变。两手松开，左手轻按于小腹前，指尖斜向右下方；右手同时伸指屈肘外旋向右前上方仰掌摆伸，手心向后上方，手指向右上方，指尖约与头高；头部同时随右手摆起右转约45度角，右手右上摆伸和头部右转要同时到位。身体直立，自然放松，上臂与前臂约成90度角，手掌伸直约与手臂在一条斜直线上。目视右手。从身体正前方看，如图2-4所示。

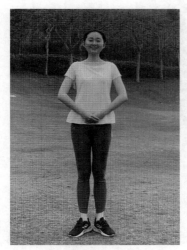　　　　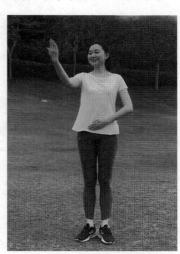

图2-3　微笑礼仪八字站立　　　　　图2-4　微笑礼仪右照镜子

微笑礼仪小八字步站立，做两腿膝部上下屈伸弹动。

微笑礼仪（右照镜子）完成后，右手内旋向腹前摆落，右手轻按于小腹前，左手同时伸指屈肘外旋向左前上方仰掌摆伸约与头高，身体直立。头部同时左转约45度角。目视左手，成微笑礼仪（左照镜子）。

第二节　整理礼仪（头部运动）创编实践

一、整理礼仪的运动形式

头部运动对应仪表礼仪的整理礼仪。其动态形式设置为：面部呈现微笑动态，头部向上抬头、向下低头，臂部向后摆臂、向上曲臂，腿部原地踏步、向下半蹲、站起，腰部向左转腰、向右转腰。

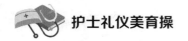
二、整理礼仪的动作来源

整理礼仪精选于医护人员上班前对镜子整理护士帽和发髻的形态，医护人员整理完护士帽和发髻后要仪表典雅、面帽端正、自然得体。如图2-5所示。

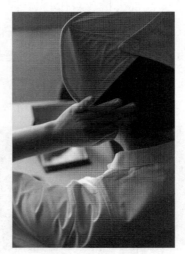

图2-5　整理礼仪

三、主要动作动态姿势（8拍×4）

1. 整理礼仪原地踏步

医护人员小八字步站立，头正，颈直，下颏略收，双眼微眯，两嘴角微向上翘起成微笑态。上体姿势和头面姿态保持不变，右腿直立站稳；左腿屈膝自然垂脚在右腿内侧提起，左脚尖略高于右脚踝，左腿提起时全身要放松，身体保持正直，左大腿和左小腿约成120度角。同时，左手握实心拳，拇指压于食指和中指第二指节之上，直臂向后摆动，拳心向右方，拳约与腰高；右手同时握实心拳，拇指压于食指和中指第二指节之上，直臂向前摆动，拳心向左方，拳约与腰高，两拳前后摆动要自然协调，两手臂与躯干约成45度角。目向前方平视。从身体正前方看，如图2-6所示。

2. 整理礼仪右转腰

由微笑礼仪八字步站姿，面部表情和身体姿势保持不变，自然放松。两手的大拇指腹与中指第三指节里侧微贴，使虎口自然与手掌合拢，其余四指张开伸直上翘成兰花指，两手兰花指同时经两侧弧形上起，扶于护士帽侧后，两手心斜向前方，两手指向上伸展，指根约与头顶高，目向前方平视，成整理护士帽正面站姿。身体姿势和头面姿态保持不变，屈腕屈肘两手兰花指背向两肩后下落，手指斜向下方，指尖约与脖颈高，目向前方平视，成整理发髻正面站姿。两腿随之屈膝半蹲，头部和身体右转约90度，身体下蹲右转要平稳，自然放松，上臂与前臂约成45度角，两手背与两前臂约成120度角，目向右前方平视，成整理发髻右转蹲姿。从身体左前方看，如图2-7所示。

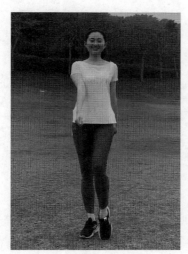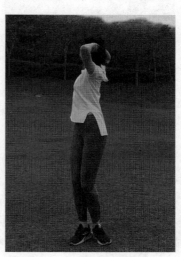

图2-6　整理礼仪原地踏步　　　　　　　图2-7　整理礼仪右转腰

3. 整理礼仪抬头蹲姿

由微笑礼仪八字步站姿，面部表情和身体姿势保持不变，自然放松。两手同时成兰花指经两侧弧形上起，扶于护士帽侧后，成整理护士帽站姿。身体姿势和头面姿态保持不变，屈腕屈肘两手兰花指背向两肩后下落，手指斜向下方，指尖约与脖颈高。上臂与前臂约成45度角，两手背与两前臂约成120度角，目向前方平视，成整理发髻正面站姿。两腿随之屈膝半蹲。头部随身体屈蹲上抬45度，屈膝下蹲时身体要松沉立稳。目视右前上方，成整理发髻抬头下蹲姿。从身体正前方看，如图2-8所示。

4. 整理礼仪低头蹲姿

由整理护士帽站姿，身体姿势和头面姿态保持不变。屈腕屈肘两手兰花指背向两肩后下落，手指斜向下方，指尖约与脖颈高。上臂与前臂约成120度角，两手背与两前臂约成120度角，目向前方平视，成整理发髻正面站姿。两腿随之屈膝半蹲。头部随身体屈蹲下低45度，屈膝下蹲时身体要松沉立稳。目视右前下方，成整理发髻低头下蹲姿。从身体正前方看，如图2-9所示。

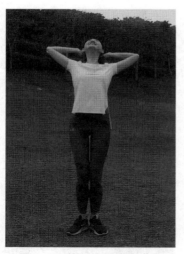

图 2-8　整理礼仪抬头蹲姿

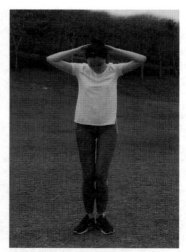

图 2-9　整理礼仪低头蹲姿

　　整理礼仪（右转蹲姿）完成后，再做左转 90 度两腿伸膝站立，目向前方平视，成整理护士帽正面站姿。屈腕屈肘两手兰花指向两肩后下落约与脖颈同高，目向前方平视，成整理发髻正面站姿。两腿随之屈膝半蹲，头部和身体同时左转 90 度，目向左前方平视，成整理礼仪（左转蹲姿）。

　　整理礼仪（抬头蹲姿）完成后，再做两腿伸膝站立，低头 45 度，头面向前方，目向前方平视，成整理发髻正面站姿。然后屈膝半蹲，低头 45 度，目视右前下方，成整理礼仪（低头蹲姿）。

第三节　行走引导（腰部运动）创编实践

一、行走引导的运动形式

　　腰部运动对应引导礼仪的行走引导。其动态形式设置为：面部呈现微笑动态，头部向左、向右环绕，臂部向前、向后摆臂、云手，腰部向左、向右云间转腰，腿部向前行进、弧步绕圆。

二、行走引导的动作来源

　　行走引导精选于医护人员在其医护工作中行走时，或在领带患者、患者家属就医行走时的姿势和形态，膝腿放松，适步、适速行进，两手握拳在身体两侧自然摆动。身体直立，头正颈直，面部笑容可掬，头部适当左右转动，一边行走一边观察前后左右的情况，随时准备接待突发的医护工作。行走时步履轻盈、形正体松、精神饱满、抿嘴微笑，给人以温文尔雅、和蔼可亲、平易近人的感觉。如图2-10所示。

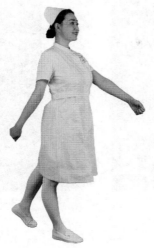

图2-10　行走引导

三、主要动作动态姿势（8拍×4）

1. 行走引导向前行走

医护人员小八字步站立，头正，颈直，下颏略收，双眼微眯，两嘴角微向上翘起成微笑态。身体姿势和头面姿态保持不变，两手臂伸直于身体两侧，左手握实心拳，直臂向后摆动，拳心向右方，拳约与腹高；右手同时握实心拳，直臂向前摆动，拳心向左方，拳约与腹高。两拳前后摆动要自然协调，两手臂与躯干约成45度角。同时右腿直立站稳，左腿屈膝自然垂脚在右腿内侧提起，左脚略高于右脚踝，全身要放松，身体保持正直，左大腿和左小腿约成120度角，左脚准备向前迈步。目向前方平视。从身体正前方看，如图2-11所示。

2. 行走引导云间转腰

由微笑礼仪八字步站姿，面部表情和身体姿势保持不变，自然放松。身体左转，左脚跟提起，左脚尖擦地向左前迈步，脚跟先行落地，脚尖再外展落地踏实，身体继续左转前移，身体重心过渡到左腿；右脚经左脚内侧向左前弧形上步，脚跟先行落地。左脚跟提起，左脚尖蹬地，推动身体向前平移，右腿直立撑稳，脚尖外展，身体向前伸展。同时，左兰花指随转身上步向左上、向身前摆伸，指尖向右方，手心向前方；左手高约与腹平，右兰花指同时向右、向后下伸臂摆落，指尖向斜下方，手心向后方，右手高约与臀部平；两手臂摆动要圆活舒展。目向前稍左方平视。从身体正前稍右方看，如图2-12所示。

13

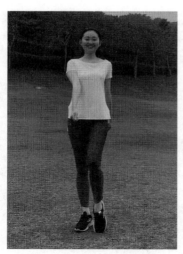

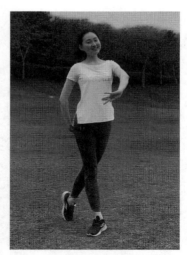

图2-11 行走引导向前行走   图2-12 行走引导云间转腰

行走引导左脚向前行走（左垂脚摆臂）完成后，再做行走引导右脚向前行走（右垂脚摆臂），然后成握拳摆臂左右脚交替向前行走。

行走引导云间转腰（向右转身上步）完成后，再做向左转身上步，右手臂同时随转身上步向右上、向身前摆伸约腹平；左手同时向左、向后下伸臂摆落约臀部高。目向前方平视，成行走引导云间转腰（向左转身上步）。

第四节　方向引导（肩部运动）创编实践

一、方向引导的运动形式

肩部运动对应引导礼仪的方向引导。其动态形式设置为：面部呈现微笑动态，头部向后、向旁摆动，肩部向后环绕、展肩，单手臂向后抡圆摆动摇臂、双手臂向后圆弧摆动双晃手，屈肘仰手侧举指引方向，腿部向旁移步。

二、方向引导的动作来源

方向引导精选于医护人员与就医患者之间站立交流，为就医患者或其家属指引医疗部门及看病科室时，小八字步或丁字步站立，膝腿放松，右手屈肘轻按于腹前，左手屈肘仰起左侧举，为就医患者指引方向。头面转向就医患者，面部笑容可掬，一边与就医患者说话一边感知前后左右的情况，随时准备接待突发的医护工作。方向引导时要言语清晰、方向准确、和颜悦色。如图2-13所示。

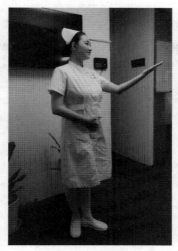

图2-13　方向引导

三、主要动作动态姿势（8拍×4）

1. 方向引导向后摇臂

医护人员左丁字步站立，头正，颈直，下颏略收，双眼微眯，两嘴角微向上翘起成微笑态。身体姿势和头面姿态保持不变，身体左转约45度。同时，左手成兰花指向身后摆起，屈肘背贴于后腰左侧，手心向后方，指尖向右下方；右手同时成兰花指，由身体右侧向右前直臂摆伸，经身前直臂向头右上方摆举，手心向右方，兰花指尖斜向左上方；右手臂要伸臂翘指，圆活摇摆。摇臂时身体直立放松，自然挺胸、展肩、拔背、立腰、收腹、敛臀。头部随兰花指上摆向右转动，目视右侧上方。从身体正前方看，如图2-14所示。

2. 方向引导左手指引

医护人员右丁字步站立，头正，颈直，下颏略收，双眼微眯，两嘴角微向上翘起成微笑态。身体姿势和头面姿态保持不变，右手并指贴按于腹前，手背向前方，指尖向左下方；左手并指外旋屈肘向左上摆伸，手心向右上方，指尖斜向左上方，指尖高约与肩平，左前臂与上臂约成135度角。上身稍向左侧倾，头部稍右转左侧倾，目视右前方。从身体正前方看，如图2-15所示。

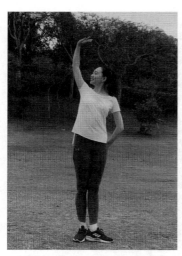
图2-14 方向引导向后摇臂

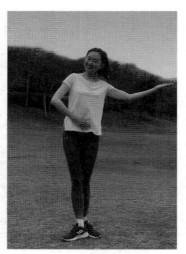
图2-15 方向引导左手指引

3. 方向引导双晃手1

医护人员右丁字步站立，头正，颈直，下颌略收，双眼微眯，两嘴角微向上翘起成微笑态。身体姿势和头面姿态保持不变，左腿略屈撑稳身体重心；右脚擦地伸膝向左上步，右脚跟抵地，脚尖回勾翘起。同时，身体稍右转，两手兰花指向前下伸，直臂向右前摆起，两手心均向后下，两手兰花指尖均向前下方，指尖高约与腹平，左、右兰花指约与肩宽。上身稍前倾，目随视两手兰花指，转视左上方。从身体正前方看，如图2-16所示。

4. 方向引导双晃手2

由方向引导双晃手1，身体姿势和头面姿态保持不变，身体重心前移，右脚掌踏实，右腿伸直成立姿。左脚随之向右前擦地上步，脚跟落地，身体重心前移，脚尖外展落地踏实；右腿随之伸膝，右脚尖蹬地，脚面绷平，脚跟提起竖立，两大腿内侧贴靠，推动身体挺胸立起。同时，两手兰花指继续直臂向前上摆起，两手心均向外，指尖向上方，稍宽于肩。左兰花指经头上向身体左侧直臂摆落，手心向左后方，指尖向上方；右兰花指同时经头左侧及左肩前屈肘摆落于左肩前下方，手心向左方，指尖向上方，两手兰花指高约与胸平。右兰花指要在身体右侧向前上、后下摇成立圆形，手臂摇转要圆活舒展。头部稍右转仰抬，目视右侧方。从身体正前稍左方看，如图2-17所示。

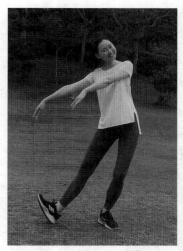
图 2-16　方向引导双晃手 1

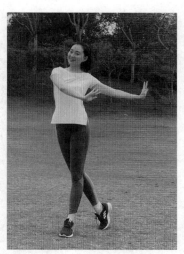
图 2-17　方向引导双晃手 2

　　右手向上后（右摇臂）完成后，做左手向上后（左摇臂）。左摇臂时左手要在身体左侧向前上、后下摇成立圆形，手臂摇转要圆活舒展。

　　方向引导（左手指引）完成后，再做左手并指贴按于腹前，右手并指外旋屈肘向右上摆伸约与肩平。上身稍右倾，头部稍左转左倾，目视左前方，成方向引导（右手指引）。

　　右上步（左后双晃手）完成后，再左转身，左脚上步，两手兰花指直臂向左前下伸摆起。右脚随即上步，两手兰花指随身体重心前移成左后点步之同时，向前、向上、向右后直臂圆弧形摆臂，右兰花指经头上向身体右侧直臂摆落约与胸平；左兰花指同时经头右侧及右肩前屈肘向右肩前下方摆落约与胸平。头部稍左转仰抬，目视左侧方，成左上步（右后双晃手）。

第五节　蹲姿服务（扩胸运动）创编实践

一、蹲姿服务的运动形式

　　扩胸运动对应服务礼仪的蹲姿服务。其动态形式设置为：面部呈现微笑动态，头部向下低、绕动，臂部向上举、开合云手，胸部做含胸、展胸，腿部向下屈蹲、弓步。

二、蹲姿服务的动作来源

　　蹲姿服务精选于医护人员与坐在地上或躺在地上处于低位置的就医患者之间进行交流时所采用的蹲式服务姿势，或者医护人员在低位置做有关医护工作时所采用的蹲式服务姿势。左脚在前，屈膝下蹲，右腿屈膝全蹲，右膝内侧靠近左脚内侧，右脚提跟立脚，臀部坐在右小腿之上。同时，右手心轻按于左膝盖上侧，左手心随之轻按于右手背。上身挺立，头颈竖直。目向前方平视。目余光扫视左右，感知前后左右的情况，随时准备接待突发的医护工作。进行蹲姿服务时要动作轻灵稳捷、表情和善。如图2-18所示。

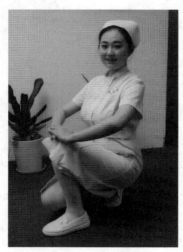

图2-18 蹲姿服务

三、主要动作动态姿势（8拍×4）

1. 蹲姿服务风火轮1

医护人员左丁字步站立，头正，颈直，下颏略收，双眼微眯，两嘴角微向上翘起成微笑态。头面姿态保持不变，身体左转约90度，头部和上身稍向左前倾。左腿随之屈膝半蹲撑稳，膝盖和脚尖向左前方；右腿同时屈膝，右脚擦地绷脚向后伸，右膝盖靠近于左小腿内侧，膝盖向左前方，脚跟上提立起，脚面绷直，脚尖抵地；右膝盖、小腿和脚面约在一条斜直线上。同时，左手成兰花指随身体左转向身前屈肘内旋摆起，手心向前方，指尖向右方，手与前臂高约与胸平；右兰花指同时内旋直臂下伸后摆，手心向后上方，指尖向右下方，高约与腹平。目余光视右兰花指。从身体正前稍左方看，如图2-19所示。

2. 蹲姿服务风火轮2

由蹲姿服务风火轮1，左腿伸直展脚站立。身体随之右转约45度，身体重心右移于两腿中间，右脚略回收伸腿展脚踏实成开八字步立姿，身体挺胸立起。同时，右兰花指经身体右侧直臂伸指随右转向前上抡摆至头顶右上方，手心向右上方，指尖斜向左方；左兰花指同时伸臂左下摆于左胯前，手心向右上方，指尖斜向右下方。头面仰抬，目扫视右兰花指。从身体正前方看，如图2-20所示。

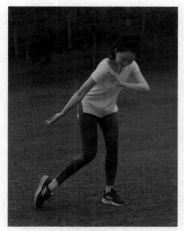

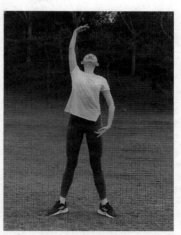

图2-19　蹲姿服务风火轮1　　　　图2-20　蹲姿服务风火轮2

3. 蹲姿服务风火轮3

蹲姿服务风火轮2动作不停，头面姿态和身体立姿保持不变，胸腰挺立。右兰花指继续向下、向右抢摆，手心向上方，指尖向右侧方；左兰花指同时向左上抢摆，手心向上方，指尖向左侧方；两手臂约在同一条水平直线上，高约与肩平。头面后仰上抬，目视前上方。从身体正前方看，如图2-21所示。

4. 蹲姿服务风火轮4

蹲姿服务风火轮3动作不停，身体右转约90度。右腿撑稳身体重心；左腿同时挺膝后伸，左脚跟随之提起，脚面绷平，脚尖抵地。同时，右兰花指内旋经身体右侧向下、向后、向上抢摆至头右上方，手心向右方，指尖向上方；左兰花指同时直臂经身体左侧向上、向前、向下抢摆至腹前，手心向下方，指尖向右前方；目视右侧方。随之左脚向前上步，脚尖向前，屈膝下蹲；右腿同时屈膝全蹲，大腿和小腿叠拢，右膝内侧靠近左脚内侧，右膝盖高约与左脚踝平，右脚跟提起，右脚竖立，屈趾抵地；臀部坐在右小腿之上。同时，左手心轻按于左膝盖上侧，指尖向右方；右手并指屈臂向腹前摆落并按于左手背，指尖向左方。上身挺立，头颈竖直。目向前方平视。从身体左侧方看，如图2-22所示。

蹲姿服务（右风火轮）完成后，再左后开步向左后转，左兰花指内旋直臂下伸后摆，随即向前上抢摆，经身体左侧向右前上、向左下、向后上圆环抢摆至头顶左上方；右兰花指同时随身体左后开步，向身前屈肘内旋摆起，再弧形向右下落，经身体右侧直臂向后上、向前下抡摆至腹前。右脚同时上步屈蹲；左腿全蹲，左膝内侧靠近右脚内侧，左脚提跟立脚，臀部坐在左小腿及后脚踝之上。随即，右手并指，手心轻按于右膝盖上侧；左手并指同时摆落，左手心轻按于右手背。上身挺立，头颈竖直。目向前方平视。成蹲姿服务（左风火轮）。

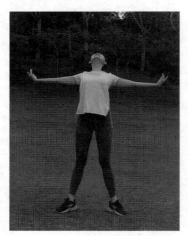

图 2-21　蹲姿服务风火轮 3

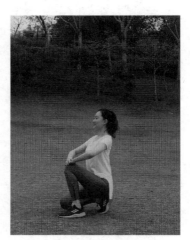

图 2-22　蹲姿服务风火轮 4

第六节　洗手操作（腿部运动）创编实践

一、洗手操作的运动形式

腿部运动对应操作礼仪的洗手操作。其动态形式设置为：面部呈现微笑动态，臂部向前、向旁抬臂，手部做双手十指交叉、双手叉腰，腿部向旁弓步、向上并立、向前踢腿。

二、洗手操作的动作来源

洗手操作精选于医护人员在医护工作之前或之后洗手消毒的状态。她们在水池或水盆之前，两手重叠置于身前，或手心对搓，或手心搓手背，或手指搓指缝，或手掌搓拳面等。她们面部笑容可掬，头部左顾右盼，一边洗手一边观察前后左右的情况，随时准备接待突然出现的医护工作。医护人员的洗手操作要认真仔细、面面俱到、消毒严谨、操作规范、动作细致、不急不乱、从容自然。如图 2-23 所示。

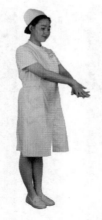

图 2-23　洗手操作

三、主要动作动态姿势（8 拍 ×4）

1. 洗手操作（右点步手心搓手背）

医护人员小八字步站立，头正，颈直，下颏略收，双眼稍眯，两嘴角微向上翘起成微笑态。身体姿势和头面姿态保持不变，左腿屈膝半蹲撑稳身体；右腿直腿伸脚，以脚尖内侧向右侧方擦地伸出，脚面绷直，脚尖向右前方；右腿展开与竖直方向约成 45 度角。同时，两手臂直臂直腕伸指向前下方俯掌伸出，右手心和手腕要贴靠在左手背和手腕之上，右手腕略下屈，右手食指、中指、无名指和小指分别下插入左手自大拇指到小指的指缝之间；右手指向前下方搓插左指缝之时，左手腕微下屈，略向后上拽回，两手心均向后下方，两手指均向前下方，手心高约与小腹平。两手臂与身体约成 45 度角。身体要直立放松，自然挺胸、合肩、拔背、立腰、收腹、敛臀。目向前方平视。从身体正前方看，如图 2-24 所示。

2. 洗手操作（半立步叉腰）

由右点步手心搓手背动作，头面姿态保持不变。左腿挺膝立起，右脚撤回，右脚内侧贴靠于左脚内侧，成小八字步脚形站立。两脚跟随即上提，两脚面绷直，两脚尖半立，两脚趾抵地撑稳身体。同时，两手叉于腰两侧，两手心均贴靠于腰两侧，虎口向上方。两上臂与两前臂约成 90 度角。身体要直立放松，自然挺胸、展肩、拔背、立腰、收腹、敛臀，下颏略收，双眼稍眯，两嘴角微向上翘起成微笑态。目向前方平视。从身体正前方看，如图 2-25 所示。

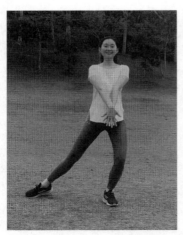 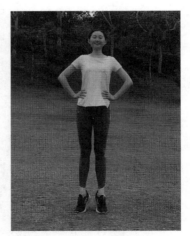

图 2-24　右点步手心搓手背　　　　　图 2-25　半立步叉腰

3. 洗手操作（摆臂左踢腿）

　　由半立步叉腰动作，头面姿态和上身姿势保持不变。两脚跟落地，随即右脚跟蹬地略提，脚趾抓地撑稳身体；左脚同时直腿向前踢起，脚面绷直，高约与腹平；左腿与右腿及上体均成 90 度角。同时，右手直臂俯掌向身体前方摆起，掌指向前方，高约与肩平；左手同时直臂俯掌向身体左侧方摆起，掌指向左侧方，高约与肩平；两手臂之间、两手臂与身体均成 90 度角。身体要直立放松，自然挺胸、拔背、立腰、收腹、敛臀，下颌略收，双眼稍眯，两嘴角微向上翘起成微笑态。目向前方平视。从身体正前方看，如图 2-26 所示。

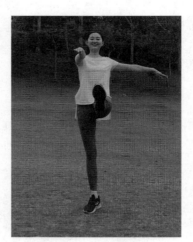

图 2-26　摆臂左踢腿

　　洗手操作（右点步手心搓手背）完成后，再右腿屈膝半蹲撑稳身体；左腿直腿绷脚，以脚尖内侧向左侧方擦地伸出。同时，两手臂直臂直腕伸指向小腹前俯掌伸出，左手心腕要贴靠在右手背腕之上，将左手食指、中指、无名指和小指分别下插入右手自大拇指到小指的指缝之间，向前下方搓插；右手同时略向后上拽回。目向前方平视，成洗手操作（左点步手心搓手背）。

洗手操作（摆臂左踢腿）完成后，再左脚落地，左脚随即脚跟蹬地略提，脚趾抓地撑稳身体；右脚随之直腿向前踢起。同时，左手直臂俯掌向身体前方摆起约与肩平；右手同时直臂俯掌向身体右侧方摆起约与肩平，身体要直立放松。目向前方平视，成洗手操作（摆臂右踢腿）。

第七节　输液操作（跳跃运动）创编实践

一、输液操作的运动形式

跳跃运动对应操作礼仪的输液操作。其动态形式设置为：面部呈现微笑动态，臂部做双山膀、分手、合手，腿部做并步跳、燕式跳，手部握空心拳。

二、输液操作的动作来源

输液操作精选于医护人员为患者输液之时，身体站立，两手于头前上方挂输液瓶的状态，以及挂上输液瓶后，两手轻轻左右捋输液管的状态。医护人员的输液操作要严肃认真、一丝不苟、熟练规范、轻灵敏捷，一边将顺输液管一边观察患者的输液情况，随时准备处理突然出现的情况。医护人员要沉着冷静、坦然自信，热情与患者交流，消除患者的恐惧感及紧张心理，面部笑容可掬，给人以温文尔雅、和蔼可亲、平易近人的感觉。

三、主要动作动态姿势（8 拍 ×4）

1. 输液操作（空心拳挂液瓶左式）

医护人员由正步站立，身体左转约 90 度，两腿屈膝下蹲，大腿与小腿约成 135 度角，腹部略前突，胸部和头部后仰。同时，两手臂向头前斜上方摆起，肘臂略曲，两手五指弯曲，大拇指、食指和中指的指尖捏在一起成空心拳，拳背向前臂一侧屈翘。左拳心向左前斜上方，略高于头顶；右拳心向前方，拳面向上方，约与左腕高；两臂与头部约成 45 度角，两拳背与两前臂约成 60 度角。双眼稍眯，两嘴角微上翘呈微笑态，成挂输液瓶左式姿势。目视两空心拳。从身体右侧方看，如图 2-27 所示。

2. 输液操作（空心拳顺风旗左式）

承输液操作（空心拳挂液瓶左式）姿势，头面姿态保持不变。右腿直立撑稳身体，身体右转约45度，头部右转约120度；左腿向后擦出，小腿抬起，向右腿右后方向伸出，左小腿要屈膝绷脚翻脚掌后伸上抬，脚掌向前上方，脚尖斜向右上方，左大腿与小腿约成90度角，形成小射燕脚位。同时，左空心拳及手臂于头左侧斜上方保持不动，肘臂略曲，拳背向前臂一侧屈翘，拳心向左斜上方，左拳高于头顶；右空心拳及手臂同时肘臂略曲，由左上方随身体右转下落经小腹前向右侧方摆起，拳背向前臂一侧屈翘，拳心向右侧方，拳面向前上方，右拳高约与肩平；两拳臂左上举、右侧举成左式空心拳顺风旗姿势，两拳臂上开角约130度，两拳背与两前臂夹角约60度。上身向左微倾，身体要放松，自然挺胸、展肩、拔背、提胯、收腹、收臀，颈直，双眼稍眯，两嘴角微向上翘起成微笑态。目视右前上方。从身体正前稍右方看，如图2-28所示。

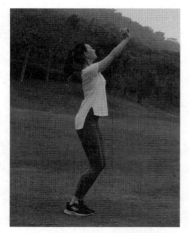

图2-27　空心拳挂液瓶左式

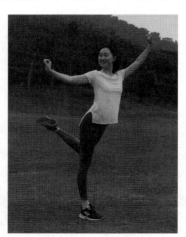

图2-28　空心拳顺风旗左式

3. 输液操作（空心拳左跳转）

承输液操作（空心拳顺风旗左式）站姿，头面姿态和上身姿势保持不变。右脚蹬地跳起，在空中上身左后转约135度；左脚向右脚内侧并拢摆落。同时，左空心拳及手臂于头左侧斜上方向左侧方下落，肘臂略曲，拳背向前臂一侧屈翘，拳心向左侧方，左拳高约与肩平；右空心拳及手臂于身体右侧方保持不动，肘臂略曲，拳背向前臂一侧屈翘，拳心向右侧方，右拳高约与肩平；两空心拳和两肩约在同一条水平线上成左右抻拽输液管姿势，两拳背与两前臂约成90度角。两脚落地后并脚屈蹲，身体要放松，自然挺胸、展肩、拔背、收腹，头面正向，颈直，下颏略收，双眼稍眯，两嘴角微向上翘起成微笑态。目视前方。从身体后侧方看，如图2-29所示。

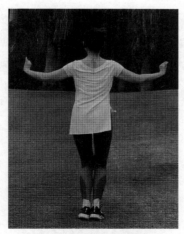

图 2-29　空心拳左跳转

输液操作（空心拳挂液瓶左式）完成后，身体再右转，两空心拳及手臂略曲，向头前斜上方摆起，目视两拳，成输液操作（空心拳挂液瓶右式）。

输液操作（空心拳顺风旗左式）完成后，头部和身体左转，左腿直立撑稳；右腿向后擦出，右小腿缓缓抬起向左腿左后方向伸出，右小腿要屈膝绷脚翻脚掌后伸上抬，成小射燕脚位。同时，左空心拳和肘臂上举于头左侧斜上方；右空心拳同时向右侧方摆伸约与肩平，上身向右微倾。两拳臂左上举、右侧举，目视右前上方，成输液操作（空心拳顺风旗右式）。

输液操作（空心拳左跳转）完成后，两脚再蹬地跳起，在空中头部和身体右转约90度，两脚内侧落地。同时，两空心拳和手臂在身体左右两侧方保持姿势不变。两脚落地后并脚屈蹲，目视前方，成输液操作（空心拳右跳转）。

第八节　鞠躬礼仪（放松运动）创编实践

一、鞠躬礼仪的运动形式

放松运动对应让宾礼仪的鞠躬礼仪。其动态形式设置为：面部呈现微笑动态，胸部做含胸、展胸，臂部做双山膀、分手、合手，手部做合手，腿部做踏步、向旁点步。

二、鞠躬礼仪的动作来源

鞠躬礼仪精选于医护人员之间或医护人员与患者之间站立交流时，以礼始以礼终的礼仪。医护人员膝腿放松正步站立或小八字步站立，右手虎口握住左手的大拇指，左手在前，右手在后，重叠置于腹前，上身前倾低头约45度，两手随之下伸至两大腿前侧，两手心贴靠于大腿前侧，成鞠躬礼。医护人员的鞠躬礼仪要端庄典雅、自然大方、笑容可掬、情真意实。如图2-30所示。

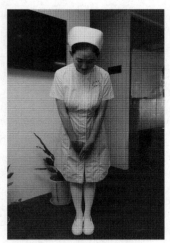

图2-30　鞠躬礼仪

三、主要动作动态姿势（8拍×4）

1. 鞠躬礼仪（躯干放松）

医护人员由正步站立，头正，颈直，下颏略收，双眼微眯，两嘴角微向上翘起成微笑态。两手成兰花指由身体两侧内旋上起，手心向前臂里侧屈腕，两手腕背侧同时经两胯外侧上起于左、右胸前，两手心向前臂里侧屈腕，两指尖贴近相对，向斜下方。同时，上身前俯弓背，屈膝并腿下蹲，低头，两肩内扣含胸。两手兰花指随之由胸前外旋转腕，两肘尖同时向两腰侧下落，两肘尖略宽于肩，肘尖均向下方，两手兰花指略打开，两手心向上方，两指尖斜向前方。面贴近两手，凝神闭目。从身体正前方看，如图2-31所示。

2. 鞠躬礼仪（平展臂）

由鞠躬礼仪（躯干放松）动作，两腿并拢挺膝站起，身体立直，自然放松，挺胸、展肩、拔背、提胯、收腹、敛臀，头正，颈直，两嘴角微向上翘起成微笑态。同时，两手兰花指与手臂内旋转腕向左右两侧平伸，指尖上翘，两手心均向下方，两手兰花指略打开，向左右两侧方，两手臂与两肩约在同一水平线上。凝神闭目。从身体正前方看，如图2-32所示。

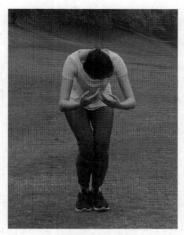

图 2-31　鞠躬礼仪之躯干放松

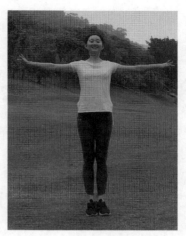

图 2-32　鞠躬礼仪之平展臂

3. 鞠躬礼仪（躬身礼）

由鞠躬礼仪（平展臂）动作，头面姿态和上身姿势保持不变。两脚尖外展，成小八字脚形。同时，两手兰花指与手臂内旋转腕经左右两侧向腹前下方摆落，至腹前时，左手虎口握住右手的大拇指，右手在前，左手在后，重叠轻按于腹前，两手心均向后方。上身随之前俯低头约 45 度，两手同时下伸至两大腿前侧，两手心贴靠于大腿前侧，成鞠躬礼。鞠躬礼要端庄典雅、自然大方、笑容可掬、情真意实。目视前下方。从身体正前方看，如图 2-33 所示。

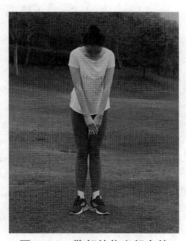

图 2-33　鞠躬礼仪之躬身礼

第三章　护士礼仪美育舞的基本功法

第一节　护士礼仪美育舞的基本手形

一、单指

（1）动作说明：右手中指放在大拇指上，大拇指腹与中指尖松弛地屈指相搭连成圆形。同时，食指伸出用力向上方翘起，无名指和小指松弛地与中指并拢，无名指贴于中指第二指节外侧，小指弯曲贴于无名指第三指节外侧，呈"9"形，形成美观秀丽的指形。食指尖向上方，手心向前下方时，如图3-1所示。食指尖向下方，手心向前上方时，如图3-2所示。

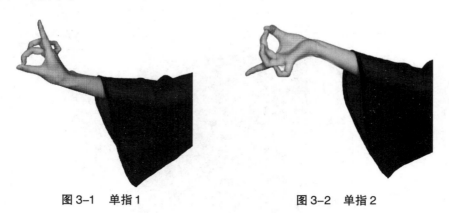

图3-1　单指1　　　　　　　　　　图3-2　单指2

（2）动作要领：右手大拇指与中指要屈指搭连成圆形，无名指和小指不能圈在一起，要弯曲，中间镂空，逐一错开成单指形。手臂前伸，食指伸翘时，手臂与食指约成135度角，大拇指与食指略大于60度角。

二、剑指

（1）动作说明：右手大拇指与无名指弯曲相搭连，大拇指腹压于无名指第一指节之上呈圆形，小指微微弯曲，贴靠于无名指外侧。同时，食指与中指并拢伸直，两指背侧折腕向上方翘起，两指伸翘时约在其他三个手指所成圆的切线上。食指与中指指尖向上方，手心向前下方时，如图3-3所示。

（2）动作要领：右手大拇指与无名指要屈指搭连成圆形，食指与中指要并拢挺直，力贯指根、指尖，要以折腕之力使指向上方翘起，其余三指，以大拇指与无名指虚搭紧挨成剑指形。手臂前伸，食指与中指并拢伸直上翘时，手臂与食、中两指约成135度角。

三、空心拳

（1）动作说明：右手大拇指与食指及中指弯曲，指尖捏在一起呈圆形。同时，无名指与小指于中指外侧依次握紧，无名指与小指弯曲上翘。空心拳背侧折腕上翘，拳背向后方，拳心向前方时，如图3-4所示。

（2）动作要领：右手大拇指与食指要屈指搭连成圆形，食指与其余三指依次并拢，略隆起形成拳形。手臂前伸，空心拳背侧折腕上翘时，手臂与拳背约成90度角。

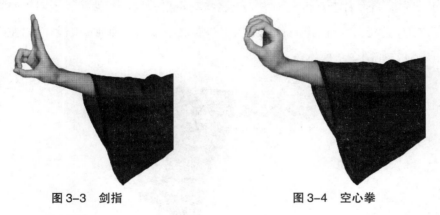

图3-3　剑指　　　　　　　　　　　　　图3-4　空心拳

四、兰花指

（1）动作说明：右手大拇指指尖主动找中指指根处，大拇指腹与中指第三指节里侧微贴，两指不要完全捏住，要使虎口自然与手掌合拢呈扁圆形指态。同时，全掌以中指指根为主要用力点，带动以小指为首的无名指与食指伸直，指尖向上方翘起，力贯指根、指尖。手指依次排开，不要并拢，用折腕的力使手指向上翘。兰花指尖向上方，手心向前下方时，如图3-5所示。兰花指尖向下方，手心向前上方时，如图3-6所示。

（2）动作要领：右手不要以中指主动找大拇指，避免造成视觉效果上的不舒展，大拇指与中指要松弛地相搭连，微贴中指第三指节里侧，使虎口自然与手掌合拢成扁圆形，要以中指为主要用力点，带动食指伸出上翘，小指与无名指要松弛地与中指排开，

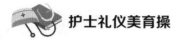

指尖要上翘，形成美观秀丽的兰花指手形。手臂前伸，兰花指伸直上翘时，手臂与兰花指背约成 135 度角。

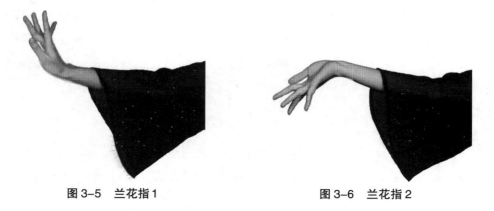

图 3-5　兰花指 1　　　　　　　　　　图 3-6　兰花指 2

五、实心拳

（1）动作说明：右手食指、中指、无名指与小指合拢屈指握紧，大拇指腹贴于食指第二指节之上，手腕微向里扣，拳背微向上折腕翘拳成实心拳形。右拳面向左上方，拳眼向左下方时，如图 3-7 所示。

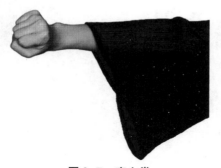

图 3-7　实心拳

（2）动作要领：右手四指要并拢弯曲握紧，大拇指要贴握于食指第二指节上，拳面要平整，握拳要有力，力贯五指成拳形。手臂前伸，实心拳微向内扣折腕翘拳时，手臂与拳背约成 135 度角。

第二节　护士礼仪美育舞的基本脚位

一、正步

（1）动作说明：身体直立，自然端正。两腿挺直并拢，两脚内侧靠拢，两膝盖和两脚尖正对前方，身体重心在两脚上，形成正步脚位。从身体左斜方看，两膝盖和两脚尖对向时钟7点半方向时，如图3-8所示。

（2）动作要领：身体直立要端庄挺拔。身体重心要落于两腿正中。两胯、两膝盖、两脚踝要各在一条横直线上。两脚内侧要贴靠在一起，两脚尖不要左右分开。与立正站立时的腿位和脚位相一致。

二、小八字步

（1）动作说明：身体直立，自然端正。两脚跟靠拢，两脚尖外展分开对左前斜角和右前斜角，形成小八字状脚位。从身体左斜方看，左脚尖对向6点钟方向，右脚尖对向8点钟方向时，如图3-9所示。

（2）动作要领：身体直立要端庄挺拔。身体重心要落于两腿正中。两胯、两膝盖、两脚踝要各在一条横直线上。两脚跟要贴靠在一起，两脚尖要左右分开，左脚尖与右脚尖展开约成60度角。

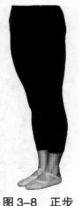　　　　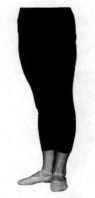

图3-8　正步　　　　　　　　图3-9　小八字步

三、半蹲

（1）动作说明：在正步的位置上，身体直立，自然端正。两膝盖对着脚尖方向，身体保持正直，连贯地往下蹲，不踮起脚跟的最大限度为半蹲。起立时，两腿用膝盖的力量将上身推起直到两个膝盖伸直立起为止。从身体右侧方看，两膝盖与脚尖对向3点钟

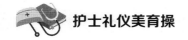

方向时，如图 3-10 所示。

（2）动作要领：身体直立要端庄挺拔。身体重心要落于两腿正中。在半蹲的过程中，身体保持正直，腰腹和背肌要收紧，从大腿根开始，臀肌与大腿肌一直处在紧张受力的状态。两大腿与两小腿约成 135 度角，两脚与两小腿约成 60 度角。起立时，两腿膝盖要用力上推身体，使身体重心移到两腿上，要求两胯、两膝盖、两脚踝始终都各在一条横线上。

四、绷脚蹲

（1）动作说明：在正步的位置上，身体直立，自然端正。身体左转约 45 度，右脚不动撑稳身体重量，左脚面绷平，脚尖擦地向右后伸出，膝盖约与脚背同方向。身体保持正直，连贯地往下蹲，右大腿蹲平时，左小腿和脚面着地，左大腿竖立。右手随之轻按于右大腿膝盖上侧，指尖向左下方；左手轻按于右手背上侧，指尖向正方。起立时，右腿用膝盖的力量将上身推起，左腿同时以脚背和小腿的力量顶蹬地将身体推起，直到两腿伸直立起为止。从身体右斜方看，右脚尖对 6 点钟方向、左脚尖约对 9 点钟方向时，如图 3-11 所示。

（2）动作要领：身体直立要端庄挺拔，身体重心要落于两腿之间。在绷脚下蹲的过程中，两腿和腰腹及背肌要收紧，从大腿根、臀肌至脚踝与脚趾的肌肉和韧带一直处在紧张受力的状态。两大腿与两小腿均约成 90 度角，两脚尖方向约成 90 度角。起立时，右腿膝盖要用力上推身体，同时左脚先推起脚背，左脚尖抵地顶蹬，使身体重心移到右腿上，左脚再擦地收回。

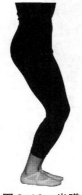

图 3-10 半蹲

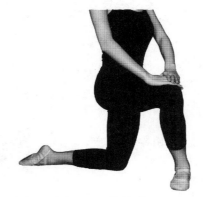

图 3-11 绷脚蹲

五、绷脚踏步走

（1）动作说明：在正步的位置上，身体直立，自然端正。左脚直立不动，撑稳身体重心；右大腿屈膝上提，带动右脚踝提起，右脚面绷平竖立，脚尖向下方，于左脚前掌内侧抵点地面。随之右大腿挺伸，右脚下落，脚跟先行着地，过渡到脚趾着地。右脚撑稳身体重心；左大腿随之屈膝上提，带动左脚踝提起，左脚面绷平竖立，脚尖向下方，于右脚前掌内侧抵点地面。随之左大腿挺伸，左脚下落，脚跟先行着地，过渡到脚趾着地。如此两脚交替动作进行绷脚踏步走。从身体右侧方看，两膝盖与脚尖对向3点钟方向时，如图3-12所示。

（2）动作要领：身体直立要端庄自然，略挺胸，微收腹，身体重心要落于两腿之间。在绷脚踏步走的过程中，上提之腿和腰腹肌要收紧，从大腿根、臀部至脚踝与脚趾的肌肉和韧带要处于一定的紧张受力状态。绷脚踏步走时，步伐要轻松而稳健，自然而有节律，身体的重心落在脚掌前部，踏步之脚着地时，脚后跟先着地，脚趾后着地。呼吸要自然或配合步伐有节奏地进行，不可走得气喘吁吁。

六、大八字步

（1）动作说明：身体直立，自然端正。两脚跟左右分开相距一脚半，约与肩部的垂直线同宽。两脚尖外展分开对左前斜角和右前斜角，形成大八字状脚位。从身体正前方看，左脚尖对向5点钟方向，右脚尖对向7点钟方向时，如图3-13所示。

（2）动作要领：身体直立要端庄挺拔，身体重心要落于两腿正中。两胯、两膝盖、两脚踝要各在一条横线上。两脚要左右开立，两脚尖要外展左右分开，左脚尖与右脚尖展开约成60度角。

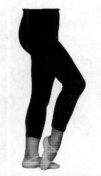

图3-12　绷脚踏步走

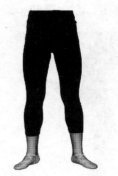

图3-13　大八字步

七、大射燕

（1）动作说明：身体直立，自然端正。左丁字步站好，身体右转约45度，腰部或横拧状态，合肋骨，左腿独立撑稳，右腿伸膝向后擦出，形成踏步点地时，右脚面绷直抓脚尖。右小腿缓缓抬起，膝盖放正，右腿向左腿膝盖方向伸出，右小腿绷脚翻脚掌后

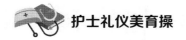

抬，脚尖斜向左上方，右小腿向上平抬的同时左腿屈膝半蹲，双膝重叠，右膝插向左腿后右侧方，形成大射燕状脚位。从身体左斜方看，左脚尖对向 6 点钟方向，右脚掌翻抬向前上，脚尖对向 2 点钟方向时，如图 3-14 所示。

（2）动作要领：身体站立要端庄挺拔。左丁字步过渡到大射燕时，身体重心要落于左腿上，上身向右微倾。右小腿要屈膝绷脚翻脚掌后伸上抬，拔背、提胯、收腹、收臀，膝盖要正，要有别过去的感觉。腰腹肌和背肌要收紧，臀肌、大腿肌与脚踝肌及脚趾肌均处于一定的紧张受力状态，右大腿与小腿约成 90 度角，左大腿与小腿约成 135 度角。

八、大掰步

（1）动作说明：身体直立，自然端正。右丁字步站好，右腿屈膝前弓撑稳；左腿同时伸膝向后擦出，形成踏步点地时，左脚抓脚尖，左腿伸直，脚面绷直，沿右腿的脚跟，直线向右腿的右斜后方伸出，脚背着地或脚尖大脚趾内侧踏地；身体扭曲，拧身合胯，两大腿根部相靠，身体转正略前倾，形成大掰步状脚位。从身体右斜方看，右腿屈膝右脚尖对向 6 点钟方向，左脚掌翻起使脚掌向右前方，脚尖对向 7 点半方向时，如图 3-15 所示。

（2）动作要领：身体站立要端庄挺拔。右丁字步过渡到大掰步时，身体重心要大部分落于右腿，左腿伸膝向后擦出要绷直脚面抓脚尖。身体姿势的重点是合胯、扭身、收肋。要保持好身体的倾斜，防止重心支撑向后移动。要做好每一个细节的动作。腰腹肌和背肌要收紧，臀肌、大腿肌与脚踝肌及脚趾肌均处于一定的紧张受力状态，右大腿与左大腿约成 90 度角，右大腿与小腿约成 135 度角。

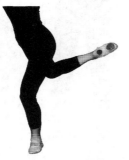

图 3-14　大射燕

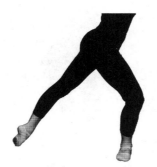

图 3-15　大掰步

九、丁字步

（1）动作说明：身体直立，自然端正。两脚呈垂直方向接触，右脚跟靠拢左脚窝，两脚尖对两斜角，形成丁字步状脚位。从身体左斜方看，左脚尖对向 6 点钟方向，右脚尖对向 9 点钟方向时，如图 3-16 所示。从身体正前方看，左脚尖对向 4 点半方向，右脚尖对向 7 点半方向时，如图 3-17 所示。

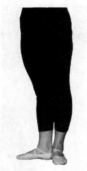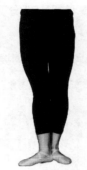

图 3-16　丁字步 1　　　　　　　　　图 3-17　丁字步 2

（2）动作要领：身体站立要端庄挺拔。身体重心要落于两腿中间。两胯、两膝盖、两脚踝要各在一条横线上。右脚跟要贴靠左脚内侧，左脚尖与右脚尖展开约成 90 度角。丁字步是中国古典舞中最基本的脚位。

十、蹲

（1）动作说明：在正步的位置上，身体直立，自然端正。左脚不动撑稳身体重量，左脚尖和膝盖向正前方；右脚面绷平，脚尖擦地向后伸出抵地；或右脚不动撑稳身体重量，左脚擦地向前上步，脚跟落地，随身体重心前移，过渡到全脚掌着地，右脚同时提跟抵趾推动身体前移。在此位置时，身体保持正直，连贯地往下蹲，右膝盖蹲跪至左脚内侧，或高约同左脚踝，或贴于地面；左脚同时屈趾抵地，脚跟提起竖立，臀部随下蹲贴坐在右小腿之上。左手随之轻按于左大腿膝盖上侧，指尖向右方；右手轻按于左手背上侧，指尖向左方。起立时，用右腿膝盖的上推力量和左脚顶蹬地的力量使身体站起。从身体正前方看，如图 3-18 所示。

（2）动作要领：身体要端庄挺拔。屈膝下蹲的过程中，身体重心要渐落于两腿之间。两腿和腰腹及脚踝的肌腱要收紧，臀部、大腿根至脚踝与脚趾的肌肉和韧带要处于一定的紧张受力状态。两胯要在一条横线上。起立时，左腿膝盖要用力上推身体，同时右脚先推起膝腿，抵地顶蹬，使身体立起，再擦地收回。

十一、后点步

（1）动作说明：在正步的位置上，身体直立，自然端正。左腿直立撑稳身体重心，左膝盖和脚尖对向前方；右腿随之挺膝，脚面绷直，右胯向右打开，右脚尖外展擦地向后伸出，脚尖抵点地面，向右后方，形成后点步脚位。从身体右侧方看，左膝盖和脚尖

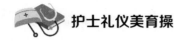
对向 3 点钟方向，右膝盖和脚尖对向 7 点钟方向时，如图 3-19 所示。

（2）动作要领：身体直立要端庄挺拔。后点步过程中，腰腹肌和背肌要收紧，两腿要挺膝伸直。左腿要承受大部分身体重量，左膝盖和脚尖要保持向正前方；臀肌、右大腿肌与脚踝肌及脚趾肌均处于一定的紧张受力状态，右腿的胯要向右打开，右腿要外旋后伸与左腿约成 30 度角，右脚要挺脚尖绷脚背与右腿约在同一条斜直线上，右脚尖要向外展开与左脚尖约成 120 度角。

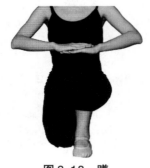

图 3-18　蹲

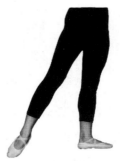

图 3-19　后点步

十二、立半脚掌

（1）动作说明：在正步的位置上，身体直立，自然端正。两膝盖对着脚尖方向，身体保持正直，挺膝，脚跟连贯地离地拔起，脚背向上顶，身体直立，五个脚趾抓住地，身体重心逐渐从两脚中间移至半立抵地的前脚掌上，立到最大的限度为立半脚掌。落地时，脚跟往前顶，有控制地慢慢落下脚跟。从身体右侧方看，两膝盖与脚尖对向 3 点钟方向时，如图 3-20 所示。

（2）动作要领：身体直立要端庄挺拔，重心要落于两腿正中。在立半脚掌的过程中，身体保持正直，腰腹肌和背肌要收紧，臀肌、大腿肌与脚踝肌及脚趾肌均处于一定的紧张受力状态，身体重心要随两脚提跟半立移至抵地的前两脚掌中间。两胯、膝盖、脚踝要各在一条横线上，两脚背与两腿约在同一条竖直线上。落地时，两脚跟要往前顶，要控制两脚跟慢慢地落下着地成正步脚位。

十三、立半脚掌小踢腿

（1）动作说明：在正步的位置上，身体直立，自然端正。两膝盖对着脚尖方向，身体保持正直，挺膝，脚跟连贯地离地拔起。左脚背向上顶直立，五个脚趾抓住地面撑稳身体重心；右脚同时直腿挺膝绷脚面向前下方摆踢，脚面略外翻展，脚尖向前下方，形成立半脚掌小踢腿。收落时，右腿挺膝伸直，脚背绷直，脚尖摆落于左脚趾内侧，两脚跟往前顶，控制脚跟慢慢落下着地。从身体右侧方看，左脚尖对向3点钟方向，右脚尖对向4点半方向时，如图3-21示。

（2）动作要领：身体直立要端庄挺拔，重心要落于两腿正中。在立半脚掌小踢腿的过程中，身体保持正直，腰腹肌和背肌要收紧，臀肌、大腿肌与脚踝肌及脚趾肌均处于一定的紧张受力状态，身体重心要随着立半脚掌小踢腿移至左前脚掌上。右脚同时直腿挺膝绷脚面向前下小踢腿，右腿及脚尖与左腿约成45度角。落地时，收右脚两脚跟要前顶，要控制两脚跟慢慢地落下着地成正步脚位。

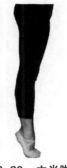 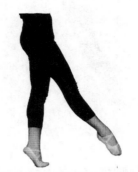

图3-20　立半脚掌　　　　　　　图3-21　立半脚掌小踢腿

十四、旁点步

（1）动作说明：在右丁字步的位置上，身体直立，自然端正。左腿直立撑稳身体重心，左膝盖和脚尖对向左前方；右腿随之挺膝伸脚，脚面绷直，右胯向右打开，右脚尖外展擦地向右方伸出，脚尖抵点地面，右膝盖和脚尖向右侧方，形成旁点步脚位。从身体正前方看，左膝盖和脚尖对向4点半方向，右膝盖和脚尖对向9点钟方向时，如图3-22所示。

（2）动作要领：身体直立要端庄挺拔。旁点步过程中，腰腹肌和背肌要收紧，两腿要挺膝伸直。左腿要承受大部分身体重量，左膝盖和脚尖要保持向左前方；臀肌、右大腿肌与脚踝肌及脚趾肌均处于一定的紧张受力状态，右腿的胯要向右打开，右腿要外展侧伸与左腿约成40度角，右脚尖要向外展开与左脚尖约成145度角，右脚要挺脚尖绷脚背与右腿约在同一条斜直线上。

十五、旁勾脚

（1）动作说明：在右丁字步的位置上，身体直立，自然端正。左腿直立撑稳身体重心，左膝盖和脚尖向左前方；右腿随之挺膝伸脚，右胯向右打开，右脚外展擦地向右方伸出，随即右脚尖勾翘，脚跟抵点地面，右膝盖和脚尖向右前上方，形成旁勾脚位。从身体正后方看，左膝盖和脚尖对向9点半方向，右膝盖和脚尖对向1点半方向时，如图3-23所示。

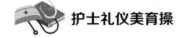

（2）动作要领：身体直立要端庄挺拔。旁勾脚过程中，腰腹肌和背肌要收紧，两腿要挺膝伸直。左腿要承受大部分身体重量，左膝盖和脚尖要保持向左前方；臀肌、右大腿肌与脚踝肌及脚趾肌均处于一定的紧张受力状态，右腿的胯要向右打开，右腿要外展侧伸与左腿约成 20 度角，右脚尖要向外展开与左脚尖约成 120 度角，右脚背勾翘与右腿约成 90 度角。

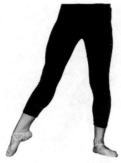

图 3-22 旁点步

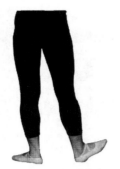

图 3-23 旁勾脚

十六、前踢腿

（1）动作说明：在小八字步的位置上，身体直立，自然端正。左腿直立撑稳身体重心，左膝盖和脚尖对向左斜前方；右腿随之挺膝伸脚，脚面绷直，向前方踢起，右脚背向上方，脚尖向前方，形成前踢腿。从身体右侧方看，左膝盖和脚尖对向 2 点钟方向，右脚尖对向 3 点钟方向时，如图 3-24 所示。从身体右斜方看，左膝盖和脚尖对向 3 点钟方向，右脚尖对向 4 点钟方向时，如图 3-25 所示。

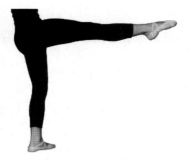

图 3-24 前踢腿 1

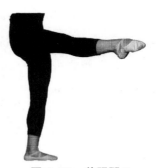

图 3-25 前踢腿 2

（2）动作要领：身体直立要端庄挺拔。前踢腿过程中，腰腹肌和背肌要收紧，两腿要挺膝伸直。左腿要承受身体重量，撑稳身体重心，左膝盖和脚尖要保持向左斜前方；臀肌、右大腿肌与脚踝肌及脚趾肌均处于一定的紧张受力状态，右腿要挺膝绷脚前踢，右脚要挺脚尖绷脚背与右腿约在同一条平直线上，右腿平踢与左腿竖立约成 90 度角，右脚尖平踢方向与左脚尖站立方向约成 30 度角。

十七、前点步

（1）动作说明：在小八字步的位置上，身体直立，自然端正。左腿直立撑稳身体重心，左膝盖和脚尖对向左斜前方；右腿随之挺膝伸脚，脚面绷直，膝腿和脚背外旋，右脚尖外展擦地向右前方伸出，脚尖抵点地面，右膝盖和右脚背向右前上方，脚尖向右前下方，形成前点步脚位。从身体右斜方看，左膝盖和脚尖对向 2 点半方向，右膝盖和脚尖对向 5 点钟方向时，如图 3-26 所示。

（2）动作要领：身体直立要端庄挺拔。前点步过程中，腰腹和背肌要收紧，两腿要挺膝伸直；左腿要承受大部分身体重量，左膝盖和脚尖要保持向左前方；臀肌、右大腿肌与脚踝肌及脚趾肌均处于一定的紧张受力状态，右小腿要外旋向右前伸与左小腿约成 30 度角，右脚尖要外展与左脚尖约成 75 度角。

十八、屈膝内扣步

（1）动作说明：在右丁字步的位置上，身体直立，自然端正。左腿屈蹲撑稳身体重心，左膝盖和脚尖对向左斜前方；右脚同时脚面绷直，脚尖擦地向后伸出，右腿随之屈膝，略内扣膝展脚背，右脚尖内侧抵点地面，脚背向右前方，脚尖向右后方，形成屈膝内扣步脚位。从身体右斜方看，左膝盖和脚尖对向 3 点半方向，右脚尖对向 7 点半方向时，如图 3-27 所示。

（2）动作要领：身体直立要端庄挺拔。屈膝内扣步过程中，腰腹肌和背肌要收紧，臀肌、大腿肌与脚踝肌及脚趾肌均处于一定的紧张受力状态。两腿要屈膝蹲稳；左腿要承受大部分身体重量，左膝盖和脚尖要保持对向左斜前方；右腿要略屈，内扣膝展脚背后伸，右脚要挺脚尖绷脚背与右小腿约在同一条斜直线上，与竖直线约成 45 度角，右小腿与左小腿约成 30 度角，右脚尖与左脚尖约成 120 度角。

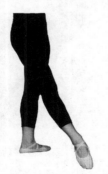

图 3-26　前点步

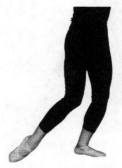

图 3-27　屈膝内扣步

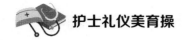

十九、屈膝旁勾脚

（1）动作说明：在右丁字步的位置上，身体直立，自然端正。左腿屈蹲撑稳身体重心，左膝盖和脚尖向左前方；右腿随之挺膝伸脚，右胯向右打开，右脚外展擦地向右伸出，随即右脚尖勾翘，脚跟抵点地面，右膝盖和脚尖斜向右前上方，形成屈膝旁勾脚位。从身体正后方看，左膝盖和脚尖对向9点半方向，右膝盖和脚尖对向1点钟方向时，如图3-28所示。

（2）动作要领：身体直立要端庄挺拔。屈膝旁勾脚过程中，腰腹肌和背肌要收紧，臀肌、大腿肌与脚踝肌及脚趾肌均处于一定的紧张受力状态。左腿要屈膝向左斜前方弓出，要承受大部分身体重量，左膝盖和脚尖要保持向左斜前方；右腿的胯要向右打开，右腿要直腿外展勾脚侧伸与竖直线约成45度角，右脚尖要向外展开与左脚尖约成105度角，右脚背勾翘与右腿约成90度角。

二十、屈膝前点步

（1）动作说明：在正步的位置上，身体直立，自然端正。左腿屈蹲撑稳身体重心，左膝盖和脚尖向正前方；右腿随之挺膝伸脚，脚面绷直，膝盖和脚背外旋，右脚尖外展擦地向右前方伸出，脚尖外侧抵点地面，右膝盖和脚尖向右前方，右脚面向右前上方，形成屈膝前点步脚位。从身体右斜方看，左膝盖和脚尖对向3点钟方向，右膝盖和脚尖对向5点钟方向时，如图3-29所示。

（2）动作要领：身体直立要端庄挺拔。屈膝前点步过程中，腰腹肌和背肌要收紧，臀肌、大腿肌与脚踝肌及脚趾肌均处于一定的紧张受力状态。左腿要屈膝站稳，要承受大部分身体重量，左膝盖和脚尖要保持向左前方；右小腿要外旋绷脚右前伸与左小腿约成75度角，右脚尖要外展与左脚尖约成60度角。

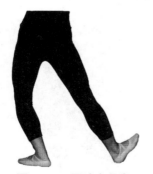

图3-28　屈膝旁勾脚

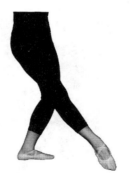

图3-29　屈膝前点步

二十一、屈膝前踢腿

（1）动作说明：在小八字步的位置上，身体直立，自然端正。左腿屈蹲撑稳身体重心，左膝盖和脚尖向左前方；右腿同时挺膝伸脚，脚面绷直，向前方踢起，右脚背略外旋向右上方，脚尖向前方，形成屈膝前踢腿。从身体右侧方看，左膝盖和脚尖对向2点钟方向，右脚尖对向3点钟方向时，如图3-30所示。

（2）动作要领：身体直立要端庄挺拔。屈膝前踢腿过程中，腰腹肌和背肌要收紧，臀肌、大腿肌与脚踝肌及脚趾肌均处于一定的紧张受力状态。左腿要屈蹲承受身体重量，撑稳身体重心，左膝盖和脚尖要保持向左前方，左大腿与左小腿约成120度角；右腿要挺膝绷脚前踢，右脚背要略外旋，挺脚尖绷脚面与右腿约在同一条平直线上，略躬腰向前送胯，右腿平踢与竖直线约成90度角，右脚尖平踢方向与左脚尖站立方向约成30度角。

二十二、屈膝小踢腿

（1）动作说明：在小八字步的位置上，身体直立，自然端正。左腿屈蹲撑稳身体重心，左膝盖和脚尖向左前方；右脚同时直腿挺膝绷脚面向前下方摆踢，右脚背略外旋向右前上方，脚尖向前下方，形成屈膝小踢腿。从身体右侧方看，左脚尖对向2点半方向，右脚尖对向4点半方向时，如图3-31所示。

（2）动作要领：身体直立要端庄挺拔。屈膝小踢腿过程中，腰腹肌和背肌要收紧，臀肌、大腿肌与脚踝肌及脚趾肌均处于一定的紧张受力状态。左腿要屈蹲承受身体重量，撑稳身体重心，左膝盖和脚尖要保持向左前方，左大腿与左小腿约成120度角；右腿要挺膝绷脚前下踢，右脚背要略外旋，挺脚尖绷脚面与右腿约在同一条斜直线上，右脚斜下踢与竖直线约成45度角，右脚尖斜下踢方向与左脚尖站立方向约成60度角。

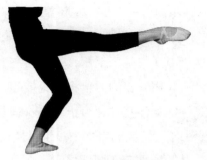

图3-30　屈膝前踢腿

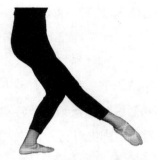

图3-31　屈膝小踢腿

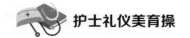

二十三、踏步

（1）动作说明：在小八字步的位置上，身体直立，自然端正。左腿直立撑稳身体重心，左膝盖和脚尖向左斜前方；右脚脚背绷平，经左脚后侧向左后方踏步，右脚向左后下方，脚前掌抵地，与左脚跟约在同一条横线上，右腿微屈，脚尖向前下方，两膝前后重叠，形成踏步脚位。从身体正前方看，左脚尖对向 5 点钟方向，右脚尖对向 1 点半方向时，如图 3-32 所示。从身体正后方看，左脚尖对向 11 点钟方向，右脚尖对向 7 点半方向时，如图 3-33 所示。

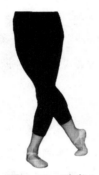   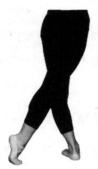

图 3-32　踏步 1　　　　　　　图 3-33　踏步 2

（2）动作要领：身体直立要端庄挺拔。踏步过程中，腰腹肌和背肌要收紧。左腿要直立承受大部分身体重量，撑稳身体重心，左膝盖和脚尖要保持向左斜前方，右腿要伸腿绷脚向左后踏步，右脚前掌要抵撑地面，臀肌、右大腿肌与脚踝肌及脚趾肌均处于一定的紧张受力状态，右小腿与左小腿约成 60 度角；右脚尖与左脚跟约在同一条横直线上。

二十四、踏步蹲 1

（1）动作说明：在正步的位置上，身体直立，自然端正。身体左转约 45 度，右脚不动撑稳身体重心；左脚面伸直，左脚向右后踏步伸出一大步，左膝盖约与脚尖同方向。身体保持正直，连贯地往下蹲，右大腿约蹲平；左大腿约与地面垂直，左膝盖跪于地面，左脚面竖立，左脚趾抓抵地面。右手随之轻按于右大腿膝盖上侧，指尖向左前方；左手轻按于右手背上侧，指尖向右前方。起立时，右腿用膝盖的力量将上身推起，左腿同时以前脚掌和膝腿的力量顶蹬地将身体推起，直到两腿伸直立起为止，再收脚并步。从身体右斜方看，右脚尖对向 6 点钟方向，左小腿对向 9 点半方向时，如图 3-34 所示。

（2）动作要领：上身直立要端庄挺拔，身体重心要落于两腿之间。在踏步蹲的过程中，两腿和腰腹及背的肌肉韧带要收紧，从大腿根、臀部至脚踝与脚趾的肌肉韧带一直处在紧张受力的状态。右腿要下蹲至约与地面平行，右大腿与小腿约成90度角；左膝盖跪地时，左脚要抓趾竖立，左大腿与小腿小于90度角。右脚尖与左小腿方向约成105度角。起立时，右腿膝盖要用力上推身体，同时左脚前掌和膝腿抵地顶蹬，使身体重心移到右腿上，站起身体，左脚再收回。

二十五、踏步蹲2

（1）动作说明：在正步的位置上，身体直立，自然端正。身体左转约45度，右脚不动撑稳身体重心；左脚面伸直，左脚向右后踏步伸出一小步，左膝盖约与脚尖同方向。身体保持正直，连贯地往下蹲，左膝盖于右脚跟后外侧下蹲至约与脚踝平，或跪于地面时，左脚竖立，左脚趾抓抵地面；右腿同时屈膝全蹲。臀部轻坐于左小腿之上。右手随之轻按于右大腿膝盖上侧，指尖向左前方；左手轻按于右手背上侧，指尖向右前方。起立时，右腿用膝盖的力量将上身推起，左腿同时以脚前掌和膝腿的力量顶蹬地将身体推起，直到两腿伸直立起为止。从身体右斜方看，右脚尖对向6点钟方向，左小腿对向9点半方向时，如图3-35所示。

（2）动作要领：上身直立要端庄挺拔，身体重心要落于两腿之间。在踏步蹲的过程中，两腿和腰腹及背的肌肉韧带要收紧，从大腿根、臀部至脚踝与脚趾的肌肉和韧带一直处在紧张受力的状态。全蹲时，左大腿后侧和小腿后侧要叠贴在一起，全蹲坐稳，右大腿与小腿之间小于90度角。右脚尖与左小腿方向约成105度角。起立时，右腿膝盖要用力上推身体，同时左脚前掌和膝腿要抵地顶蹬，使身体重心移到右腿上，站起身体，左脚再收回。

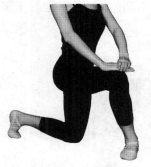 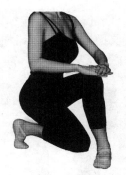

图3-34　踏步蹲1　　　　　　　　图3-35　踏步蹲2

二十六、吸腿踏步走

（1）动作说明：在正步的位置上，身体直立，自然端正。左腿伸直站立，撑稳身体重心，左膝盖和脚尖向正前方；右大腿屈膝上提，带动右小腿和脚踝提起，右大腿上提约水平时，右小腿和脚面绷平竖直，脚背向前方，脚尖向下方。随之右大腿挺伸，右脚下落，右脚撑稳身体重心；左大腿随之屈膝上提，带动左小腿和脚踝提起，左大腿上提约水平时，左小腿和脚面绷平竖直，脚背向前方，脚尖向下方。如此两脚交替动作进行吸腿踏步走。从身体右侧方看，左膝盖与脚尖及右小腿前侧与右脚背对向 3 点钟方向时，如图 3-36 所示。

（2）动作要领：身体直立要端庄自然。在吸腿踏步走的过程中，腰腹肌和上提之腿肌要收紧，大腿根、臀部至脚踝与脚趾的肌肉和韧带要处于一定的紧张受力状态。上吸之腿的大腿要水平，小腿和脚面要竖直，身体重心要落于独立支撑腿的脚掌之上。吸腿踏步走时，步伐要轻松而稳健，自然而有节律，身体的重心落在脚掌前部。呼吸要自然或配合步伐有节奏地进行，不可走得气喘吁吁。

二十七、小射燕

（1）动作说明：在小八字步的位置上，身体直立，自然端正。左腿独立撑稳身体重心，左膝盖和脚尖向左斜前方；腰部成横拧状态，合肋骨，右腿同时向后擦出，形成踏步点地时，右脚抓脚尖，右腿小腿缓缓抬起，膝盖放正，右腿向左腿左后方伸出，双膝重叠，右膝插向左腿后右侧，右小腿绷脚面翻脚掌后上抬，脚尖斜向左上方，形成小射燕状脚位。从身体左侧方看，左脚尖对向 8 点钟方向，右脚翻抬使脚掌向前上，脚尖对向 2 点钟方向时，如图 3-37 所示。

（2）动作要领：身体直立要端庄自然。小射燕也称立身射燕。身体站立要端庄挺拔。左丁字步过渡到小射燕时，身体重心要落于左腿上，上身向右微倾。腰腹肌和腿肌要收紧，从臀部、右大腿根至脚踝与脚趾的肌肉和韧带要处于一定的紧张受力状态。右小腿要屈膝绷脚面翻脚掌后伸上抬，拔背、提胯、收腹、收臀，膝盖要正，要有别过去的感觉。右大腿与小腿约成 90 度角。

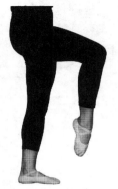

图 3-36　吸腿踏步走

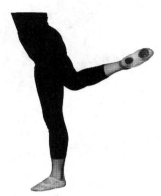

图 3-37　小射燕

二十八、小踢腿

（1）动作说明：在小八字步的位置上，身体直立，自然端正。左腿直立撑稳身体重心，左膝盖和脚尖向左斜前方；右腿同时直腿挺膝绷脚面向前下方摆踢，脚面略向外翻展，脚背向右前上方，脚尖向前下方，形成小踢腿。从身体右侧方看，左脚尖对向 2 点钟方向，右脚尖对向 4 点半方向时，如图 3-38 所示。

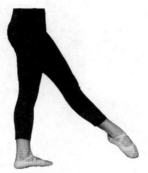

图 3-38　小踢腿

（2）动作要领：身体直立要端庄挺拔。在小踢腿的过程中，腰腹肌和背肌要收紧，身体保持正直。身体重心要落于左脚之上，臀肌、右大腿肌与脚踝肌及脚趾肌均处于一定的紧张受力状态，身体重心要随着小踢腿移至左脚掌上。右腿要挺膝伸直，右脚要外展绷脚面向前下方摆踢，右腿与右脚面约在同一条斜直线上，右腿与左腿约成 45 度角。左脚尖与右腿约成 30 度角。

第三节　护士礼仪美育舞的上身舞姿

一、微笑礼仪（腹前叠手站姿）

（1）动作说明：由正步垂手站姿，两手内旋伸指从身体左右两侧向身前屈肘上起，至腹前时左手虎口握住右手的四指，右手虎口握住左手的大拇指，两手左手前右手后交叉叠手轻按于腹前，左右肘尖向左右侧方，肘尖均高约与中腰平，两手背均向前方。目向前方平视。从身体正前方看，如图 3-39 所示。

（2）动作要领：身体直立要自然放松、挺胸、展肩、拔背、立腰、收腹、敛臀，头正、颈直、下颏略收，双眼微眯，两嘴角微向上翘起成微笑态。屈肘，两上臂与前臂约成 90 度角，两手要交握叠手，右手心要贴靠腹前。

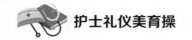
二、微笑礼仪（小腹前叠手站姿）

（1）动作说明：由正步垂手站姿。两手内旋伸指从身体左右两侧向身前上起，至小腹前时左手虎口握住右手的四指，右手虎口握住左手拇指，两手左手前右手后交叉叠手轻按于小腹前，左右肘尖向左右侧方，肘尖均高约腰平，两手背均向前方。目向前方平视。从身体正前方看，如图3-40所示。

（2）动作要领：身体直立要自然放松、挺胸、展肩、拔背、立腰、收腹、敛臀，头正、颈直、下颏略收，双眼微眯，两嘴角微向上翘起成微笑态。两肘屈肘，两大臂与前臂约成135度角，两手要交握叠手，右手心要贴靠小腹前。

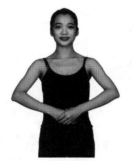

图3-39　微笑礼仪手势1

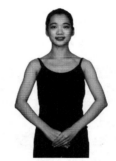

图3-40　微笑礼仪手势2

三、微笑礼仪（右照镜子）

（1）动作说明：承微笑礼仪准备站姿，头面姿态和上体姿势保持不变。右手松开左手，伸指屈肘向右前上方摆起，手指向右前上方，指尖约与头高；左手与右手松开后五指并拢轻按于腹前，指尖斜向右下方。头部同时随右手右转约45度角，头略后仰，目视右手，成微笑礼仪右照镜子。从身体稍左前方看，如图3-41所示。

微笑礼仪右照镜子完成后，即收式叠手成微笑礼仪准备站姿，再向左前上方摆左手，左转头，目视左手，成微笑礼仪左照镜子。

（2）动作要领：身体右转或左转要自然放松、挺胸、展肩、拔背、立腰、收腹、敛臀，头正、颈直、下颏略收，双眼微眯，两嘴角微向上翘起成微笑态。照镜子时，两上臂与两前臂均约成90度角，手掌伸直约与前臂在一条斜直线上。

四、整理礼仪（平展臂）

（1）动作说明：承微笑礼仪准备站姿，头面姿态和上体姿势保持不变。两手松开，同时向左右两侧上起，两手大拇指指尖主动找中指指根处，大拇指腹与中指第三指节里侧微贴，虎口自然与手掌合拢呈扁圆形指态。同时，全掌以中指指根为主要用力点，带动以小指为首的无名指与食指伸直，指尖上翘。手指依次排开，用折腕的力使指向上翘。两手臂上起至左右伸平时，兰花指尖向左右略斜下方，两手心均向前方，目平视前方。从身体正前方看，如图3-42所示。

（2）动作要领：身体直立要自然放松、挺胸、展肩、拔背、立腰、收腹、敛臀，头正、颈直、下颌略收，双眼微眯，两嘴角微向上翘起成微笑态。两手不要以中指主动找大拇指，避免造成视觉效果上的不舒展，大拇指与中指要松弛地相搭连，微贴中指第三指节里侧，使虎口自然与手掌合拢成扁O形状，要以中指为主要用力点，带动食指伸出上翘，小指与无名指松弛地与中指排开，指尖上翘，手臂与兰花指背约成135度角。两手臂约在同一水平线上。

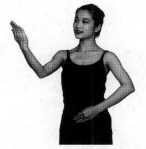
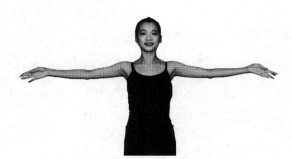

图3-41　微笑礼仪右照镜子　　　　图3-42　整理礼仪平展臂

五、整理礼仪（斜上45度展臂）

（1）动作说明：承微笑礼仪准备站姿，头面姿态和上体姿势保持不变。两手成兰花指，同时向左右两侧上起，两手臂上起至左右斜上方时，指尖向左右斜上方，手心均向前方，目平视前方。从身体正前方看，如图3-43所示。

（2）动作要领：身体直立要自然放松、挺胸、展肩、拔背、立腰、收腹、敛臀，头正、颈直、下颌略收，双眼微眯，两嘴角微向上翘起成微笑态。兰花指手形要规范标准，指尖上翘，手臂与兰花指背约成135度角。两手臂上展开约成90度角。

六、整理礼仪（斜下45度展臂）

（1）动作说明：承微笑礼仪准备站姿，头面姿态和上体姿势保持不变。两手成兰花指，同时经左右两侧上起，两手臂上起至左右斜下方时，指尖向左右斜下方，手心均向前方，目平视前方。从身体正前方看，如图3-44所示。

（2）动作要领：身体直立要自然放松、挺胸、展肩、拔背、立腰、收腹、敛臀，头正、颈直、下颏略收，双眼微眯，两嘴角微向上翘起成微笑态。兰花指手形要规范标准，指尖上翘，手臂与兰花指背约成135度角。两手臂下展开约成90度角。

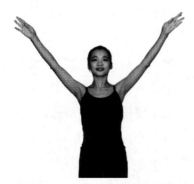 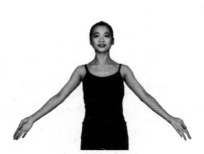

图 3-43　整理礼仪斜上展臂　　　　　图 3-44　整理礼仪斜下展臂

七、整理礼仪（整理护士帽）

（1）动作说明：承微笑礼仪准备站姿，两手成兰花指手形经两侧弧形上起，扶于护士帽侧后，两手心斜向前，两手四指向上伸展，四指根约与头顶高。目向前方平视。从身体正前方看，如图3-45所示。从身体左前方看，如图3-46所示。

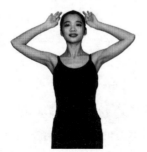 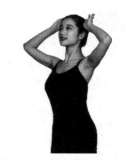

图 3-45　整理礼仪护士帽1　　　　　图 3-46　整理礼仪护士帽2

（2）动作要领：身体直立要自然放松、挺胸、展肩、拔背、立腰、收腹、敛臀，头正、颈直、下颏略收，双眼微眯，两嘴角微向上翘起成微笑态。兰花指手形要规范标准，指尖上翘，两前臂与两上臂约成60度角，两肘尖均向外。

八、整理礼仪（整理头发）

（1）动作说明：承微笑礼仪准备站姿，身体姿势和头面姿态保持不变。两手兰花指背向手腕背侧上翘，两手臂经身体两侧向上起于头高，两手兰花指屈肘置于脖颈两侧略后方，手指斜向下后方，指尖约脖颈高，成整理发髻站姿。身体左转约45度，头随身体左旋45度，目向前方平视。从身体左前方看，如图3-47所示。从身体正前方看，如

图 3–48 所示。

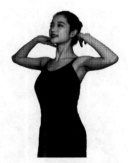
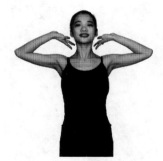

图 3–47　整理头发 1　　　　　　　　图 3–48　整理头发 2

（2）动作要领：身体直立要自然放松、挺胸、展肩、拔背、立腰、收腹、敛臀，头正、颈直、下颏略收，双眼微眯，两嘴角微向上翘起成微笑态。兰花指手形要规范标准，指尖上翘，上臂与前臂约成 45 度角，两手背与两前臂约成 120 度角。

九、行走引导（前后摆臂）

（1）动作说明：承微笑礼仪准备站姿，上体姿势和头面姿态不变。左手拇指压于食指和中指第二指节之上成实心拳，直臂向前摆动，拳心向右方，拳约与腹高；同时右手拇指压于食指和中指第二指节之上成实心拳，直臂向后摆动，拳心向左方，拳约与腹高。目向前方平视。从身体右前方看，如图 3–49 所示。

左手空心拳直臂向前摆到位后，即向后直臂摆动；右手空心拳同时直臂向后摆到位后，即向前直臂摆动。目向前方平视。

（2）动作要领：身体直立放松，自然挺胸、展肩、拔背、立腰、收腹、敛臀，头正、颈直、下颏微起，双眼微眯，两嘴角微向上翘起成微笑态。两拳前后摆动要自然协调，两手臂与躯干约成 45 度角。

十、行走引导（云间转腰）

1. 行走引导云间转腰之一

（1）动作说明：承微笑礼仪准备站姿，身体姿势和头面姿态保持不变，两手成兰花指，左手臂内旋向身前摆起，屈腕屈肘于胸前，手与前臂约在同一平面上，小指与手臂外侧向上方，兰花指尖向右方，手心向前方；右手兰花指同时向身后反臂摆动，高约臀部，手指斜向左下方，手心向后方。目向前方平视。从身体稍右前方看，如图 3–50 所示。

（2）动作要领：身体直立放松，自然挺胸、展肩、拔背、立腰、收腹、敛臀，头正、颈直、下颏微起，双眼微眯，两嘴角微向上翘起成微笑态。兰花指手形要规范标准，指尖上翘，左前臂和左手背回屈约90度角，左前臂和左上臂约成90度角，右前臂和右上臂约成135度角。

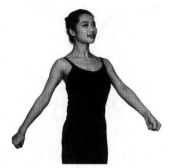

图3-49　行走引导摆臂

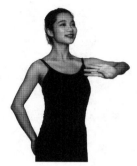

图3-50　行走引导转腰1

2. 行走引导云间转腰之二

（1）动作说明：承上动作姿势，身体姿势和头面姿态保持不变。左手臂向前、向左摆伸，兰花指尖向右前方，手心向左前方；右手同时向后、向上伸臂摆起，兰花指尖向前方，手心向右方，两手臂高约肩平。目向前方平视。从身体稍右前方看，如图3-51所示。

（2）动作要领：身体直立放松，自然挺胸、展肩、拔背、立腰、收腹、敛臀，头正、颈直、下颏微起，双眼微眯，两嘴角微向上翘起成微笑态。兰花指手形要规范标准，指尖上翘。两手臂摆动要圆活舒展。左前臂和左手背回屈约90度角，左前臂和左上臂约成120度角，右前臂和右上臂约成160度角。

3. 行走引导云间转腰之三

（1）动作说明：承上动作姿势，身体姿势和头面姿态保持不变。右手臂继续向身前摆伸，兰花指尖向前方，右手心向右侧方，手臂约与肩平；左手同时向身左侧摆伸，肘臂略屈，兰花指尖向前方，左手心向左侧方，手臂高约肩部。头略左转，目向左前方平视。从身体正前方看，如图3-52所示。

（2）动作要领：身体直立放松，自然挺胸、展肩、拔背、立腰、收腹、敛臀，头正、颈直、下颏微起，双眼微眯，两嘴角微向上翘起成微笑态。兰花指手形要规范标准，指尖上翘。两手臂摆动要圆活自然，两前臂和两手背回屈均约90度角，两前臂与两上臂均成约170度角。

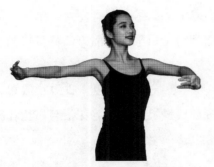

图 3-51　行走引导转腰 2

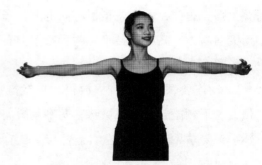

图 3-52　行走引导转腰 3

4.行走引导云间转腰之四

（1）动作说明：承上动作姿势，身体姿势和头面姿态保持不变。右手臂继续向身前屈肘摆落，兰花指背屈，指尖向左方，手心斜向前下方，高约中腰平，左手臂同时向下、向后摆落，兰花指斜向右下方，手心向后方，高约臀部。目向左前方平视。从身体左前方看，如图 3-53 所示。

若云间转腰是向相反的方向转腰，则左右动作方向与上述相反。完成动作时，目向右前方平视。从身体右前方看，如图 3-54 所示。

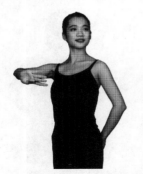

图 3-53　行走引导转腰 4

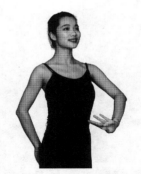

图 3-54　行走引导转腰 5

（2）动作要领：身体直立放松，自然挺胸、展肩、拔背、立腰、收腹、敛臀，头正、颈直、下颏微起，双眼微眯，两嘴角微向上翘起成微笑态。兰花指手形要规范标准。身体前的兰花指内侧贴近中腰部，前臂和手背回屈约 90 度角，前臂和上臂约成 90 度角；身体臀部后的兰花指背侧贴近臀部。前臂和上臂约成 135 度角。

十一、方向引导（抹手）

（1）动作说明：承微笑礼仪准备站姿，头面姿态和上体姿势保持不变。两手松开成兰花指，两手兰花指同时起于身前，左兰花指内旋在上，右兰花指外旋在下，两手臂屈肘叠手贴于腹前，右兰花指手心向上方，指尖向左方，高约腹平；左兰花指手心向下方，指尖向右方，高约中腰平，两手心左上右下斜相对。目平视左前方。从身体稍左前方看，如图3-55所示。

（2）动作要领：身体直立放松，自然挺胸、展肩、拔背、立腰、收腹、敛臀，头正、颈直、下颏微起，双眼微眯，两嘴角微向上翘起成微笑态。左兰花指与右兰花指要上下叠手，要贴靠于腹前，左右上臂与左右前臂均约成90度角。

十二、方向引导（方向跟随）

（1）动作说明：承微笑礼仪准备站姿，头面姿态和上体姿势保持不变。右手松开左手，左手五指并拢贴按于腹前，手背向前方，指尖斜向右下方；右手五指并拢外旋屈肘向右上摆伸，手心向左上方，指尖斜向右上方，指尖高约肩平。头左转稍右倾，目平视左前方。从身体稍左前方看，如图3-56所示。

（2）动作要领：身体直立放松，自然挺胸、展肩、拔背、立腰、收腹、敛臀，头正、颈直、下颏微起，双眼微眯，两嘴角微向上翘起成微笑态。左手心要贴靠于腹前，右手臂要屈肘仰手右斜上伸，左右上臂与左右前臂均约成90度角。

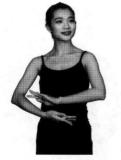

图3-55　方向引导抹手

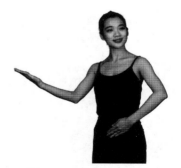

图3-56　方向引导跟随

十三、方向引导（摇臂）

1. 方向引导摇臂之一

（1）动作说明：承微笑礼仪准备站姿，身体姿势和头面姿态保持不变。身体左转约45度，左手成兰花指向身后摆，肘略屈手背贴于后腰左侧，手心向后方，指尖向右下方；右手同时成兰花指向右前直臂摆伸，手心向后下方，指尖向前下方，目余光随视右手。右兰花指继续向身前直臂摆起，手心向下方，指尖向前方，目随视右手。右兰花指顺势继续直臂向头上摆举，手心向右上方，兰花指尖斜向左上方。头随兰花指上摆向右转动，目视右前方。从身体稍右前方看，如图3-57所示。

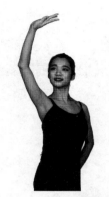

图 3-57　方向引导摇臂 1

（2）动作要领：身体直立要自然放松、挺胸、展肩、拔背、立腰、收腹、敛臀，头正、颈直、下颏略收，双眼微眯，两嘴角微向上翘起成微笑态。身体随兰花指摇摆略右转。左兰花指手背要贴靠后腰侧，右臂上摆时要略内旋，摇臂要连贯圆活。

2.方向引导摇臂之二

（1）动作说明：承上动作姿势，身体姿势和头面姿态保持不变。左兰花指背姿保持不变；右兰花指经头上继续伸臂向右侧方摆落，右兰花指和右臂约与肩高，右手心向右方，右兰花指尖向前方。目视右前方，余光扫视右兰花指。从身体稍右前方看，如图 3-58 所示。右兰花指顺势继续伸臂向右下方摆落，右兰花指约与胯高，右手心向下方，右兰花指尖向前方。目视右方，余光扫视右兰花指。从身体稍右前方看，如图 3-59 所示。

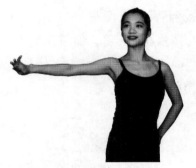

图 3-58　方向引导摇臂 2

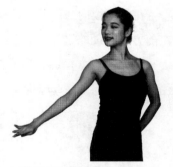

图 3-59　方向引导摇臂 2

（2）动作要领：身体直立要自然放松、挺胸、展肩、拔背、立腰、收腹、敛臀，头正、颈直、下颏略收，双眼微眯，两嘴角微向上翘起成微笑态。右摇臂要连贯圆活，头部和身体要随右兰花指摆落略右转。左兰花指手背要贴靠后腰侧，右兰花指和右臂向右下方摆伸约在同一条斜直线上，与身体约成 45 度角。

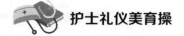
3.方向引导摇臂之三

（1）动作说明：承上动作姿势，身体姿势和头面姿态保持不变。左兰花指背姿保持不变；右兰花指略内旋继续直臂向下经身体右侧向左前摆伸，手心向右侧方，兰花指尖向左前下方。头部和身体略左转，目扫视右兰花指。从身体稍右前方看，如图3-60所示。

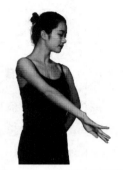

图3-60　方向引导摇臂3

（2）动作要领：身体直立要自然放松、挺胸、展肩、拔背、立腰、收腹、敛臀，头正、颈直、下颏略收，双眼微眯，两嘴角微向上翘起成微笑态。右臂摇摆要连贯圆活，头部和身体要随右兰花指向下、向前摆略左转。左兰花指手背要贴靠后腰侧，右兰花指和右臂向前方摆伸约在同一条斜直线上，与身体约成45度角。

4.方向引导摇臂之四

（1）动作说明：承上动作姿势，身体姿势和头面姿态保持不变。左兰花指背姿保持不变；右兰花指继续向身左前直臂摆起，右兰花指和右臂约与肩高，手心向右前方，兰花指尖向左前方。头面略随手动，目随视右手。从身体稍右前方看，如图3-61所示。右兰花指继续直臂向前上方摆起，手心向右，兰花指尖向前上方。身体随兰花指摆起略左转，头部随兰花指向前上方摆起略仰抬，目随视右手。从身体右前方看，如图3-62所示。

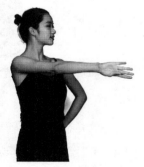 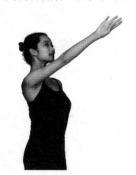

图3-61　方向引导摇臂4　　　　图3-62　方向引导摇臂5

（2）动作要领：身体直立要自然放松、挺胸、展肩、拔背、立腰、收腹、敛臀，头正、颈直、下颏略收，双眼微眯，两嘴角微向上翘起成微笑态。右臂摇摆要连贯圆活，头部和身体随兰花指向前上方摆起略左转仰抬。左兰花指手背要贴靠后腰侧，右兰花指和右臂向前上方摆伸约在同一条斜直线上，与身体约成45度角。

十四、蹲姿服务（风火轮）

1. 蹲姿服务风火轮之一

（1）动作说明：承微笑礼仪准备站姿，头面姿态保持不变。身体右转约45度，头部和上身稍右前倾。右手成兰花指随身体右转向身前屈肘内旋摆起，上臂与前臂约在同一水平面上，右手心向前下方，右兰花指尖向左下方，高约胸平；左兰花指同时内旋直臂向下后伸摆，左手心向后上方，左兰花指尖向后下方，指尖高约臀平。目视左前方。从身体左前方看，如图3-63所示。

若承微笑礼仪准备站姿，头面姿态保持不变。身体左转约45度，头部和上身稍左前倾。左手成兰花指随身体左转向身前屈肘内旋摆起，上臂与前臂约在同一水平面上，左手心向前下方，左兰花指尖向右下方，高约胸平；右兰花指同时内旋直臂向下后伸摆，右手心向后上方，右兰花指尖向后下方，指尖高约臀平。目视右前方。从身体右稍前方看，如图3-64所示。

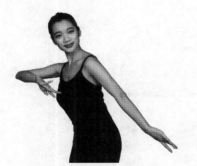 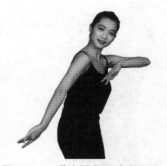

图3-63 蹲姿服务风火轮1　　　　图3-64 蹲姿服务风火轮反向

（2）动作要领：身体右转或左转45度（视觉方向不同，与正向约成角度则不同）。上身稍前倾要自然放松、略含胸、收腹、敛臀，头面和颈部要前下倾，下颏略收，双眼微眯，两嘴角微向上翘起成微笑态。兰花指手形要规范标准，指尖上翘。前起之上臂与前臂要保持同一水平面，后摆伸之手臂要在同一条斜直线上，与竖直线约成45度角。两手臂要同时到位。

2. 蹲姿服务风火轮之二

（1）动作说明：承上动作姿势（蹲姿服务风火轮反向），头面姿态保持不变，身体和头部立起右转约 45 度。同时，右兰花指经身体右侧直臂伸指向前上抡摆，随身体右转成正向时，上抡摆至头顶右上方，肘和腕稍内曲，手心向左下方，兰花指尖斜向左上方；左兰花指同时外旋伸臂左下摆于左胯前，肘和腕稍内曲，手心斜向右上方，兰花指尖斜向右下方。头稍仰抬，脖颈向上挺拔。目视前上方，余光扫视右兰花指。从身体正前方看，如图 3-65 所示。

（2）动作要领：身体要直立自然放松、挺胸、松肩、拔背、立腰、收腹、敛臀，头正、颈直、下颏略上抬，双眼微眯，两嘴角微向上翘起成微笑态。两兰花指抡摆要圆活舒展，左右协和，两肘腕稍曲，两手臂右上举、左下垂相对应。

3. 蹲姿服务风火轮之三

（1）动作说明：承上动作姿势，身体姿势和头面姿态保持不变。右兰花指继续向右下抡摆，手心向左侧上方，兰花指尖向右侧上方；左兰花指同时向左上抡摆，手心向右侧上方，兰花指尖向左侧上方，两手臂略曲，两手心与两肩约在同一平直线上，高约肩平。头稍仰抬，目视前上方。从身体正前方看，如图 3-66 所示。

（2）动作要领：身体要直立自然放松、挺胸、松肩、拔背、立腰、收腹、敛臀，头正、颈直、下颏略上抬，双眼微眯，两嘴角微向上翘起成微笑态。两兰花指抡摆要圆活舒展，左右协和，两肘腕稍曲，两手臂平伸要左、右相对应，同时到位。

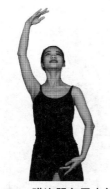

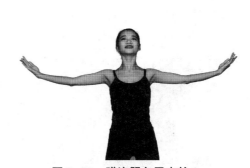

图 3-65　蹲姿服务风火轮 2　　　　　图 3-66　蹲姿服务风火轮 3

4. 蹲姿服务风火轮之四

（1）动作说明：承上动作姿势，头面姿态和上身姿势保持不变。左兰花指由身体左侧内旋直臂伸指向头上抡摆至头顶左上方，肘和腕稍内曲，左手心向上方，左兰花指尖向右侧方；右兰花指同时内旋伸臂右下摆于右胯侧前，肘和腕稍内曲，右手心斜向左上方，右兰花指尖斜向左下方。头稍仰抬，脖颈向上挺拔。目视前上方，余光扫视左兰花指。从身体正前方看，如图 3-67 所示。

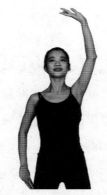

图 3-67　蹲姿服务风火轮 4

（2）动作要领：身体要直立自然放松、挺胸、松肩、拔背、立腰、收腹、敛臀，头正、颈直、下颏略上抬，双眼微眯，两嘴角微向上翘起成微笑态。两兰花指抡摆要圆活舒展，左右协和，两肘腕稍曲，两手臂左上举、右下垂相对应。

5.蹲姿服务风火轮之五

（1）动作说明：承上动作姿势，头面姿态和上身姿势保持不变，身体右转约 90 度。同时，右兰花指内旋经身体右侧向下、向右后方摆起约与肩高，右手心向左后方，右兰花指尖向后方；左兰花指同时随右转身向身前摆落约肩平，肘腕略曲，左手心向前方，左兰花指尖向右侧方。目视前方。从身体左侧方看，如图 3-68 所示。右兰花指继续向上摆至头右上方，右手心向右侧方，右兰花指尖向上方；左兰花指同时摆落于胸前，左手心向前方，左兰花指尖向右侧方。目视前方。从身体左侧方看，如图 3-69 所示。

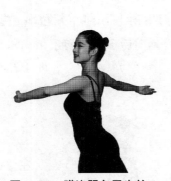

图 3-68　蹲姿服务风火轮 5

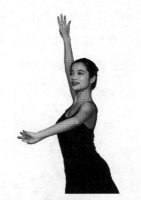

图 3-69　蹲姿服务风火轮 5

（2）动作要领：身体要直立自然放松、挺胸、松肩、拔背、立腰、收腹、敛臀，头正、颈直、下颏收正，双眼微眯，两嘴角微向上翘起成微笑态。右兰花指抡摆要圆活舒展，肘臂伸直竖立，左肘和手腕前下落要屈曲撑圆，左右协和。

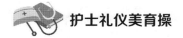
十五、七步洗手法

1. 手心搓手心

（1）动作说明：承微笑礼仪准备站姿，身体姿势和头面姿态保持不变。两手臂直臂直腕并指合掌向身前下伸，两手心和两手指相对贴靠在一起，便于按节拍相互搓动，两掌外侧略下屈，两手指向前下方，指尖高约腹平。目向前方平视。从身体正前方看，如图3-70所示。从身体右前方看，如图3-71所示。

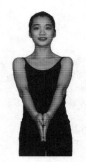 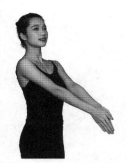

图3-70　手心搓手心1　　　　　　　图3-71　手心搓手心2

（2）动作要领：身体要直立放松，自然挺胸、松肩、拔背、立腰、收腹、敛臀，头正、颈直、下颏略收，双眼微眯，两嘴角微向上翘起成微笑态。两肘臂要向身体前下方伸直，左手心要贴靠于右手心搓动，两手臂与身体约成45度角。

2. 手心搓手背

（1）动作说明：承微笑礼仪准备站姿，身体姿势和头面姿态保持不变。两手臂直臂直腕伸指向前下方俯掌伸出，左手心贴靠在右手背之上，左手腕略下屈，便于左手食指、中指、无名指和小指分别下插入右手自大拇指到小指的指缝之间；右手腕微下屈，指尖略上翘，便于两手按节拍相互搓动，两手心均向后下方，两手指均向前下方，指尖高约腹平。目向前方平视。从身体正前方看，如图3-72所示。从身体右前方看，如图3-73所示。

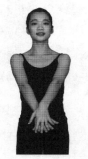 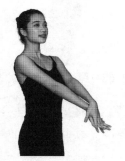

图3-72　手心搓手背1　　　　　　　图3-73 手心搓手背2

（2）动作要领：身体要直立放松，自然挺胸、松肩、拔背、立腰、收腹、敛臀，头正、颈直、下颏略收，双眼微眯，两嘴角微向上翘起成微笑态。两肘臂要向身体前下方伸直，左手和手腕要贴靠在右手和手腕之上搓动，两手臂与身体约成45度角。

3. 指尖搓指缝

（1）动作说明：承微笑礼仪准备站姿，身体姿势和头面姿态保持不变。两手臂屈肘平前臂向上起于胸前，两肘尖略低于胸部，两手腕屈腕向上翘手，两手心左、右斜下相对，右手指自小指至食指插入左手的自小指至大拇指的四个指缝之中，两手掌张指交叉，约成十字状，便于两手按节拍相互搓动，两手指斜向上方，两手心斜相对，高约胸平。目向前方平视。从身体正前方看，如图3-74所示。从身体右前方看，如图3-75所示。

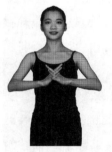 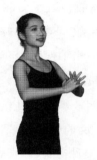

图3-74 指尖搓指缝1　　　　　　图3-75　指尖搓指缝2

（2）动作要领：身体要直立放松，自然挺胸、展肩、拔背、立腰、收腹、敛臀，头正、颈直、下颏略收，双眼微眯，两嘴角微向上翘起成微笑态。两臂要在身前屈肘上起，两手要叉指搓动，两前臂与两上臂约成90度角，两手背与两前臂约成45度角，两手距离胸前约20厘米。两肘与两前臂约在同一水平面上。

4. 手指洗手指

（1）动作说明：承微笑礼仪准备站姿，身体姿势和头面姿态保持不变。两手臂屈肘平前臂向上起于胸前，左手直腕五指并拢，屈指向手心回勾，手心向上方，右手直腕五指并拢，屈指向手心回勾，手心向下方，右手指与左手指扣指相勾，左手心贴靠于右手指尖背侧，右手心贴靠于左手指尖背侧，左、右手拇指分别贴按于另一手小指外侧，便于两手按节拍相互勾指搓洗，两手高约胸平。目向前方平视。从身体正前方看，如图3-76所示。

若两手左手在上，右手在下，左手直腕五指并拢，屈指向手心回勾，手心向下；右手直腕五指并拢，屈指向手心回勾，手心向上。两手扣指相勾，高约胸平，按节拍相互

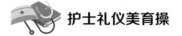

勾指搓洗。目向前方平视。从身体正前方看，如图 3-77 所示。

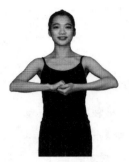
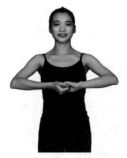

图 3-76　手指洗手指 1　　　　　　　图 3-77　手指洗手指 2

（2）动作要领：身体要直立放松，自然挺胸、展肩、拔背、立腰、收腹、敛臀，头正、颈直、下颏略收，双眼微眯，两嘴角微向上翘起成微笑态。两臂要在身前屈肘上起，两手要勾指搓洗，两前臂与两上臂约成 90 度角，两手背与两前臂约成 45 度角，两手距离胸前约 20 厘米。两肘与两前臂及两手约在同一水平面上。

5. 手握洗拇指

（1）动作说明：承微笑礼仪准备站姿，身体姿势和头面姿态保持不变。两手臂屈肘向上起于胸前，两前臂成水平状态，左手成八字掌状，手背屈腕向上翘起，大拇指伸直向右前方，其余四指并拢伸直立起，指尖斜向上方，手心向前；右手成八字掌，屈指握住左手大拇指，两手按节拍相互搓洗，右拳面向左前方，拳背向上方，两手臂高约胸平。目向前方平视。从身体正前方看，如图 3-78 所示。

若右手成八字掌状，左手屈指握住右手大拇指，两手按节拍相互搓洗，左拳面向右前方，拳背向上方，两手臂高约胸平。目向前方平视。从身体正前方看，如图 3-79 所示。从身体左前方看，如图 3-80 所示。

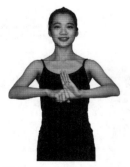
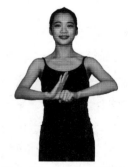
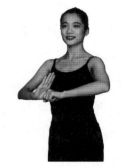

图 3-78　手握洗拇指 1　　　图 3-79　手握洗拇指 2　　　图 3-80　手握洗拇指 3

（2）动作要领：身体要直立放松，自然挺胸、松肩、拔背、立腰、收腹、敛臀，头正、颈直、下颏略收，双眼微眯，两嘴角微向上翘起成微笑态。两臂要在身前屈肘上起，八字掌之手要屈腕向上翘指，另一手要握住其大拇指，两手要握指相互搓洗，两前臂与两上臂约成 90 度角，两手距离胸前约 20 厘米。两肘与两前臂及两手心约在同一水平面上。

6.手指洗手心

（1）动作说明：承微笑礼仪准备站姿，身体姿势和头面姿态保持不变。左手臂屈肘向身前上起，左手五指并拢外旋成仰掌，指尖向右方，手心向上方，手掌高约中腰平；右手臂同时屈肘向胸前上起，右手内旋五指撮拢立指，五指尖向下点于左手心，按节拍相互搓洗，目向前方平视。从身体正前方看，如图 3-81 所示。

若右手臂屈肘向身前上起，右手并拢外旋成仰掌，指尖向左方，手心向上方，手掌高约中腰平；左手臂同时内旋屈肘向胸前上起，左手五指撮拢立指，五指尖向下点于右手心，按节拍相互搓洗。从身体正前方看，如图 3-82 所示。从身体右前方看，如图3-83 所示。

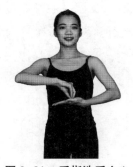 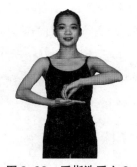 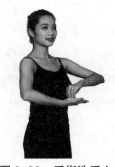

图 3-81　手指洗手心 1　　　　图 3-82　手指洗手心 2　　　　图 3-83　手指洗手心 3

（2）动作要领：身体要直立放松，自然挺胸、松肩、拔背、立腰、收腹、敛臀，头正、颈直、下颏略收，双眼微眯，两嘴角微向上翘起成微笑态。两臂要在身前屈肘上起，五指并拢仰掌之手要在中腰前直腕伸平，仰掌之手前臂与上臂约成 90 度角，手掌外侧距离中腰前约 20 厘米。五指撮指下点之手要伸腕勾手，向内下扣指，五指尖要点按于另一手心，两手要掌指搓洗，勾手的内侧距离胸前约 20 厘米。

7.手握洗手腕

（1）动作说明：承微笑礼仪准备站姿，身体姿势和头面姿态保持不变。两手臂屈肘内旋向上起于身前，左前臂略斜向右下方，左手五指屈指握成实心拳状，拳心向下方，拳面向右方，拳高约中腰平；右手随之成八字手由上侧抓握住左手腕，右手心贴按于左手腕背侧，两手按节拍相互搓洗，右手虎口向左侧方。目向前方平视。从身体正前方

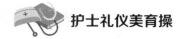

看，如图 3-84 所示。

若两手臂屈肘内旋向身前上起，右前臂略斜向左下方，右手成实心拳，拳心向下方，拳面向左方，拳高约中腰平；左手随之成八字手由上侧抓握住右手腕，左手心贴按于右手腕背侧，虎口向右侧方，按节拍相互搓洗。目向前方平视。从身体正前方看，如图 3-85 所示。从身体右前方看，如图 3-86 所示。

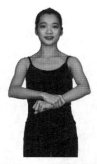 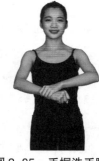 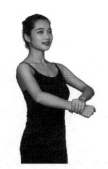

图 3-84　手握洗手腕 1　　　图 3-85　手握洗手腕 2　　　图 3-86　手握洗手腕 3

（2）动作要领：身体要直立放松，自然挺胸、松肩、拔背、立腰、收腹、敛臀，头正、颈直、下颏略收，双眼微眯，两嘴角微向上翘起成微笑态。两臂要在身前屈肘上起，握拳之手要直腕俯拳，另一手要握住握拳之手的手腕背侧，两手要握腕搓洗，握拳之手前臂与上臂之间约略大于 90 度角，握腕之手前臂与上臂约成 90 度角，握拳之手距离中腰前约 20 厘米。两前臂之间约略大于 90 度角。

十六、输液操作（空心拳挂瓶姿）

（1）动作说明：承微笑礼仪准备站姿，身体姿势和头面姿态保持不变。身体右转约 45 度，右手臂向头右前斜上方摆起，肘臂略曲，右手八字掌五指弯曲，大拇指、食指和中指的指尖捏在一起成空心拳，拳背向前臂一侧屈翘，拳心向右前斜上方，右拳略高于头顶；左手臂同时向右前上方摆起于右腕内侧，肘臂略曲，左手八字掌五指弯曲，大拇指、食指和中指的指尖捏在一起成空心拳，拳背向前臂一侧屈翘，拳心向前方，拳面向上方，左拳约与右腕高。头面略抬，目视两拳。成空心拳挂瓶右姿，从身体左前方看，如图 3-87 所示。

若身体左转约 45 度，左手臂向头左前斜上方摆起，肘臂略曲，左手成空心拳，拳心向左前斜上方，左拳略高于头顶；右手臂同时左前上方摆起于左腕内侧，肘臂略曲，右手成空心拳，拳心向前方，拳面向上方，右拳约与左腕高。头面略抬，目视两拳。成空心拳挂瓶左姿，从身体右前方看，如图 3-88 所示。

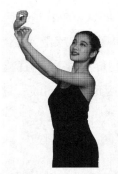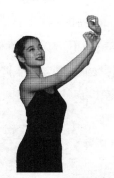

图 3-87　输液操作挂瓶 1　　　　图 3-88　输液操作挂瓶 2

（2）动作要领：身体要直立放松，自然挺胸、松肩、拔背、立腰、收腹、敛臀，头略侧转、颈直、下颏略抬，双眼微眯，两嘴角微向上翘起成微笑态。两空心拳要在身前右上方或左上方斜上举，两手臂与头部约成 45 度角，成挂输液瓶姿势。

十七、输液操作（空心拳顺风旗）

（1）动作说明：承微笑礼仪准备站姿，身体姿势和头面姿态保持不变。身体右转约45 度，右手臂向头右侧斜上方摆起，肘臂略曲，右手五指尖捏在一起成空心拳，拳背向前臂一侧屈翘，拳心向右斜上方，右拳高于头顶；左手臂同时向左侧方摆起，肘臂略曲，左手五指指尖捏在一起成空心拳，拳背向前臂一侧屈翘，拳心向左侧方，拳面向前上方，左拳高约肩平。下颏略抬，目视左前上方。成空心拳顺风旗右姿，从身体左前方看，如图 3-89 所示。

若并步站立向左转身约 45 度，左手臂向头左侧斜上方摆起，肘臂略曲，左手成空心拳状，拳背向前臂一侧屈翘，拳心向左斜上方，左拳高于头顶；右手臂同时向右侧方摆起，肘臂略曲，右手成空心拳状，拳背向前臂一侧屈翘，拳心向右侧方，拳面向前上方，右拳高约肩平。下颏略抬，目视右前上方。成空心拳顺风旗左姿，从身体右前方看，如图 3-90 所示。

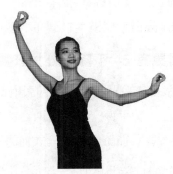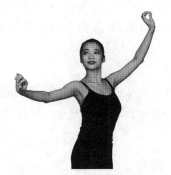

图 3-89　输液操作顺风旗 1　　　　图 3-90　输液操作顺风旗 2

（2）动作要领：身体要直立放松，自然挺胸、展肩、拔背、立腰、收腹、敛臀，头略侧转、颈直、下颏略抬，双眼微眯，两嘴角微向上翘起成微笑态。两手臂要略屈肘，握空心拳屈腕上翘，两拳背与两前臂成 120～135 度角，两手臂与两空心拳要一侧上举，一侧侧伸，成空心拳顺风旗姿势，两拳臂约成 120 度角。

十八、鞠躬礼仪（躯干放松）

1. 躯干放松之一

（1）动作说明：承微笑礼仪准备站姿，身体姿势和头面姿态保持不变。两手成兰花指，由身体两侧柔缓内旋上起，手心向前臂里侧屈腕，两手腕背侧贴靠于两胯外侧，右手心向右上方，指尖向右下方，左手心向左上方，指尖向左下方，目平视前方。从身体正前方看，如图 3-91 所示。

（2）动作要领：身体要直立放松，自然挺胸、展肩、拔背、立腰、收腹、敛臀，头正、颈直、下颏略收，双眼微眯，两嘴角微向上翘起成微笑态。两手兰花指手形要规范标准，指尖上翘。两手内旋上起要柔缓，上臂与前臂约成 135 度角，前臂与兰花指心约成 135 度角。

2. 躯干放松之二

（1）动作说明：承上动作姿势，头面姿态和上身姿势保持不变。两手保持兰花指状同时由身体两胯外侧柔缓上起于左、右胸前，手心向前臂里侧屈腕，两指尖贴近相对，向斜下方，目平视前方。从身体正前方看，如图 3-92 所示。

（2）动作要领：身体要直立放松，自然挺胸、展肩、拔背、立腰、收腹、敛臀，头正、颈直、下颏略收，双眼微眯，两嘴角微向上翘起成微笑态。两手上起要柔缓，左、右兰花指要上起于左、右胸前，手与胸前距离约一拳宽。上臂与前臂约成 45 度角，前臂与兰花指心约成 135 度角。两前臂约在同一水平面上。

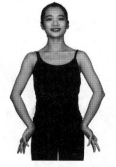

图 3-91　躯干放松 1

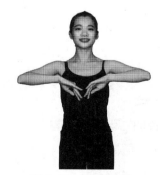

图 3-92　躯干放松 2

3.躯干放松之三

（1）动作说明：承上动作姿势，身体左转约45度，上身后倾弓背，略低头面，两肩内扣含胸。两手保持兰花指状同时由胸前柔缓外旋转腕，向面前屈肘、里屈腕摆起，两肘尖同时向身前柔缓下落，两肘尖约与肩宽，肘尖均向前下方，两手心向前臂里侧屈腕，手心均向下方，两指尖均向后方，两手于面前略高于肩。面部贴近两手，凝神闭目。从身体右前方看，如图3-93所示。

（2）动作要领：上身要保持后倾弓背、扣肩含胸、低头闭目状态。两手要保持兰花指手形，两手外旋上起要柔缓，小指一侧相贴靠，上臂与前臂约成45度角，前臂与兰花指心约成135度角。头面、上身和两手臂要保持放松状态。

4.躯干放松之四

（1）动作说明：承上动作姿势，头面姿态、上身姿势和手臂动作在原状态上缓慢放松。上身后倾弓背略回正，头面略起，两肩和胸部略松开。两手保持兰花指状同时由胸前柔缓略前送，两肘尖略宽于肩，两肘尖均向下方，两手心向前臂里侧屈腕，手心均向后下方，两指尖斜相对，两手略高于肩。头面略低，相对两手，凝神闭目。从身体右前方看，如图3-94所示。

（2）动作要领：上身要保持后倾弓背、扣肩含胸、低头闭目的稍放开状态。两手要保持兰花指手形，两手前送要柔缓，指尖一侧相贴靠，上臂与前臂约成60度角，前臂与兰花指心约成135度角。头面、上身和两手臂要保持放松状态。

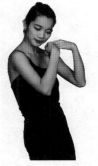
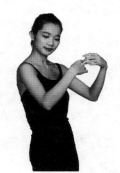

图3-93　躯干放松3　　　　　　　图3-94　躯干放松4

5.躯干放松之五

（1）动作说明：承上动作姿势，头面姿态和上身姿势保持不变。两手保持兰花指状同时由胸柔缓前略前送，两肘臂略曲，两肘尖略宽于肩，肘尖均后向下方，两手心向前臂里侧屈腕，手心均向后上方，两指尖向前上方，两手高约中腰平。头面略低，与两手相对，凝神闭目。从身体右前方看，如图3-95所示。

（2）动作要领：上身要保持略后倾弓背、松肩含胸、低头闭目的稍放开状态。两手要保持兰花指手形，两手前送要柔缓，上臂与前臂约成150度角，前臂与兰花指心约成135度角。头面、上身和两手臂要保持放松状态。

6.躯干放松之六

（1）动作说明：承上动作姿势，头面姿态和上身姿势保持不变。两手保持兰花指状同时由中腰前向前下柔缓摆落，两肘臂略曲，两肘尖略宽于肩，肘尖均后向下方，两手兰花指缓慢伸开，手心均向前上方，两指尖向前下方，两手高约腹平。头面略低，与两手相对，凝神闭目。从身体右前方看，如图3-96所示。

（2）动作要领：上身要保持略后倾弓背、松肩含胸、低头闭目的稍放开状态。两手要保持兰花指手形，两手向前下摆落要柔缓，上臂与前臂约成160度角，前臂与兰花指约在同一条斜直线上。头面、上身和两手臂要保持放松状态。

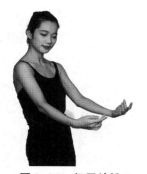

图3-95　躯干放松5

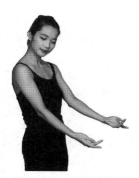

图3-96　躯干放松6

7.躯干放松之七

（1）动作说明：承上动作姿势，头面姿态和上身姿势在保持原状态的基础上，缓缓伸背，头面略抬起。两手保持兰花指状同时由腹前向前下柔缓摆落于两胯前下方，两肘臂略伸开，两肘尖略宽于肩，肘尖均向后方，两手兰花指松沉，手心均向前上方，两指尖向前下方，两手背外侧靠近两大腿前侧。头面略低，向右前下方，凝神闭目。从身体右前方看，如图3-97所示。

（2）动作要领：上身要保持略伸背、松肩、略开胸、略低头闭目的放开状态。两手要保持兰花指手形，两手向两大腿前外侧摆落要柔缓，上臂与前臂约成170度角，前臂与兰花指约在同一条斜直线上。头面、上身和两手臂要保持放松状态。

十九、鞠躬礼仪（手臂旁伸展放松）

（1）动作说明：承微笑礼仪准备站姿，身体姿势和头面姿态保持不变。两手成兰花指，经身体两侧柔缓内旋上起，兰花指背向前臂背侧屈腕，两手臂左右伸平，右手心向右侧方，指尖向前方，左手心向左侧方，指尖向前方，两手臂高约肩平，目平视前方。从身体正前方看，如图3-98所示。

（2）动作要领：身体要直立自然放松、挺胸、松肩、拔背、立腰、收腹、敛臀，头正、颈直、下颔略上抬，双眼微眯，两嘴角微向上翘起成微笑态。两兰花指经身体两侧上起要左右协和，两手腕要背屈，两手臂平伸要左、右相对应，同时到位，两手臂和两肩要在同一条水平直线上。

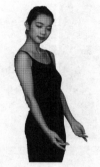

图3-97 躯干放松7

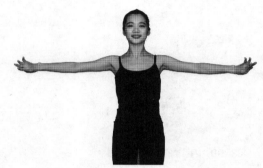

图3-98 手臂旁伸

二十、鞠躬礼仪（手臂前伸展放松）

1. 手臂前伸展放松之一

（1）动作说明：承微笑礼仪准备站姿，身体姿势和头面姿态保持不变。身体右转约45度。同时，两手成兰花指。左兰花指垂手经身体左侧柔缓内旋向臀部左后侧摆动，屈肘，肘尖向左方，兰花指心向前臂里侧屈腕，手背贴靠于臀部左侧后方，左手心向后方，指尖向下方；右兰花指同时向前方柔缓摆起，手心向下方，指尖向前方，右手臂高约肩平，目平视前方。从身体左侧方看，如图3-99所示。

（2）动作要领：身体要直立自然放松、挺胸、松肩、拔背、立腰、收腹、敛臀，头正、颈直、下颔略上抬，双眼微眯，两嘴角微向上翘起成微笑态。左兰花指要经左大腿外侧后摆，左手腕要里屈，左肘屈，使左手背能贴靠在臀部左侧后方，右手臂要伸直向前柔缓摆平，两手臂要协和摆动，左上臂与前臂约成120度角，右手臂和右肩约在同一条水平直线上。

2. 手臂前伸展放松之二

（1）动作说明：承上动作姿势，头面姿态保持不变，上身姿势在原状态上缓慢向右前倾，略躬背。左手兰花指继续保持屈肘屈腕，手背贴靠于臀部左侧后方，左手心向后方，指尖向下方；右兰花指同时向前下方柔缓摆落，手心向后下方，指尖向前下方，右

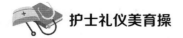

手高约腹平，目视右手。从身体左侧方看，如图 3-100 所示。

（2）动作要领：身体要略右前倾自然放松、略含胸、松肩、略躬背、略躬腰、收腹、敛臀，头面略前低、颈略前倾、下颏略内收，双眼微眯，两嘴角微向上翘起成微笑态。左兰花指要经左大腿外侧后摆，左手腕要里屈，左肘屈，使左手背能贴靠在臀部左侧后方；右手臂要伸开向前下方柔缓摆落，两手臂要协和摆动，左上臂与前臂约成 120 度角，右手臂和右肩约在同一条斜直线上。

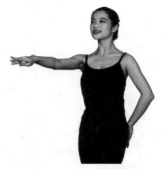
图 3-99　手臂前伸展放松 1

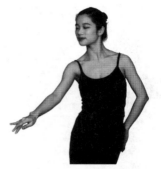
图 3-100　手臂前伸展放松 2

3. 手臂前伸展放松之三

（1）动作说明：承上动作姿势，头面姿态保持不变，上身姿势在原状态上缓慢立直左转约 45 度。同时，左兰花指经身体左侧柔缓向腹前伸臂摆动，手心向后方，指尖向右下方；右兰花同时柔缓向腹前伸臂摆动，手心向后方，指尖向左下方。右手虎口叉握左手大拇指，左手虎口叉握右手四指，两手左前右后垂手贴靠于小腹前，两手心向后方，目平视前方。从身体正前方看，如图 3-101 所示。保持此身体姿势状态，正步站立，身体前躬，头部低下，面向地面，即为鞠躬礼。

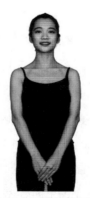
图 3-101　手臂前伸展放松 3

（2）动作要领：身体要直立自然放松、挺胸、松肩、拔背、立腰、收腹、敛臀，头正、颈直、下颏略内收，双眼微眯，两嘴角微向上翘起成微笑态。两兰花指要左右协和向腹前摆伸，两手要左前右后叉握贴靠于小腹前，两手臂松伸自然下垂。

二十一、双背手

（1）动作说明：承微笑礼仪准备站姿，身体姿势和头面姿态保持不变。两手成兰花指，经身体两侧向后摆于臀部后侧方，左手背贴靠于臀部左后方，右手背贴靠于臀部右后方，两手心均向后方，左指尖向右下方，右指尖向左下方，目平视前方。从身体正前方看，如图 3-102 所示。从身体背后方看，如图 3-103 所示。

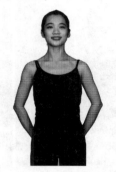 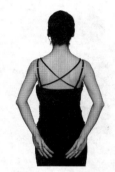

图 3-102　双背手正面　　　　　　　图 3-103　双背手背面

（2）动作要领：身体要直立自然放松、挺胸、展肩、拔背、立腰、收腹、敛臀，头正、颈直、下颏略收，双眼微眯，两嘴角微向上翘起成微笑态。两兰花指经身体两侧后摆要左右协和，两手背要贴靠于臀后左右两侧，两手指尖间隔约拳面宽，两手前臂和两上臂约夹 135 度角。

二十二、双托掌

（1）动作说明：承微笑礼仪准备站姿，身体姿势和头面姿态保持不变。两手成兰花掌（与兰花指手形相同），经身体前侧内旋上起向上撑直至圆弧形成双托掌状，置于额头前上方，两肘臂略曲，两兰花掌背向前臂背侧弧形屈腕。右掌心向右上方，掌指向左上方；左掌心向左上方，掌指向右上方。目平视前方。从身体正前方看，如图 3-104 所示。

（2）动作要领：身体要直立自然放松、挺胸、松肩、拔背、立腰、收腹、敛臀，头正、颈直、下颏略收，双眼微眯，两嘴角微向上翘起成微笑态。两兰花掌经身体前侧上起要左右协和，两手腕要弧形背屈，要左右相对应，同时到位，两手腕、两肘和两肩要分别在一条水平直线上。双托兰花掌要防止动作成型时折腕。

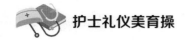

二十三、双扬掌（一上一侧）

（1）动作说明：承微笑礼仪准备站姿，身体姿势和头面姿态保持不变。身体略右转，两手成兰花掌（与兰花指手形相同），经身体两侧外旋仰掌上起。右兰花掌继续向上扬至头右侧上方，掌指背侧向前臂背侧屈腕，右掌心向上方，掌指向右侧方；左兰花掌同时上起至左侧方，左掌心向上方，掌指向左侧方，左掌臂高约肩平，目视右前上方。从身体稍左前方看，如图3-105所示。

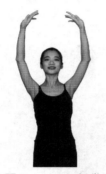

图3-104 双托掌

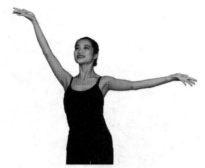

图3-105 双扬掌一上一侧

（2）动作要领：身体要直立自然放松、挺胸、展肩、拔背、立腰、收腹、敛臀，头部略右转、颈直、下颏略上抬，双眼微眯，两嘴角微向上翘起成微笑态。两兰花掌经身体两侧上起要左右协和。右兰花掌要背屈腕右上扬，手臂和右肩约在同一条斜直线上，右臂与直立身体约成30度角；左兰花掌要左上起左平伸，手臂和左肩约在同一条水平直线上。

二十四、双扬掌（双上）

（1）动作说明：承微笑礼仪准备站姿，身体姿势和头面姿态保持不变。两手成兰花掌（与兰花指手形相同），经身体两侧外旋仰掌上起。右兰花掌继续向上扬至头右侧上方，掌指背侧向前臂背侧屈腕，右掌心向左上方，掌指向右上方；左兰花掌同时继续向上扬至头左侧上方，掌指背侧向前臂背侧屈腕，左掌心向右上方，掌指向左上方。头部略上抬，目视前上方。从身体正前方看，如图3-106所示。

（2）动作要领：身体要直立自然放松、挺胸、展肩、拔背、立腰、收腹、敛臀，头正、颈直、下颏略上抬，双眼微眯，两嘴角微向上翘起成微笑态。两兰花掌经身体两侧上起，要左右协和，同时到位。右兰花掌要背屈腕右上扬，手臂和右肩约在同一条斜直线上；左兰花掌要背屈腕左上扬，手臂和左肩约在同一条斜直线上。两手臂与直立身体均约成30度角。

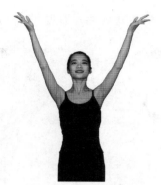

图3-106　双扬掌双上

二十五、顺风旗

（1）动作说明：承微笑礼仪准备站姿，身体姿势和头面姿态保持不变。身体略右转，两手成兰花指，经身体两侧内旋仰掌上起。右兰花掌继续伸臂向上摆至头右侧上方，掌指背侧向前臂背侧屈腕，右掌心向右上方，掌指向左上方；左兰花掌同时伸臂上起至左侧方，左掌心向左侧方，掌指向前上方，左掌臂高约肩平，头部略上抬，目视右前上方。从身体稍左前方看，如图3-107所示。

（2）动作要领：身体要直立自然放松、挺胸、展肩、拔背、立腰、收腹、敛臀，头面略右转、颈直、下颏略上抬，双眼稍眯，两嘴角微向上翘起成微笑态。两兰花指经身体两侧上起要左右协和，两手背要向前臂背侧屈腕，右兰花指要背屈腕右上举，左手臂要背屈腕左平伸，左右相对应，左臂和左肩约在同一条水平直线上。

二十六、舞姿

（1）动作说明：承微笑礼仪准备站姿，身体姿势和头面姿态在保持原状态的基础上，略右转，胸部向右前挺伸，塌腰，翘臀。同时，右手成兰花指，经身前外旋向右上方摆起，再屈臂抬肘向右肩上及下颏前背屈腕摆落，右肘尖向右侧方，肘尖略高于肩，右手心向左侧上方，兰花指松曲，指尖向左上方，手掌根约与下颏高；左手成兰花指同时经身前外旋向左上摆起至左侧方，左肘略屈，肘尖向下，高约胸平，左手腕背屈，手心向左上方，左兰花指松曲，指尖向左侧方，左手心高约胸平，头部略上抬，目视右侧稍前上方。从身体稍左前方看，如图3-108所示。

（2）动作要领：身体要自然放松、挺胸、松肩、拔背、塌腰、收腹、翘臀，头部左转、颈直、下颏略上抬，双眼微眯，两嘴角微向上翘起成微笑态。两兰花指经身前向两侧上摆要左右协和，两兰花指逐渐松曲。右前臂与右上臂约成30度角，左前臂与左上臂约成 150 度角，两手指与两前臂要背屈约 120 度角。

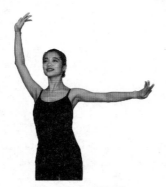

图 3-107　顺风旗

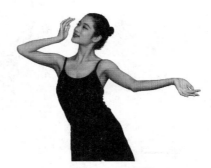

图 3-108　舞姿

第四章 护士礼仪美育操的创编套路

第一节 微笑礼仪（热身运动）创编套路

一、微笑礼仪（热身运动8拍×4）动作名称

1. 微笑礼仪准备站姿；2. 微笑礼仪下蹲姿；3. 微笑礼仪准备站姿；4. 微笑礼仪下蹲姿；5. 微笑礼仪准备站姿；6. 微笑礼仪照镜子左姿；7. 微笑礼仪准备站姿。

8. 微笑礼仪下蹲姿；9. 微笑礼仪准备站姿；10. 微笑礼仪下蹲姿；11. 微笑礼仪准备站姿；12. 微笑礼仪照镜子右姿；13. 微笑礼仪准备站姿。

14. 微笑礼仪下蹲姿；15. 微笑礼仪准备站姿；16. 微笑礼仪下蹲姿；17. 微笑礼仪准备站姿；18. 微笑礼仪下蹲姿；19. 微笑礼仪准备站姿；20. 微笑礼仪下蹲姿；21. 微笑礼仪准备站姿；22. 微笑礼仪照镜子左姿；23. 微笑礼仪准备站姿。

24. 微笑礼仪下蹲姿；25. 微笑礼仪准备站姿；26. 微笑礼仪下蹲姿；27. 微笑礼仪准备站姿；28. 微笑礼仪下蹲姿；29. 微笑礼仪准备站姿；30. 微笑礼仪下蹲姿；31. 微笑礼仪准备站姿；32. 微笑礼仪照镜子右姿；33. 微笑礼仪准备站姿。

二、微笑礼仪（热身运动8拍×4）动作说明

（一）微笑礼仪（1—8拍）

1. 微笑礼仪准备站姿

（1）动作说明：正步垂手站姿。两手内旋伸指从身体左右两侧向身前上起，至腹前或小腹前时，左手虎口握住右手的四指，左指尖向右下方；右手虎口同时握住左手大拇指，右指尖向左下方。两手左手前右手后交叉叠手轻按于腹前或小腹前。左右肘尖向左右两侧方，肘尖均高约腰平，两手背均向前方。目向前方平视。从身体正前方看，如图4-1所示。

（2）要点要求：身体直立要自然放松、挺胸、合肩、拔背、立腰、收腹、敛臀，头

正、颈直、下颏略收，双眼稍眯，两嘴角微向上翘起成微笑态。正步脚形要规范标准，两脚和两腿要并拢，两脚尖和膝盖要朝向前方。两肘屈肘，两上臂与前臂约成90度角，两手要交握叠手，右手心要贴靠于腹前。

2. 微笑礼仪下蹲姿

（1）动作说明：承微笑礼仪准备站姿，头面姿态和上体姿势保持不变。两腿并拢屈膝半蹲，两膝盖略超出两脚尖，两膝盖和两脚尖均向前方。两手继续保持左手前右手后交叉叠手轻按于腹前动作姿势不变，目向前方平视。从身体右前方看，如图4-2所示。操式节拍为一拍。

（2）要点要求：下蹲时放松，臀部和两腿肌肉、两膝和脚踝肌腱均处于一定的紧张受力状态。大腿和小腿约成120度角。上身要保持正直，自然放松、挺胸、合肩、拔背、略塌腰、收腹、敛臀，头正、颈直、下颏略收，双眼稍眯，两嘴角微向上翘起成微笑态。两肘屈肘，两上臂与前臂约成90度角，两手要交握叠手，右手心要贴靠腹前。

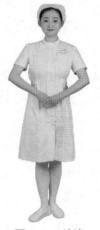

图4-1　站姿

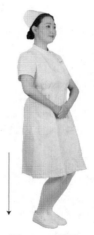

图4-2　蹲姿

3. 微笑礼仪准备站姿

（1）动作说明：承微笑礼仪下蹲姿，头面姿态和上体姿势保持不变，两手于腹前握姿保持不变。两腿并拢伸膝站起，两膝盖和两脚尖向前方。目向前方平视。从身体正前方看，如图4-3所示。操式节拍为一拍。

（2）要点要求：两腿挺膝立起时，臀部和两腿肌肉、两膝和脚踝肌腱均处于一定的紧张受力状态。身体直立要自然放松、挺胸、合肩、拔背、立腰、收腹、敛臀，头正、颈直、下颏略收，双眼稍眯，两嘴角微向上翘起成微笑态。两肘屈肘，两上臂与前臂约成90度角，两手要交握叠手，右手心要贴靠腹前。

4.微笑礼仪下蹲姿

（1）动作说明：承微笑礼仪准备站姿，头面姿态和上体姿势保持不变。两腿并拢屈膝半蹲，两膝盖略超出两脚尖，两膝盖和两脚尖均向前方。两手继续保持左手前右手后交叉叠手轻按于腹前动作姿势不变，目向前方平视。从身体右前方看，如图4-4所示。操式节拍为一拍。

（2）要点要求：下蹲时，臀部和两腿肌肉、两膝和脚踝肌腱均处于一定的紧张受力状态。两大腿和小腿约成120度角。上身要保持正直，自然放松、挺胸、合肩、拔背、略塌腰、收腹、敛臀，头正、颈直、下颏略收，双眼稍眯，两嘴角微向上翘起成微笑态。两肘屈肘，两上臂与前臂约成90度角，两手要交握叠手，右手心要贴靠腹前。

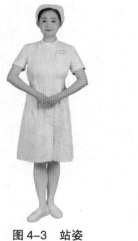
图4-3　站姿

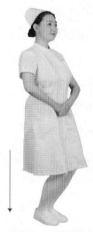
图4-4　蹲姿

5.微笑礼仪准备站姿

（1）动作说明：承微笑礼仪下蹲姿，头面姿态和上体姿势保持不变，两手于腹前握姿保持不变。两腿并拢伸膝站起，两膝盖和两脚尖向前方。目向前方平视。从身体正前方看，如图4-5所示。操式节拍为一拍。

（2）要点要求：两腿挺膝立起时，臀部和两腿肌肉、两膝和脚踝肌腱均处于一定的紧张受力状态。身体直立要自然放松、挺胸、合肩、拔背、立腰、收腹、敛臀，头正、颈直、下颏略收，双眼稍眯，两嘴角微向上翘起成微笑态。两肘屈肘，两上臂与前臂约成90度角，两手要交握叠手，右手心要贴靠腹前。

6.微笑礼仪照镜子左姿

（1）动作说明：承微笑礼仪准备站姿，头面姿态和上体姿势保持不变。左手松开右手，伸指屈肘向左前上方摆起，手心向右上方，手指向左前上方，指尖约与头高；右手在左手松开后五指并拢轻按于腹前，指尖斜向左下方。头部同时随左手上摆左转约45度角，头略后仰，目随视左手。成微笑礼仪左照镜子。从身体正前方看，如图4-6所示。操式节拍为二拍。

（2）要点要求：身体站立左转要自然放松、挺胸、松肩、拔背、立腰、收腹、敛臀，头左转略后仰、下颏略抬，双眼稍眯，两嘴角微向上翘起成微笑态。照镜子时，左手上摆和左转头要协调一致，同时到位。两上臂与两前臂均约成90度角，手掌伸直约与前臂在一条斜直线上。

7. 微笑礼仪准备站姿

（1）动作说明：承微笑礼仪照镜子左姿，头面姿态和上体姿势保持不变，左手内旋向腹前下落，至腹前时，左手虎口握住右手四指，左指尖向右下方；右手虎口同时握住左手大拇指，右指尖向左下方。两手左前右后交叉叠按于腹前，两手背向前方。头部同时随左手下落向前转回，下颏略收，成微笑礼仪准备站姿。目向前方平视。从身体正前方看，如图4-7所示。操式节拍为二拍。

（2）要点要求：左手摆落和头部转回要上下协调，一致到位。身体直立要自然放松、挺胸、合肩、拔背、立腰、收腹、敛臀，头正、颈直、下颏略收，双眼稍眯，两嘴角微向上翘起成微笑态。两肘屈肘，两上臂与前臂约成90度角，两手要交握叠手，右手心要贴靠腹前。

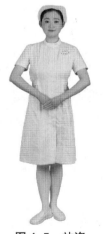
图4-5 站姿

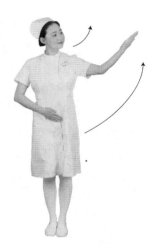
图4-6 左照镜

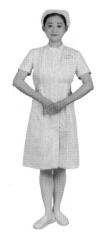
图4-7 站姿

（注：1~7动作操式拍节为1—2—3—4，5—6—7—8）

（二）微笑礼仪（2—8拍）

8. 微笑礼仪下蹲姿

（1）动作说明：承微笑礼仪准备站姿，头面姿态和上体姿势保持不变。两腿并拢屈膝半蹲，两膝盖略超出两脚尖，两膝盖和两脚尖均向前方。两手继续保持左手前右手后交叉叠手轻按于腹前动作姿势不变，目向前方平视。从身体右前方看，如图4-8所示。操式节拍为一拍。

（2）要点要求：下蹲时，臀部和两腿肌肉、两膝和脚踝肌腱均处于一定的紧张受力状态。两大腿和小腿约成120度角。上身要保持正直，自然放松、挺胸、合肩、拔背、略塌腰、收腹、敛臀，头正、颈直、下颏略收，双眼稍眯，两嘴角微向上翘起成微笑态。两肘屈肘，两上臂与前臂约成90度角，两手要交握叠手，右手心要贴靠腹前。

9. 微笑礼仪准备站姿

（1）动作说明：承微笑礼仪下蹲姿，头面姿态和上体姿势保持不变，两手于腹前握姿保持不变。两腿并拢伸膝站起，两膝盖和两脚尖向前方。目向前方平视。从身体正前方看，如图4-9所示。操式节拍为一拍。

（2）要点要求：两腿挺膝立起时，臀部和两腿肌肉、两膝和脚踝肌腱均处于一定的紧张受力状态。身体直立要自然放松、挺胸、合肩、拔背、立腰、收腹、敛臀，头正、颈直、下颏略收，双眼稍眯，两嘴角微向上翘起成微笑态。两肘屈肘，两上臂与前臂约成90度角，两手要交握叠手，右手心要贴靠腹前。

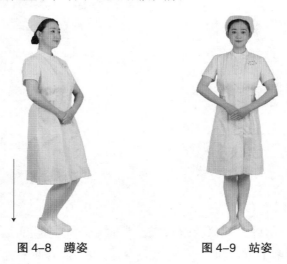

图4-8　蹲姿　　　　　图4-9　站姿

10. 微笑礼仪下蹲姿

（1）动作说明：承微笑礼仪准备站姿，头面姿态和上体姿势保持不变。两腿并拢屈膝半蹲，两膝盖略超出两脚尖，两膝盖和两脚尖均向前方。两手继续保持左手前右手后交叉叠手轻按于腹前动作姿势不变，目向前方平视，如图4-10所示。操式节拍为一拍。

（2）要点要求：下蹲时，臀部和两腿肌肉、两膝和脚踝肌腱均处于一定的紧张受力状态。两大腿和小腿约成120度角。上身要保持正直，自然放松、挺胸、合肩、拔背、略塌腰、收腹、敛臀，头正、颈直、下颌略收，双眼稍眯，两嘴角微向上翘起成微笑态。两肘屈肘，两上臂与前臂约成90度角，两手要交握叠手，右手心要贴靠腹前。

11. 微笑礼仪准备站姿

（1）动作说明：承微笑礼仪下蹲姿，头面姿态和上体姿势保持不变，两手于腹前握姿保持不变。两腿并拢伸膝站起，两膝盖和两脚尖向前方。目向前方平视。从身体正前方看，如图4-11所示。操式节拍为一拍。

（2）要点要求：两腿挺膝立起时，臀部和两腿肌肉、两膝和脚踝肌腱均处于一定的紧张受力状态。身体直立要自然放松、挺胸、合肩、拔背、立腰、收腹、敛臀，头正、颈直、下颌略收，双眼稍眯，两嘴角微向上翘起成微笑态。两肘屈肘，两上臂与前臂约成90度角，两手要交握叠手，右手心要贴靠腹前。

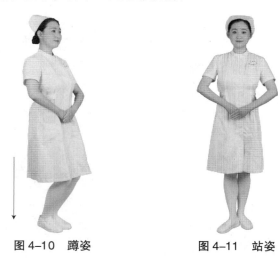

图4-10　蹲姿　　　　　　　　图4-11　站姿

12. 微笑礼仪照镜子右姿

（1）动作说明：承微笑礼仪准备站姿，头面姿态和上体姿势保持不变。右手松开左手，伸指屈肘向右前上方摆起，手心向左上方，手指向右前上方，指尖约与头高；左手在右手松开后五指并拢轻按于腹前，指尖斜向右下方。头部同时随右手上摆右转约45度角，头略后仰，目随视右手。成微笑礼仪右照镜子。从身体正前方看，如图4-12所示。操式节拍为二拍。

（2）要点要求：身体站立右转要自然放松、挺胸、松肩、拔背、立腰、收腹、敛臀，头右转略后仰、下颌略抬，双眼稍眯，两嘴角微向上翘起成微笑态。照镜子时，右手上摆和右转头要协调一致，同时到位。两上臂与两前臂均约成90度角，手掌伸直约与前臂在一条斜直线上。

13. 微笑礼仪准备站姿

（1）动作说明：承微笑礼仪照镜子右姿，头面姿态和上体姿势保持不变，右手内旋向腹前下落，至腹前时，右手虎口握住左手大拇指，右指尖向左下方；左手虎口同时握住右手四指，左指尖向右下方。两手左前右后交叉叠按于腹前，两手背向前方。头部同时随右手下落向前转回，下颏略收，成微笑礼仪准备站姿。目向前方平视。从身体正前方看，如图4-13所示。操式节拍为二拍。

（2）要点要求：右手摆落和头部转回要上下协调，一致到位。身体直立要自然放松、挺胸、合肩、拔背、立腰、收腹、敛臀，头正、颈直、下颏略收，双眼稍眯，两嘴角微向上翘起成微笑态。两肘屈肘，两上臂与前臂约成90度角，两手要交握叠手，右手心要贴靠腹前。

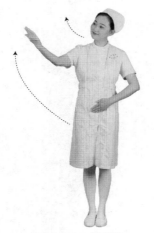

图4-12　右照镜

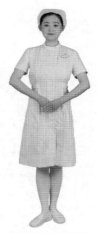

图4-13　站姿

（注：8~13动作操式拍节为2—2—3—4，5—6—7—8）

（三）微笑礼仪（3—8拍）

14. 微笑礼仪下蹲姿

（1）动作说明：承微笑礼仪准备站姿，头面姿态和上体姿势保持不变。两腿并拢屈膝半蹲，两膝盖略超出两脚尖，两膝盖和两脚尖均向前方。两手继续保持左手前右手后交叉叠手轻按于腹前动作姿势不变，目向前方平视。从身体右前方看，如图4-14所示。操式节拍为二分之一拍。

（2）要点要求：下蹲时，臀部和两腿肌肉、两膝和脚踝肌腱均处于一定的紧张受力状态。两大腿和小腿约成120度角。上身要保持正直，自然放松、挺胸、合肩、拔背、略塌腰、收腹、敛臀，头正、颈直、下颏略收，双眼稍眯，两嘴角微向上翘起成微笑态。两肘屈肘，两上臂与前臂约成90度角，两手要交握叠手，右手心要贴靠腹前。

15. 微笑礼仪准备站姿

（1）动作说明：承微笑礼仪下蹲姿，头面姿态和上体姿势保持不变，两手于腹前握姿保持不变。两腿并拢伸膝站起，两膝盖和两脚尖向前方。目向前方平视。从身体正前方看，如图4-15所示。操式节拍为二分之一拍。

（2）要点要求：两腿挺膝立起时，臀部和两腿肌肉、两膝和脚踝肌腱均处于一定的紧张受力状态。身体直立要自然放松、挺胸、合肩、拔背、立腰、收腹、敛臀，头正、颈直、下颏略收，双眼稍眯，两嘴角微向上翘起成微笑态。两肘屈肘，两上臂与前臂约成90度角，两手要交握叠手，右手心要贴靠腹前。

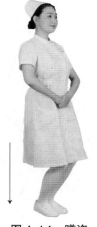

图4-14 蹲姿

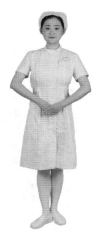

图4-15 站姿

16. 微笑礼仪下蹲姿

（1）动作说明：承微笑礼仪准备站姿，头面姿态和上体姿势保持不变。两腿并拢屈膝半蹲，两膝盖略超出两脚尖，两膝盖和两脚尖均向前方。两手继续保持左手前右手后交叉叠手轻按于腹前动作姿势不变，目向前方平视。从身体右前方看，如图4-16所示。操式节拍为二分之一拍。

（2）要点要求：下蹲时，臀部和两腿肌肉、两膝和脚踝肌腱均处于一定的紧张受力状态。两大腿和小腿约成120度角。上身要保持正直，自然放松、挺胸、合肩、拔背、略塌腰、收腹、敛臀，头正、颈直、下颏略收，双眼稍眯，两嘴角微向上翘起成微笑态。两肘屈肘，两上臂与前臂约成90度角，两手要交握叠手，右手心要贴靠腹前。

17. 微笑礼仪准备站姿

（1）动作说明：承微笑礼仪下蹲姿，头面姿态和上体姿势保持不变，两手于腹前握姿保持不变。两腿并拢伸膝站起，两膝盖和两脚尖向前方。目向前方平视。从身体正前方看，如图 4-17 所示。操式节拍为二分之一拍。

（2）要点要求：两腿挺膝立起时，臀部和两腿肌肉、两膝和脚踝肌腱均处于一定的紧张受力状态。身体直立要自然放松、挺胸、合肩、拔背、立腰、收腹、敛臀，头正、颈直、下颏略收，双眼稍眯，两嘴角微向上翘起成微笑态。两肘屈肘，两上臂与前臂约成 90 度角，两手要交握叠手，右手心要贴靠腹前。

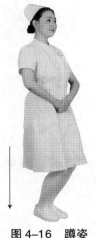

图 4-16　蹲姿

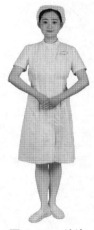

图 4-17　站姿

18. 微笑礼仪下蹲姿

（1）动作说明：承微笑礼仪准备站姿，头面姿态和上体姿势保持不变。两腿并拢屈膝半蹲，两膝盖略超出两脚尖，两膝盖和两脚尖均向前方。两手继续保持左手前右手后交叉叠手轻按于腹前动作姿势不变，目向前方平视。从身体右前方看，如图 4-18 所示。操式节拍为二分之一拍。

（2）要点要求：下蹲时，臀部和两腿肌肉、两膝和脚踝肌腱均处于一定的紧张受力状态。两大腿和小腿约成 120 度角。上身要保持正直，自然放松、挺胸、合肩、拔背、略塌腰、收腹、敛臀，头正、颈直、下颏略收，双眼稍眯，两嘴角微向上翘起成微笑态。两肘屈肘，两上臂与前臂约成 90 度角，两手要交握叠手，右手心要贴靠腹前。

19. 微笑礼仪准备站姿

（1）动作说明：承微笑礼仪下蹲姿，头面姿态和上体姿势保持不变，两手于腹前握姿保持不变。两腿并拢伸膝站起，两膝盖和两脚尖向前方。目向前方平视。从身体正前方看，如图 4-19 所示。操式节拍为二分之一拍。

（2）要点要求：两腿挺膝立起时，臀部和两腿肌肉、两膝和脚踝肌腱均处于一定的紧张受力状态。身体直立要自然放松、挺胸、合肩、拔背、立腰、收腹、敛臀，头正、颈直、下颏略收，双眼稍眯，两嘴角微向上翘起成微笑态。两肘屈肘，两上臂与前臂约成 90 度角，两手要交握叠手，右手心要贴靠腹前。

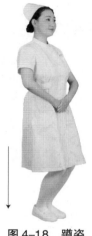

图 4-18　蹲姿

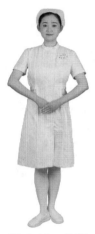

图 4-19　站姿

20. 微笑礼仪下蹲姿

（1）动作说明：承微笑礼仪准备站姿，头面姿态和上体姿势保持不变。两腿并拢屈膝半蹲，两膝盖略超出两脚尖，两膝盖和两脚尖均向前方。两手继续保持左手前右手后交叉叠手轻按于腹前动作姿势不变，目向前方平视。从身体右前方看，如图 4-20 所示。操式节拍为二分之一拍。

（2）要点要求：下蹲时，臀部和两腿肌肉、两膝和脚踝肌腱均处于一定的紧张受力状态。两大腿和小腿约成 120 度角。上身要保持正直，自然放松、挺胸、合肩、拔背、略塌腰、收腹、敛臀，头正、颈直、下颏略收，双眼稍眯，两嘴角微向上翘起成微笑态。两肘屈肘，两上臂与前臂约成 90 度角，两手要交握叠手，右手心要贴靠腹前。

21. 微笑礼仪准备站姿

（1）动作说明：承微笑礼仪下蹲姿，头面姿态和上体姿势保持不变，两手于腹前握姿保持不变。两腿并拢伸膝站起，两膝盖和两脚尖向前方。目向前方平视。从身体正前方看，如图 4-21 所示。操式节拍为二分之一拍。

（2）要点要求：两腿挺膝立起时，臀部和两腿肌肉、两膝和脚踝肌腱均处于一定的紧张受力状态。身体直立要自然放松、挺胸、合肩、拔背、立腰、收腹、敛臀，头正、颈直、下颏略收，双眼稍眯，两嘴角微向上翘起成微笑态。两肘屈肘，两上臂与前臂约成90度角，两手要交握叠手，右手心要贴靠腹前。

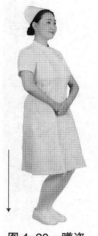 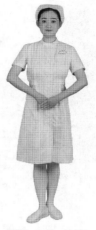

图4-20　蹲姿　　　　　　　　　图4-21　站姿

22.微笑礼仪照镜子左姿

（1）动作说明：承微笑礼仪准备站姿，头面姿态和上体姿势保持不变。左手松开右手，伸指屈肘向左前上方摆起，手心向右上方，手指向左前上方，指尖约与头高；右手在左手松开后五指并拢轻按于腹前，指尖斜向左下方。头部同时随左手上摆左转约45度角，头略后仰，目随视左手。成微笑礼仪左照镜子。从身体正前方看，如图4-22所示。操式节拍为二拍。

（2）要点要求：身体站立左转要自然放松、挺胸、松肩、拔背、立腰、收腹、敛臀，头左转略后仰、下颏略抬，双眼稍眯，两嘴角微向上翘起成微笑态。照镜子时，左手上摆和左转头要协调一致，同时到位。两上臂与两前臂均约成90度角，手掌伸直约与前臂在一条斜直线上。

23.微笑礼仪准备站姿

（1）动作说明：承微笑礼仪照镜子左姿，头面姿态和上体姿势保持不变，左手内旋向腹前下落，至腹前时，左手虎口握住右手四指，左指尖向右下方；右手虎口同时握住左手大拇指，右指尖向左下方。两手左前右后交叉叠按于腹前，两手背向前方。头部同时随左手下落向前转回，下颏略收，成微笑礼仪准备站姿。目向前方平视。从身体正前方看，如图4-23所示。操式节拍为二拍。

（2）要点要求：左手摆落和头部转回要上下协调，一致到位。身体直立要自然放松、挺胸、合肩、拔背、立腰、收腹、敛臀，头正、颈直、下颏略收，双眼稍眯，两嘴角微向上翘起成微笑态。两肘屈肘，两上臂与前臂约成90度角，两手要交握叠手，右手心要贴靠腹前。

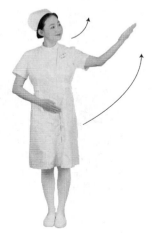
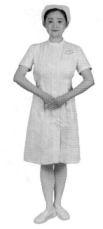

图4-22　左照镜　　　　　　　　　　　　图4-23　站姿

（注：14~23动作，操式拍节为3—2—3—4，5—6—7—8）

（四）微笑礼仪（4—8拍）

24.微笑礼仪下蹲姿

（1）动作说明：承微笑礼仪准备站姿，头面姿态和上体姿势保持不变。两腿并拢屈膝半蹲，两膝盖略超出两脚尖，两膝盖和两脚尖均向前方。两手继续保持左手前右手后交叉叠手轻按于腹前动作姿势不变，目向前方平视。从身体右前方看，如图4-24所示。操式节拍为二分之一拍。

（2）要点要求：下蹲时，臀部和两腿肌肉、两膝和脚踝肌腱均处于一定的紧张受力状态。两大腿和小腿约成120度角。上身要保持正直，自然放松、挺胸、合肩、拔背、略塌腰、收腹、敛臀，头正、颈直、下颏略收，双眼稍眯，两嘴角微向上翘起成微笑态。两肘屈肘，两上臂与前臂约成90度角，两手要交握叠手，右手心要贴靠腹前。

25.微笑礼仪准备站姿

（1）动作说明：承微笑礼仪下蹲姿，头面姿态和上体姿势保持不变，两手于腹前握姿保持不变。两腿并拢伸膝站起，两膝盖和两脚尖向前方。目向前方平视。从身体正前方看，如图4-25所示。操式节拍为二分之一拍。

（2）要点要求：两腿挺膝立起时，臀部和两腿肌肉、两膝和脚踝肌腱均处于一定的紧张受力状态。身体直立要自然放松、挺胸、合肩、拔背、立腰、收腹、敛臀，头正、颈直、下颏略收，双眼稍眯，两嘴角微向上翘起成微笑态。两肘屈肘，两上臂与前臂约成 90 度角，两手要交握叠手，右手心要贴靠腹前。

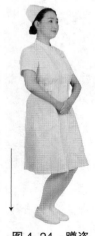

图 4-24　蹲姿

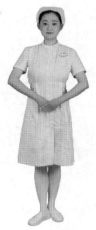

图 4-25　站姿

26. 微笑礼仪下蹲姿

（1）动作说明：承微笑礼仪准备站姿，头面姿态和上体姿势保持不变。两腿并拢屈膝半蹲，两膝盖略超出两脚尖，两膝盖和两脚尖均向前方。两手继续保持左手前右手后交叉叠手轻按于腹前动作姿势不变，目向前方平视。从身体右前方看，如图 4-26 所示。操式节拍为二分之一拍。

（2）要点要求：下蹲时，臀部和两腿肌肉、两膝和脚踝肌腱均处于一定的紧张受力状态。两大腿和小腿约成 120 度角。上身要保持正直，自然放松、挺胸、合肩、拔背、略塌腰、收腹、敛臀，头正、颈直、下颏略收，双眼稍眯，两嘴角微向上翘起成微笑态。两肘屈肘，两上臂与前臂约成 90 度角，两手要交握叠手，右手心要贴靠腹前。

27. 微笑礼仪准备站姿

（1）动作说明：承微笑礼仪下蹲姿，头面姿态和上体姿势保持不变，两手于腹前握姿保持不变。两腿并拢伸膝站起，两膝盖和两脚尖向前方。目向前方平视。从身体正前方看，如图 4-27 所示。操式节拍为二分之一拍。

（2）要点要求：两腿挺膝立起时，臀部和两腿肌肉、两膝和脚踝肌腱均处于一定的紧张受力状态。身体直立要自然放松、挺胸、合肩、拔背、立腰、收腹、敛臀，头正、颈直、下颏略收，双眼稍眯，两嘴角微向上翘起成微笑态。两肘屈肘，两上臂与前臂约成 90 度角，两手要交握叠手，右手心要贴靠腹前。

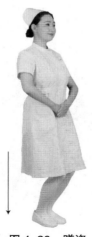

图 4-26 蹲姿

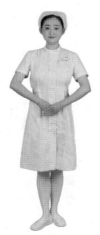

图 4-27 站姿

28. 微笑礼仪下蹲姿

（1）动作说明：承微笑礼仪准备站姿，头面姿态和上体姿势保持不变。两腿并拢屈膝半蹲，两膝盖略超出两脚尖，两膝盖和两脚尖均向前方。两手继续保持左手前右手后交叉叠手轻按于腹前动作姿势不变，目向前方平视。从身体右前方看，如图 4-28 所示。操式节拍为二分之一拍。

（2）要点要求：下蹲时，臀部和两腿肌肉、两膝和脚踝肌腱均处于一定的紧张受力状态。两大腿和小腿约成 120 度角。上身要保持正直，自然放松、挺胸、合肩、拔背、略塌腰、收腹、敛臀，头正、颈直、下颌略收，双眼稍眯，两嘴角微向上翘起成微笑态。两肘屈肘，两上臂与前臂约成 90 度角，两手要交握叠手，右手心要贴靠腹前。

29. 微笑礼仪准备站姿

（1）动作说明：承微笑礼仪下蹲姿，头面姿态和上体姿势保持不变，两手于腹前握姿保持不变。两腿并拢伸膝站起，两膝盖和两脚尖向前方。目向前方平视。从身体正前方看，如图 4-29 所示。操式节拍为二分之一拍。

（2）要点要求：两腿挺膝立起时，臀部和两腿肌肉、两膝和脚踝肌腱均处于一定的紧张受力状态。身体直立要自然放松、挺胸、合肩、拔背、立腰、收腹、敛臀，头正、颈直、下颌略收，双眼稍眯，两嘴角微向上翘起成微笑态。两肘屈肘，两上臂与前臂约成 90 度角，两手要交握叠手，右手心要贴靠腹前。

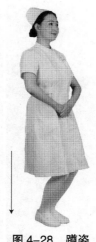
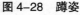

图 4-28　蹲姿

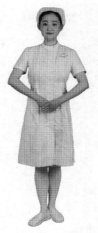

图 4-29　站姿

30. 微笑礼仪下蹲姿

（1）动作说明：承微笑礼仪准备站姿，头面姿态和上体姿势保持不变。两腿并拢屈膝半蹲，两膝盖略超出两脚尖，两膝盖和两脚尖均向前方。两手继续保持左手前右手后交叉叠手轻按于腹前动作姿势不变，目向前方平视。从身体右前方看，如图 4-30 所示。操式节拍为二分之一拍。

（2）要点要求：下蹲时，臀部和两腿肌肉、两膝和脚踝肌腱均处于一定的紧张受力状态。两大腿和小腿约成 120 度角。上身要保持正直，自然放松、挺胸、合肩、拔背、略塌腰、收腹、敛臀，头正、颈直、下颏略收，双眼稍眯，两嘴角微向上翘起成微笑态。两肘屈肘，两上臂与前臂约成 90 度角，两手要交握叠手，右手心要贴靠腹前。

31. 微笑礼仪准备站姿

（1）动作说明：承微笑礼仪下蹲姿，头面姿态和上体姿势保持不变，两手于腹前握姿保持不变。两腿并拢伸膝站起，两膝盖和两脚尖向前方。目向前方平视。从身体正前方看，如图 4-31 所示。操式节拍为二分之一拍。

（2）要点要求：两腿挺膝立起时，臀部和两腿肌肉、两膝和脚踝肌腱均处于一定的紧张受力状态。身体直立要自然放松、挺胸、合肩、拔背、立腰、收腹、敛臀，头正、颈直、下颏略收，双眼稍眯，两嘴角微向上翘起成微笑态。两肘屈肘，两上臂与前臂约成 90 度角，两手要交握叠手，右手心要贴靠腹前。

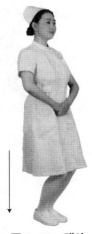

图 4-30　蹲姿

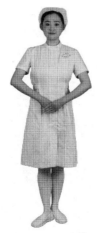

图 4-31　　站姿

32. 微笑礼仪照镜子右姿

（1）动作说明：承微笑礼仪准备站姿，头面姿态和上体姿势保持不变。右手松开左手，伸指屈肘向右前上方摆起，手心向左上方，手指向右前上方，指尖约与头高；左手在右手松开后五指并拢轻按于腹前，指尖斜向右下方。头部同时随右手上摆右转约 45 度角，头略后仰，目随视右手，成微笑礼仪右照镜子。从身体正前方看，如图 4-32 所示。操式节拍为二拍。

（2）要点要求：身体站立右转要自然放松、挺胸、松肩、拔背、立腰、收腹、敛臀，头右转略后仰、下颏略抬，双眼稍眯，两嘴角微向上翘起成微笑态。照镜子时，右手上摆和右转头要协调一致，同时到位。两上臂与两前臂均约成 90 度角，手掌伸直约与前臂在一条斜直线上。

33. 微笑礼仪准备站姿

（1）动作说明：承微笑礼仪照镜子右姿，头面姿态和上体姿势保持不变，右手内旋向腹前下落，至腹前时，右手虎口握住左手大拇指，右指尖向左下方；左手虎口同时握住右手四指，左指尖向右下方。两手左前右后交叉叠按于腹前，两手背向前方。头部同时随右手下落向前转回，下颏略收，成微笑礼仪准备站姿。目向前方平视。从身体正前方看，如图 4-33 所示。操式节拍为二拍。

（2）要点要求：右手摆落和头部转回要上下协调，一致到位。身体直立要自然放松、挺胸、合肩、拔背、立腰、收腹、敛臀，头正、颈直、下颏略收，双眼稍眯，两嘴角微向上翘起成微笑态。两肘屈肘，两上臂与前臂约成 90 度角，两手要交握叠手，右手心要贴靠腹前。

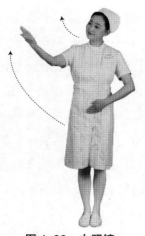

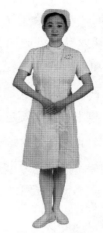

图 4-32　右照镜 　　　　　　　　　　　　 图 4-33　站姿

（注：24~33 动作，操式节拍为 4—2—3—4，5—6—7—8）

第二节　整理礼仪（头部运动）创编套路

一、整理礼仪（头部运动 8 拍 ×4）动作名称

1. 整理礼仪左踏步；2. 整理礼仪右踏步；3. 整理礼仪左踏步；4. 整理护士帽；5. 整理发髻左转蹲姿；6. 整理发髻站姿；7. 整理发髻右转蹲姿；8. 整理发髻展落臂。

9. 整理礼仪左踏步；10. 整理礼仪右踏步；11. 整理礼仪左踏步；12. 整理护士帽；13. 整理发髻右转蹲姿；14. 整理发髻站姿；15. 整理发髻左转蹲姿；16. 整理发髻展落臂。

17. 整理礼仪左踏步；18. 整理礼仪右踏步；19. 整理礼仪左踏步；20. 整理护士帽；21. 整理发髻抬头蹲姿；22. 整理发髻站姿；23. 整理发髻低头蹲姿；24. 整理发髻展落臂。

25. 整理礼仪左踏步；26. 整理礼仪右踏步；27. 整理礼仪左踏步；28. 整理护士帽；29. 整理发髻抬头蹲姿；30. 整理发髻站姿；31. 整理发髻低头蹲姿；32. 整理发髻展落臂。

二、整理礼仪（头部运动 8 拍 ×4）动作说明

（一）整理礼仪（1—8 拍）

1. 整理礼仪左踏步

（1）动作说明：承第一节微笑礼仪准备站姿，上体姿势和头面姿态保持不变。右腿直立站稳，左腿屈膝自然垂脚在右腿内侧提起，左脚尖下垂约与右脚踝高，左脚向右脚

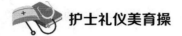

内侧踏步。同时，左手松开右手，四指曲握，大拇指压于食指和中指第二指节之上成实心拳，直臂向后摆动，拳心向右侧方，拳约与腹高；右手同时松开左手，四指曲握，大拇指压于食指和中指第二指节之上成实心拳，直臂向前摆动，拳心向左侧方，拳约与腹高。目向前方平视。从身体正前方看，如图 4-34 所示。操式节拍为一拍。

（2）要点要求：左腿提起时，右腿要撑稳身体重心，腰腹肌、臀肌和两腿肌、两膝和脚踝肌腱均处于一定的紧张受力状态。身体保持正直，要自然放松，挺胸、展肩、拔背、立腰、收腹、敛臀，头正、颈直、下颏微起，双眼稍眯，两嘴角微向上翘起成微笑态。左大腿和左小腿约成 120 度角，两拳前后摆动要自然协调，两手臂与躯干约成 45 度角。

2. 整理礼仪右踏步

（1）动作说明：承整理礼仪左踏步动作，上体姿势和头面姿态保持不变。左脚向右脚内侧落地踏步后，左腿直立站稳；右腿屈膝自然垂脚在左腿内侧提起，右脚尖下垂约与左脚踝高，右脚向左脚内侧踏步。同时，左实心拳保持不变，直臂向前摆动，拳心向右侧方，拳约与腹高；右实心拳同时保持不变，直臂向后摆动，拳心向左侧方，拳约与腹高。目向前方平视。从身体右前方看，如图 4-35 所示。操式节拍为一拍。

（2）要点要求：右腿提起时，左腿要撑稳身体重心，腰腹肌、臀肌和两腿肌、两膝和脚踝肌腱均处于一定的紧张受力状态。身体保持正直，要自然放松，挺胸、展肩、拔背、立腰、收腹、敛臀，头正、颈直、下颏微起，双眼稍眯，两嘴角微向上翘起成微笑态。右大腿和右小腿约成 120 度角，两拳前后摆动要自然协调，两手臂与躯干约成 45 度角。

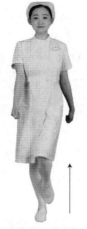

图 4-34　左踏步

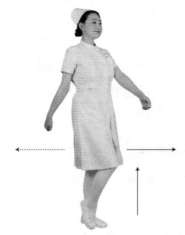

图 4-35　右踏步

3. 整理礼仪左踏步

（1）动作说明：承整理礼仪右踏步动作，上体姿势和头面姿态保持不变。右脚向左脚内侧下落踏步后，右腿直立站稳；左腿屈膝自然垂脚在右腿内侧提起，左脚尖下垂约与右脚踝高，左脚向右脚内侧踏步。同时，左实心拳保持不变，直臂向后摆动，拳心向右侧方，拳约与腹高；右实心拳同时保持不变，直臂向前摆动，拳心向左侧方，拳约与腹高。目向前方平视。从身体右前方看，如图4-36所示。操式节拍为一拍。

（2）要点要求：左腿提起时，右腿要撑稳身体重心，腰腹肌、臀肌和两腿肌、两膝和脚踝肌腱均处于一定的紧张受力状态。身体保持正直，要自然放松，挺胸、展肩、拔背、立腰、收腹、敛臀，头正、颈直、下颏微起，双眼稍眯，两嘴角微向上翘起成微笑态。左大腿和左小腿约成120度角，两拳前后摆动要自然协调，两手臂与躯干约成45度角。

4. 整理护士帽

（1）动作说明：承整理礼仪左踏步动作，上体姿势和头面姿态保持不变。左脚向右脚内侧下落踏步后，两脚并步站稳成正步脚形。同时，两实心拳松开，两手成兰花指手形经两侧弧形上起，两臂屈肘，左右肘尖向左右两侧方，两肘尖约与耳高，两兰花指扶于护士帽侧后，两手心斜向前方，两手四指向上伸展，四指根约与头顶高。目向前方平视。从身体正前方看，如图4-37所示。操式节拍为一拍。

（2）要点要求：身体直立要自然放松、挺胸、展肩、拔背、立腰、收腹、敛臀，头正、颈直、下颏略起，双眼稍眯，两嘴角微向上翘起成微笑态。正步脚形要规范标准，两脚尖与两膝盖并拢向前方。兰花指手形要规范标准，指尖上翘，两前臂与两上臂约成60度角，两肘尖均向外。

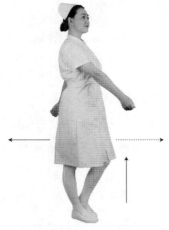

图4-36　左踏步

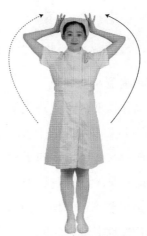

图4-37　整理护士帽

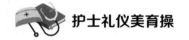

5. 整理发髻左转蹲姿

（1）动作说明：承整理护士帽动作，身体姿势和头面姿态保持不变。两手兰花指背向手腕背侧上翘，两手经头部两侧向两肩后下落，两手兰花指屈肘置于脖颈两侧略后方，手指斜向下后方，指尖约脖颈高，成整理发髻站姿。目向前方平视。从身体正前方看，如图4-38所示。随之两脚并步不动，身体左转约45度，头部随身体左转约90度。同时两腿屈膝半蹲，两膝盖并拢。从身体稍右前方看，如图4-39所示。操式节拍为一拍。

（2）要点要求：身体直立时，要自然放松、挺胸、展肩、拔背、立腰、收腹、敛臀，头正、颈直、下颏略起，双眼微眯，两嘴角微向上翘起成微笑态。兰花指手形要规范标准，指尖上翘，上臂与前臂约成45度角，两手背与两前臂约成120度角。左转屈蹲时，腰腹肌、臀肌和两腿肌、两膝和脚踝肌腱均处于一定的紧张受力状态。身体要平稳转头、转身、转腰、转胯，与下蹲协调一致，两大腿与两小腿约成120度角。

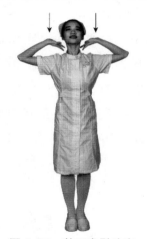
图4-38　整理发髻站姿

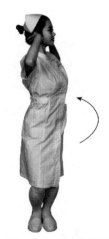
图4-39　左转蹲姿

6. 整理发髻站姿

（1）动作说明：承整理发髻左转蹲姿动作，身体姿势和头面姿态保持不变，身体向右回转约45度，头部随身体向右回转约90度。两腿伸直站起。两手兰花指屈肘保持在脖颈两侧略后方，手指斜向下后方，指尖约脖颈高，成整理发髻站姿。目向前方平视。从身体正前方看，如图4-40所示。操式节拍为一拍。

（2）要点要求：身体右转站起时要平稳，腰腹肌、臀肌和两腿肌、两膝和脚踝肌腱均处于一定的紧张受力状态。身体站立要自然放松、挺胸、展肩、拔背、立腰、收腹、敛臀，头正、颈直、下颏略起，双眼稍眯，两嘴角微向上翘起成微笑态。正步脚形要规范标准，两脚尖与两膝盖并拢向前方。兰花指手形要规范标准，指尖上翘，上臂与前臂约成45度角，两手背与两前臂约成120度角。

7. 整理发髻右转蹲姿

（1）动作说明：承整理发髻站姿动作，身体姿势和头面姿态保持不变。两手兰花指屈肘保持在脖颈两侧略后方，手指斜向下后方，指尖约脖颈高。两脚并步不动，身体右转约45度，头部随身体右转约90度。同时两腿屈膝半蹲，两膝盖并拢。从身体正前方看，如图4-41所示。操式节拍为一拍。

（2）要点要求：身体直立时，要自然放松、挺胸、展肩、拔背、立腰、收腹、敛臀，头正、颈直、下颏略起，双眼微眯，两嘴角微向上翘起成微笑态。兰花指手形要规范标准，指尖上翘，上臂与前臂约成45度角，两手背与两前臂约成120度角。右转屈蹲时，腰腹肌、臀肌和两腿肌、两膝和脚踝肌腱均处于一定的紧张受力状态。身体要平稳转头、转身、转腰、转胯，与下蹲协调一致，两大腿与两小腿约成120度角。

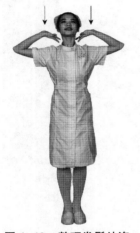 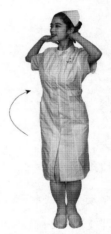

图4-40　整理发髻站姿　　　　　　图4-41　右转蹲姿

8. 整理发髻展落臂

（1）动作说明：承整理发髻右转蹲姿动作，身体姿势和头面姿态保持不变，身体向左回转约45度，头部随身体向左回转约90度。两腿伸直站起。两手兰花指屈肘保持在脖颈两侧略后方，手指斜向下后方，指尖约脖颈高，成整理发髻站姿。目向前方平视。从身体正前方看，如图4-42所示。上述动作不停，两手兰花指同时向左右两侧上起，两手臂伸直上起至左右斜上方时，指尖向左右斜上方，手心均向前方，目平视前方。成整理礼仪（斜上展臂），从身体正前方看，如图4-43所示。上述动作不停，两手兰花指同时手臂伸直从左右斜上方经身体两侧下落，至左右斜下方时，指尖向左右斜下方，手心均向前方，成整理礼仪（斜下展臂），目平视前方。从身体正前方看，如图4-44所示。操式节拍为一拍。

（2）要点要求：身体左转站起要平稳，腰腹肌、臀肌和两腿肌、两膝和脚踝肌腱均处于一定的紧张受力状态。成整理发髻站姿时，要自然放松、挺胸、展肩、拔背、立腰、收腹、敛臀，头正、颈直、下颏略起，双眼稍眯，两嘴角微向上翘起成微笑态。兰花指手形要规范标准，指尖上翘，上臂与前臂约成45度角，两手背与两前臂约成120度角。成整理礼仪（斜上展臂）时，两手臂各在一条斜直线上，两手臂上展开约成60度角。成整理礼仪（斜下展臂）时，两手臂各在一条斜直线上，两手臂下展开约成60度角。

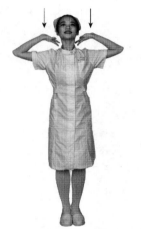 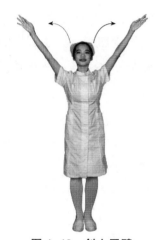 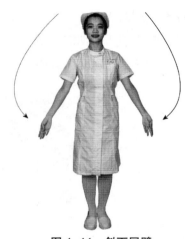

图4-42　整理发髻站姿　　　　图4-43　斜上展臂　　　　　图4-44　斜下展臂

（注：1~8动作操式拍节为1—2—3—4，5—6—7—8）

（二）整理礼仪（2—8拍）

9.整理礼仪左踏步

（1）动作说明：承整理发髻展落臂动作，上体姿势和头面姿态保持不变。右腿直立站稳，左腿屈膝自然垂脚在右腿内侧提起，左脚尖下垂约与右脚踝高，左脚向右脚内侧踏步。同时，左手五指屈曲抓握成实心拳，直臂向后摆动，拳心向右侧方，拳约与腹高；右手同时五指屈曲抓握成实心拳，直臂向前摆动，拳心向左侧方，拳约与腹高。目向前方平视。从身体正前方看，如图4-45所示。操式节拍为一拍。

（2）要点要求：左腿提起时，右腿要撑稳身体重心，腰腹肌、臀肌和两腿肌、两膝和脚踝肌腱均处于一定的紧张受力状态。身体保持正直，要自然放松，挺胸、展肩、拔背、立腰、收腹、敛臀，头正、颈直、下颏微起，双眼稍眯，两嘴角微向上翘起成微笑态。左大腿和左小腿约成120度角，两拳前后摆动要自然协调，两手臂与躯干约成45度角。

10. 整理礼仪右踏步

（1）动作说明：承整理礼仪左踏步动作，上体姿势和头面姿态保持不变。左脚向右脚内侧落地踏步后，左腿直立站稳；右腿屈膝自然垂脚在左腿内侧提起，右脚尖下垂约与左脚踝高，右脚向左脚内侧踏步。同时，左实心拳保持不变，直臂向前摆动，拳心向右侧方，拳约与腹高；右实心拳同时保持不变，直臂向后摆动，拳心向左侧方，拳约与腹高。目向前方平视。从身体右前方看，如图4-46所示。操式节拍为一拍。

（2）要点要求：右腿提起时，左腿要撑稳身体重心，腰腹肌、臀肌和两腿肌、两膝和脚踝肌腱均处于一定的紧张受力状态。身体保持正直，要自然放松，挺胸、展肩、拔背、立腰、收腹、敛臀，头正、颈直、下颏微起，双眼稍眯，两嘴角微向上翘起成微笑态。右大腿和右小腿约成120度角，两拳前后摆动要自然协调，两手臂与躯干约成45度角。

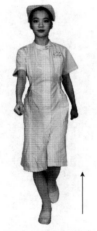

图4-45 左踏步

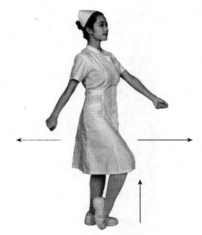

图4-46 右踏步

11. 整理礼仪左踏步

（1）动作说明：承整理礼仪右踏步动作，上体姿势和头面姿态保持不变。右脚向左脚内侧下落踏步后，右腿直立站稳；左腿屈膝自然垂脚在右腿内侧提起，左脚尖下垂约与右脚踝高，左脚向右脚内侧踏步。同时，左实心拳保持不变，直臂向后摆动，拳心向右侧方，拳约与腹高；右实心拳同时保持不变，直臂向前摆动，拳心向左侧方，拳约与腹高。目向前方平视。从身体右前方看，如图4-47所示。操式节拍为一拍。

（2）要点要求：左腿提起时，右腿要撑稳身体重心，腰腹肌、臀肌和两腿肌、两膝

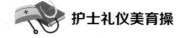

和脚踝肌腱均处于一定的紧张受力状态。身体保持正直，要自然放松，挺胸、展肩、拔背、立腰、收腹、敛臀、头正、颈直、下颏微起，双眼稍眯，两嘴角微向上翘起成微笑态。左大腿和左小腿约成120度角，两拳前后摆动要自然协调，两手臂与躯干约成45度角。

12. 整理护士帽

（1）动作说明：承整理礼仪左踏步动作，上体姿势和头面姿态保持不变。左脚向右脚内侧下落踏步后，两脚并步站稳成正步脚形。同时，两实心拳松开，两手成兰花指手形经两侧弧形上起，两臂屈肘，左右肘尖向左右两侧方，两肘尖约与耳高，两兰花指扶于护士帽侧后，两手心斜向前方，两手四指向上伸展，四指根约与头顶高。目向前方平视。从身体正前方看，如图4-48所示。操式节拍为一拍。

（2）要点要求：身体直立要自然放松、挺胸、展肩、拔背、立腰、收腹、敛臀，头正、颈直、下颏略起，双眼稍眯，两嘴角微向上翘起成微笑态。正步脚形要规范标准，两脚尖与两膝盖并拢向前方。兰花指手形要规范标准，指尖上翘，两前臂与两上臂约成60度角，两肘尖均向外。

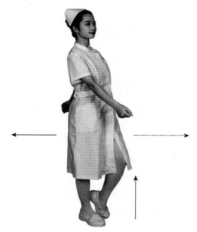

图4-47　左踏步

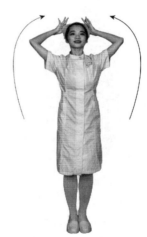

图4-48　整理护士帽

13. 整理发髻右转蹲姿

（1）动作说明：承整理护士帽动作，身体姿势和头面姿态保持不变。两手兰花指背向手腕背侧上翘，两手经头部两侧向两肩后下落，两手兰花指屈肘置于脖颈两侧略后方，手指斜向下后方，指尖约脖颈高，成整理发髻站姿。目向前方平视。从身体正前方看，如图4-49所示。随之两脚并步不动，身体右转约45度，头部随身体右转约90度。同时两腿屈膝半蹲，两膝盖并拢。从身体正前方看，如图4-50所示。操式节拍为一拍。

（2）要点要求：整理发髻时，身体直立要自然放松、挺胸、展肩、拔背、立腰、收腹、敛臀，头正、颈直、下颏略起，双眼微眯，两嘴角微向上翘起成微笑态。兰花指手形要规范标准，指尖上翘，上臂与前臂约成45度角，两手背与两前臂约成120度角。右转屈蹲时，腰腹肌、臀肌和两腿肌、两膝和脚踝肌腱均处于一定的紧张受力状态。身体要平稳转头、转身、转腰、转胯，与下蹲协调一致，两大腿与两小腿约成120度角。

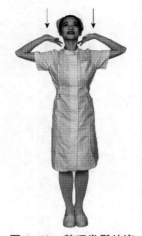 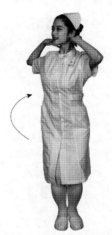

图4-49　整理发髻站姿　　　　　图4-50　右转蹲姿

14.整理发髻站姿

（1）动作说明：承整理发髻右转蹲姿动作，身体姿势和头面姿态保持不变。身体向左回转约45度，头部随身体向左回转约90度。两腿伸直站起。两手兰花指屈肘保持在脖颈两侧略后方，手指斜向下后方，指尖约脖颈高，成整理发髻站姿。目向前方平视。从身体正前方看，如图4-51所示。操式节拍为一拍。

（2）要点要求：身体左转站起要平稳，腰腹肌、臀肌和两腿肌、两膝和脚踝肌腱均处于一定的紧张受力状态。站立时，两脚尖和两膝盖要并拢向前方。身体要自然放松、挺胸、展肩、拔背、立腰、收腹、敛臀，头正、颈直、下颏略起，双眼稍眯，两嘴角微向上翘起成微笑态。兰花指手形要规范标准，指尖上翘，上臂与前臂约成45度角，两手背与两前臂约成120度角。

15.整理发髻左转蹲姿

（1）动作说明：承整理发髻站姿动作，身体姿势和头面姿态保持不变。两手兰花指屈肘保持在脖颈两侧略后方，手指斜向下后方，指尖约脖颈高。两脚并步不动，身体左转约45度，头部随身体左转约90度。同时两腿屈膝半蹲，两膝盖并拢。从身体稍右前方看，如图4-52所示。操式节拍为一拍。

（2）要点要求：整理发髻时，身体直立要自然放松、挺胸、展肩、拔背、立腰、收腹、敛臀，头正、颈直、下颌略起，双眼微眯，两嘴角微向上翘起成微笑态。兰花指手形要规范标准，指尖上翘，上臂与前臂约成45度角，两手背与两前臂约成120度角。左转屈蹲时，腰腹肌、臀肌和两腿肌、两膝和脚踝肌腱均处于一定的紧张受力状态。身体要平稳转头、转身、转腰、转胯，与下蹲协调一致，两大腿与两小腿约成120度角。

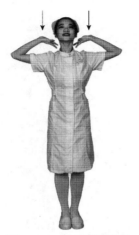 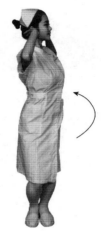

图4-51　整理发髻站姿　　　　　　　　图4-52　左转蹲姿

16.整理发髻展落臂

（1）动作说明：承整理发髻左转蹲姿动作，身体姿势和头面姿态保持不变，身体向右回转约45度，头部随身体向右回转约90度。两腿伸直站起。两手兰花指屈肘保持在脖颈两侧略后方，手指斜向下后方，指尖约脖颈高，成整理发髻站姿。目向前方平视。从身体正前方看，如图4-53所示。上述动作不停，两手兰花指同时向左右两侧上起，两手臂伸直上起至左右斜上方时，指尖向左右斜上方，手心均向前方，成整理礼仪（斜上展臂），目平视前方。从身体正前方看，如图4-54所示。上述动作不停，两手兰花指同时手臂伸直从左右斜上方经身体两侧下落，至左右斜下方时，指尖向左右斜下方，手心均向前方，成整理礼仪（斜下展臂），目平视前方。从身体正前方看，如图4-55所示。操式节拍为一拍。

（2）要点要求：身体右转站起要平稳，腰腹肌、臀肌和两腿肌、两膝和脚踝肌腱均处于一定的紧张受力状态。成整理发髻站姿时，要自然放松、挺胸、展肩、拔背、立腰、收腹、敛臀，头正、颈直、下颌略起，双眼稍眯，两嘴角微向上翘起成微笑态。兰花指手形要规范标准，指尖上翘，上臂与前臂约成45度角，两手背与两前臂约成120度角。成整理礼仪（斜上展臂）时，两手臂各在一条斜直线上，两手臂上展开约成60

度角。成整理礼仪（斜下展臂）时，两手臂各在一条斜直线上，两手臂下展开约成60度角。

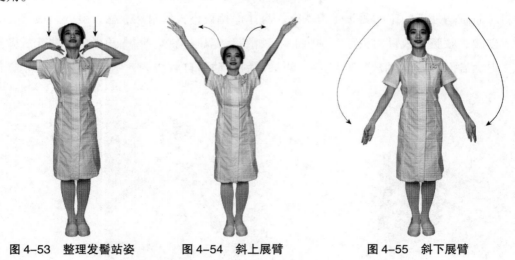

　　图4-53　整理发髻站姿　　　　图4-54　斜上展臂　　　　　图4-55　斜下展臂

（注：9~16动作操式节拍为2—2—3—4，5—6—7—8）

（三）整理礼仪（3-8拍）

　17. 整理礼仪左踏步

　（1）动作说明：承整理发髻展落臂动作，上体姿势和头面姿态保持不变。右腿直立站稳，左腿屈膝自然垂脚在右腿内侧提起，左脚尖下垂约与右脚踝高，左脚向右脚内侧踏步。同时，左手五指屈曲抓握成实心拳，直臂向后摆动，拳心向右侧方，拳约与腹高；右手同时五指屈曲抓握成实心拳，直臂向前摆动，拳心向左侧方，拳约与腹高。目向前方平视。从身体正前方看，如图4-56所示。操式节拍为一拍。

　（2）要点要求：左腿提起时，右腿要撑稳身体重心，腰腹肌、臀肌和两腿肌、两膝和脚踝肌腱均处于一定的紧张受力状态。身体保持正直，要自然放松，挺胸、展肩、拔背、立腰、收腹、敛臀，头正、颈直、下颏微起，双眼稍眯，两嘴角微向上翘起成微笑态。左大腿和左小腿约成120度角，两拳前后摆动要自然协调，两手臂与躯干约成45度角。

　18. 整理礼仪右踏步

　（1）动作说明：承整理礼仪左踏步动作，上体姿势和头面姿态保持不变。左脚向右脚内侧落地踏步后，左腿直立站稳；右腿屈膝自然垂脚在左腿内侧提起，右脚尖下垂约与左脚踝高，右脚向左脚内侧踏步。同时，左实心拳保持不变，直臂向前摆动，拳心向右侧方，拳约与腹高；右实心拳同时保持不变，直臂向后摆动，拳心向左侧方，拳约与腹高。目向前方平视。从身体右前方看，如图 4-57 所示。操式节拍为一拍。

（2）要点要求：右腿提起时，左腿要撑稳身体重心，腰腹肌、臀肌和两腿肌、两膝和脚踝肌腱均处于一定的紧张受力状态。身体保持正直，要自然放松，挺胸、展肩、拔背、立腰、收腹、敛臀，头正、颈直、下颏微起，双眼稍眯，两嘴角微向上翘起成微笑态。右大腿和右小腿约成 120 度角，两拳前后摆动要自然协调，两手臂与躯干约成 45 度角。

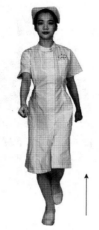

图 4-56　左踏步

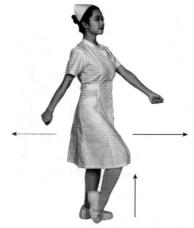

图 4-57　右踏步

19. 整理礼仪左踏步

（1）动作说明：承整理礼仪右踏步动作，上体姿势和头面姿态保持不变。右脚向左脚内侧下落踏步后，右腿直立站稳；左腿屈膝自然垂脚在右腿内侧提起，左脚尖下垂约与右脚踝高，左脚向右脚内侧踏步。同时，左实心拳保持不变，直臂向后摆动，拳心向右侧方，拳约与腹高；右实心拳同时保持不变，直臂向前摆动，拳心向左侧方，拳约与腹高。目向前方平视。从身体右前方看，如图 4-58 所示。操式节拍为一拍。

（2）要点要求：左腿提起时，右腿要撑稳身体重心，腰腹肌、臀肌和两腿肌、两膝和脚踝肌腱均处于一定的紧张受力状态。身体保持正直，要自然放松，挺胸、展肩、拔背、立腰、收腹、敛臀，头正、颈直、下颏微起，双眼稍眯，两嘴角微向上翘起成微笑态。左大腿和左小腿约成 120 度角，两拳前后摆动要自然协调，两手臂与躯干约成 45 度角。

20. 整理护士帽

（1）动作说明：承整理礼仪左踏步动作，上体姿势和头面姿态保持不变。左脚向右脚内侧下落踏步后，两脚并步站稳成正步脚形。同时，两实心拳松开，两手成兰花指手形经两侧弧形上起，两臂屈肘，左右肘尖向左右两侧方，两肘尖约与耳高，两兰花指扶于护士帽侧后，两手心斜向前方，两手四指向上伸展，四指根约与头顶高。目向前方平视。从身体正前方看，如图4-59所示。操式节拍为一拍。

（2）要点要求：身体直立要自然放松、挺胸、展肩、拔背、立腰、收腹、敛臀，头正、颈直、下颏略起，双眼稍眯，两嘴角微向上翘起成微笑态。正步脚形要规范标准，两脚尖与两膝盖并拢向前方。兰花指手形要规范标准，指尖上翘，两前臂与两上臂约成60度角，两肘尖均向外。

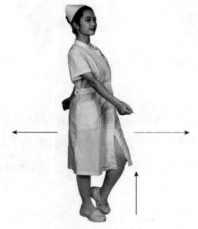

图4-58　左踏步

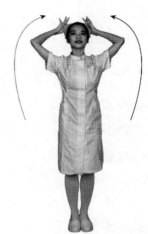

图4-59　整理护士帽

21.整理发髻抬头蹲姿

（1）动作说明：承整理护士帽动作，身体姿势和头面姿态保持不变。两手兰花指背向手腕背侧上翘，两手经头部两侧向两肩后下落，两手兰花指屈肘置于脖颈两侧略后方，手指斜向下后方，指尖约脖颈高，成整理发髻站姿。目向前方平视。从身体正前方看，如图4-60所示。随之两脚不动，身体保持竖直，两腿屈膝半蹲，两脚尖和两膝盖并拢向前方；头部同时上抬约45度，目视前上方。从身体正前方看，如图4-61所示。从身体右前方看，如图4-62所示。操式节拍为一拍。

（2）要点要求：身体直立时，要自然放松、挺胸、展肩、拔背、立腰、收腹、敛臀，头正、颈直、下颏略起，双眼稍眯，两嘴角微向上翘起成微笑态。兰花指手形要规范标准，指尖上翘，上臂与前臂约成45度角，两手背与两前臂约成120度角。身体屈蹲要平稳，腰腹肌、臀肌和两腿肌、两膝和脚踝肌腱均处于一定的紧张受力状态。下蹲与抬头协调一致，两大腿与两小腿约成120度角。

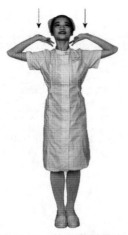 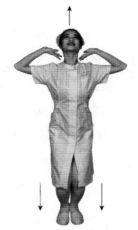 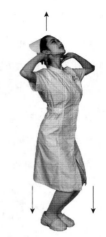

图 4-60　整理发髻站姿　　　图 4-61　抬头蹲姿正面　　　图 4-62　抬头蹲姿侧面

22. 整理发髻站姿

（1）动作说明：承整理发髻抬头蹲姿动作，身体姿势和头面姿态保持不变。两腿伸直站起，头面回正约45度。两手兰花指屈肘保持在脖颈两侧略后方，手指斜向下后方，指尖约脖颈高，成整理发髻站姿。目向前方平视。从身体正前方看，如图4-63所示。操式节拍为一拍。

（2）要点要求：头面回正与身体站起要平稳协调，腰腹肌、臀肌和两腿肌、两膝和脚踝肌腱均处于一定的紧张受力状态。身体自然放松、挺胸、展肩、拔背、立腰、收腹、敛臀，头正、颈直、下颏略起，双眼微眯，两嘴角微向上翘起成微笑态。兰花指手形要规范标准，指尖上翘，上臂与前臂约成45度角，两手背与两前臂约成120度角。

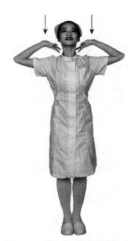

图 4-63　整理发髻站姿

23. 整理发髻低头蹲姿

（1）动作说明：承整理发髻站姿动作，身体姿势和头面姿态保持不变。两手兰花指屈肘保持在脖颈两侧略后方，手指斜向下后方，指尖约脖颈高。两脚并步不动，两腿屈膝半蹲，身体保持竖直，两脚尖和两膝盖并拢向前方；头面同时下低约45度，目视前下方。从身体正前方看，如图4-64所示。从身体右前方看，如图4-65所示。操式节拍为一拍。

（2）要点要求：身体直立时，要自然放松、挺胸、展肩、拔背、立腰、收腹、敛臀，头正、颈直、下颏略起，双眼微眯，两嘴角微向上翘起成微笑态。兰花指手形要规范标准，指尖上翘，上臂与前臂约成45度角，两手背与两前臂约成120度角。身体下蹲时要平稳，腰腹肌、臀肌和两腿肌、两膝和脚踝肌腱均处于一定的紧张受力状态。下蹲与低头协调一致，两大腿与两小腿约成120度角。

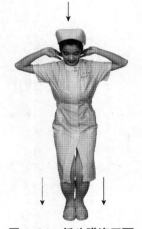

图4-64 低头蹲姿正面

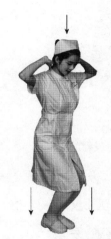

图4-65 低头蹲姿侧面

24. 整理发髻展落臂

（1）动作说明：承整理发髻低头蹲姿动作，身体姿势和头面姿态保持不变。两腿伸直站起，头面回正约45度。两手兰花指屈肘保持在脖颈两侧略后方，手指斜向下后方，指尖约脖颈高，成整理发髻站姿。目向前方平视。从身体正前方看，如图4-66所示。上述动作不停，两手兰花指同时向左右两侧上起，两手臂伸直上起至左右斜上方时，指尖向左右斜上方，手心均向前方，成整理礼仪（斜上展臂），目平视前方。从身体正前方看，如图4-67所示。上述动作不停，两手兰花指同时手臂伸直从左右斜上方经身体两侧下落，至左右斜下方时，指尖向左右斜下方，手心均向前方，成整理礼仪（斜下展臂），目平视前方。从身体正前方看，如图4-68所示。操式节拍为一拍。

（2）要点要求：挺膝站起时，腰腹肌、臀肌和两腿肌、两膝和脚踝肌腱均处于一定的紧张受力状态。头面回正与身体站起要平稳协调，成整理发髻站姿时，要自然放松、挺胸、展肩、拔背、立腰、收腹、敛臀，头正、颈直、下颏略起，双眼微眯，两嘴角微向上翘起成微笑态。兰花指手形要规范标准，指尖上翘，上臂与前臂约成45度角，两手背与两前臂约成120度角。成整理礼仪（斜上展臂）时，两手臂各在一条斜直线上，两手臂上展开约成60度角。成整理礼仪（斜下展臂）时，两手臂各在一条斜直线上，两手臂下展开约成60度角。

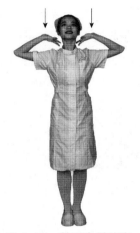

图 4-66 整理发髻站姿

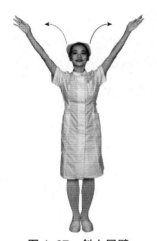

图 4-67 斜上展臂

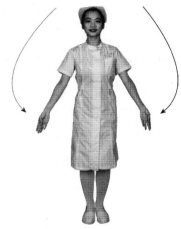

图 4-68 斜下展臂

（注：17~24 动作操式节拍为 3—2—3—4，5—6—7—8）

（四）整理礼仪（4—8拍）

25.整理礼仪左踏步

（1）动作说明：承整理发髻展落臂动作，上体姿势和头面姿态保持不变。右腿直立站稳，左腿屈膝自然垂脚在右腿内侧提起，左脚尖下垂约与右脚踝高，左脚向右脚内侧踏步。同时，左手五指屈曲抓握成实心拳，直臂向后摆动，拳心向右侧方，拳约与腹高；右手同时五指屈曲抓握成实心拳，直臂向前摆动，拳心向左侧方，拳约与腹高。目向前方平视。从身体正前方看，如图 4-69 所示。操式节拍为一拍。

（2）要点要求：左腿提起时，右腿要撑稳身体重心，腰腹肌、臀肌和两腿肌、两膝和脚踝肌腱均处于一定的紧张受力状态。身体保持正直，要自然放松，挺胸、展肩、拔背、立腰、收腹、敛臀，头正、颈直、下颏微起，双眼稍眯，两嘴角微向上翘起成微笑态。左大腿和左小腿约成120度角，两拳前后摆动要自然协调，两手臂与躯干约成45度角。

26. 整理礼仪右踏步

（1）动作说明：承整理礼仪左踏步动作，上体姿势和头面姿态保持不变。左脚向右脚内侧落地踏步后，左腿直立站稳；右腿屈膝自然垂脚在左腿内侧提起，右脚尖下垂约与左脚踝高，右脚向左脚内侧踏步。同时，左实心拳保持不变，直臂向前摆动，拳心向右侧方，拳约与腹高；右实心拳同时保持不变，直臂向后摆动，拳心向左侧方，拳约与腹高。目向前方平视。从身体右前方看，如图4-70所示。操式节拍为一拍。

（2）要点要求：右腿提起时，左腿要撑稳身体重心，腰腹肌、臀肌和两腿肌、两膝和脚踝肌腱均处于一定的紧张受力状态。身体保持正直，要自然放松，挺胸、展肩、拔背、立腰、收腹、敛臀，头正、颈直、下颏微起，双眼稍眯，两嘴角微向上翘起成微笑态。右大腿和右小腿约成120度角，两拳前后摆动要自然协调，两手臂与躯干约成45度角。

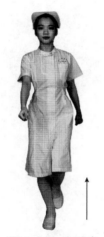

图 4-69　左踏步

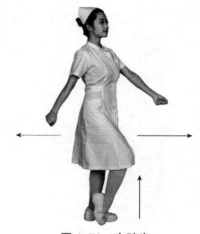

图 4-70　右踏步

27. 整理礼仪左踏步

（1）动作说明：承整理礼仪右踏步动作，上体姿势和头面姿态保持不变。右脚向左脚内侧下落踏步后，右腿直立站稳；左腿屈膝自然垂脚在右腿内侧提起，左脚尖下垂约与右脚踝高，左脚向右脚内侧踏步。同时，左实心拳保持不变，直臂向后摆动，拳心向右侧方，拳约与腹高；右实心拳同时保持不变，直臂向前摆动，拳心向左侧方，拳约与腹高。目向前方平视。从身体右前方看，如图4-71所示。操式节拍为一拍。

（2）要点要求：左腿提起时，右腿要撑稳身体重心，腰腹肌、臀肌和两腿肌、两膝和脚踝肌腱均处于一定的紧张受力状态。身体保持正直，要自然放松，挺胸、展肩、拔背、立腰、收腹、敛臀，头正、颈直、下颏微起，双眼稍眯，两嘴角微向上翘起成微笑

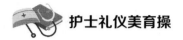

态。左大腿和左小腿约成 120 度角，两拳前后摆动要自然协调，两手臂与躯干约成 45 度角。

28. 整理护士帽

（1）动作说明：承整理礼仪左踏步动作，上体姿势和头面姿态保持不变。左脚向右脚内侧下落踏步后，两脚并步站稳成正步脚形。同时，两实心拳松开，两手成兰花指手形经两侧弧形上起，两臂屈肘，左右肘尖向左右两侧方，两肘尖约与耳高，两兰花指扶于护士帽侧后，两手心斜向前方，两手四指向上伸展，四指根约与头顶高。目向前方平视。从身体正前方看，如图 4-72 所示。操式节拍为一拍。

（2）要点要求：身体直立要自然放松、挺胸、展肩、拔背、立腰、收腹、敛臀，头正、颈直、下颏略起，双眼稍眯，两嘴角微向上翘起成微笑态。正步脚形要规范标准，两脚尖与两膝盖并拢向前方。兰花指手形要规范标准，指尖上翘，两前臂与两上臂约成 60 度角，两肘尖均向外。

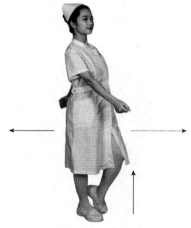

图 4-71　左踏步

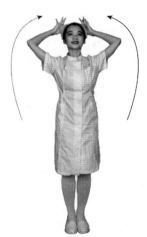

图 4-72　整理护士帽

29. 整理发髻抬头蹲姿

（1）动作说明：承整理护士帽动作，身体姿势和头面姿态保持不变。两手兰花指背向手腕背侧上翘，两手经头部两侧向两肩后下落，两手兰花指屈肘置于脖颈两侧略后方，手指斜向下后方，指尖约脖颈高，成整理发髻站姿。目向前方平视。从身体正前方看，如图 4-73 所示。随之两脚不动，身体保持竖直，两腿屈膝半蹲，两脚尖和两膝盖并拢向前方；头部同时上抬约 45 度，目视前上方。从身体正前方看，如图 4-74 所示。从身体右前方看，如图 4-75 所示。操式节拍为一拍。

（2）要点要求：身体直立时，要自然放松、挺胸、展肩、拔背、立腰、收腹、敛臀，头正、颈直、下颏略起，双眼微眯，两嘴角微向上翘起成微笑态。兰花指手形要规范标准，指尖上翘，上臂与前臂约成45度角，两手背与两前臂约成120度角。身体屈蹲要平稳，腰腹肌、臀肌和两腿肌、两膝和脚踝肌腱均处于一定的紧张受力状态。下蹲与抬头协调一致，两大腿与两小腿约成120度角。

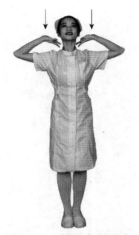 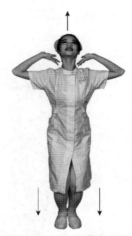 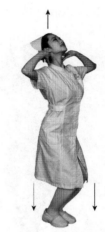

图4-73　整理发髻站姿　　　图4-74　抬头蹲姿正面　　　图4-75　抬头蹲姿侧面

30. 整理发髻站姿

（1）动作说明：承整理发髻抬头蹲姿动作，身体姿势和头面姿态保持不变。两腿伸直站起，头面回正约45度。两手兰花指屈肘保持在脖颈两侧略后方，手指斜向下后方，指尖约脖颈高，成整理发髻站姿。目向前方平视。从身体正前方看，如图4-76所示。操式节拍为一拍。

（2）要点要求：挺膝站起时，腰腹肌、臀肌和两腿肌、两膝和脚踝肌腱均处于一定的紧张受力状态。头面回正与身体站起要平稳协调，自然放松、挺胸、展肩、拔背、立腰、收腹、敛臀，头正、颈直、下颏略起，双眼微眯，两嘴角微向上翘起成微笑态。兰花指手形要规范标准，指尖上翘，上臂与前臂约成45度角，两手背与两前臂约成120度角。

31. 整理发髻低头蹲姿

（1）动作说明：承整理发髻站姿动作，身体姿势和头面姿态保持不变。两手兰花指屈肘保持在脖颈两侧略后方，手指斜向下后方，指尖约脖颈高。两脚并步不动，两腿屈膝半蹲，身体保持竖直，两膝盖并拢向前方；头面同时下低约45度，目视前下方。从身体正前方看，如图4-77所示。从身体右前方看，如图4-78所示。操式节拍为一拍。

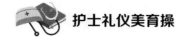
（2）要点要求：身体直立时，要自然放松、挺胸、展肩、拔背、立腰、收腹、敛臀、头正、颈直、下颏略起，双眼微眯，两嘴角微向上翘起成微笑态。兰花指手形要规范标准，指尖上翘，上臂与前臂约成45度角，两手背与两前臂约成120度角。身体下蹲时要平稳，腰腹肌、臀肌和两腿肌、两膝和脚踝肌腱均处于一定的紧张受力状态。下蹲与低头协调一致，两大腿与两小腿约成120度角。

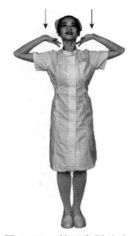 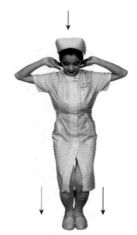 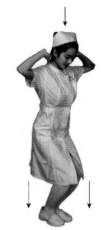

图4-76　整理发髻站姿　　图4-77　低头蹲姿正面　　图4-78　低头蹲姿侧面

32. 整理发髻展落臂

（1）动作说明：承整理发髻低头蹲姿动作，身体姿势和头面姿态保持不变。两腿伸直站起，头面回正约45度。两手兰花指屈肘保持在脖颈两侧略后方，手指斜向下后方，指尖约脖颈高，成整理发髻站姿。目向前方平视。从身体正前方看，如图4-79所示。上述动作不停，两手兰花指同时向左右两侧上起，两手臂伸直上起至左右斜上方时，指尖向左右斜上方，手心均向前方，成整理礼仪（斜上展臂），目平视前方。从身体正前方看，如图4-80所示。上述动作不停，两手兰花指同时手臂伸直从左右斜上方经身体两侧下落，至左右斜下方时，指尖向左右斜下方，手心均向前方，成整理礼仪（斜下展臂），目平视前方。从身体正前方看，如图4-81所示。操式节拍为一拍。

（2）要点要求：挺膝站起时，腰腹肌、臀肌和两腿肌、两膝和脚踝肌腱均处于一定的紧张受力状态。头面回正与身体站起要平稳协调，成整理发髻站姿时，要自然放松、挺胸、展肩、拔背、立腰、收腹、敛臀，头正、颈直、下颏略起，双眼微眯，两嘴角微向上翘起成微笑态。兰花指手形要规范标准，指尖上翘，上臂与前臂约成45度角，两手背与两前臂约成120度角。成整理礼仪（斜上展臂）时，两手臂各在一条斜直线上，两手臂上展开约成60度角。成整理礼仪（斜下展臂）时，两手臂各在一条斜直线上，两手臂下展开约成 60 度角。

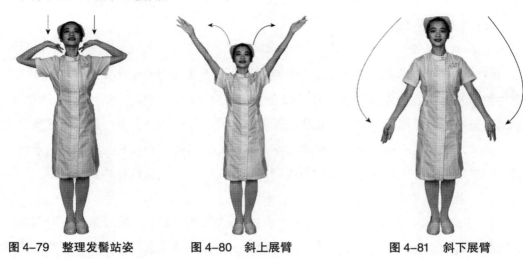

图 4-79　整理发髻站姿　　　图 4-80　斜上展臂　　　　　　图 4-81　斜下展臂

（注：25~32 动作操式拍节为 4 — 2 — 3 — 4，5 — 6 — 7 — 8）

第三节　行走引导（腰部运动）创编套路

一、行走引导（腰部运动 8 拍 ×4）动作名称

1. 左脚前行走步；2. 右脚前行走步；3. 左脚前行走步；4. 右脚前落并步；5. 云间转腰左转左上步；6. 云间转腰左转右上步；7. 云间转腰左转左上步；8. 云间转腰左踏右后点步。

9. 云间转腰右转右上步；10. 云间转腰右转左上步；11. 云间转腰右转右上步；12. 云间转腰右踏左后点步；13. 行走引导后落左踏步；14. 行走引导右踏步；15. 行走引导左踏步；16. 行走引导右脚踏并步。

17. 左脚前行走步；18. 右脚前行走步；19. 左脚前行走步；20. 右脚前落并步；21. 云间转腰左转左上步；22. 云间转腰左转右上步；23. 云间转腰左转左上步；24. 云间转腰左踏右后点步。

25. 云间转腰右转右上步；26. 云间转腰右转左上步；27. 云间转腰右转右上步；28. 云间转腰右踏左后点步；29. 行走引导后落左踏步；30. 行走引导右踏步；31. 行走引导左踏步；32. 行走引导右脚踏并步。

二、行走引导（腰部运动 8 拍 ×4）动作说明

（一）行走引导（1—8 拍）

1. 左脚前行走步

（1）动作说明：承第二节整理发髻展落臂动作，上体姿势和头面姿态保持不变。右腿直立撑稳身体重心，左腿屈膝自然垂脚在右腿内侧提起，左脚尖下垂约与右脚踝高，左脚向前迈步行走。同时，两手兰花指松开，五指并拢屈曲抓握，大拇指压于食指和中指第二指节之上成实心拳。左拳直臂向后摆动，拳心向右侧方，拳约与腹高；右拳同时直臂向前摆动，拳心向左侧方，拳约与腹同高。目向前方平视。从身体正前方看，如图4-82所示。操式节拍为一拍。

（2）要点要求：左脚提起向前行走，右腿要撑稳身体重心，腰腹肌、臀肌和两腿肌、两膝和脚踝肌腱均处于一定的紧张受力状态。身体保持正直，左大腿和左小腿约成120度角，两拳前后摆动要自然协调，两手臂与躯干约成45度角。身体要自然放松，挺胸、松肩、拔背、立腰、收腹、敛臀，头正、颈直、下颏微收，双眼稍眯，两嘴角微向上翘起成微笑态。

2. 右脚前行走步

（1）动作说明：承左脚前行走步动作，上体姿势和头面姿态保持不变。左脚向前迈进落步后，左腿直立撑稳身体重心；右腿屈膝提起，右脚尖自然下垂于左腿内侧，右脚尖约与左脚踝高，右脚向前迈步行走。同时，左实心拳保持不变，直臂向前摆动，拳心向右侧方，拳约与腹高；右实心拳同时保持不变，直臂向后摆动，拳心向左侧方，拳约与腹高。目向前方平视。从身体右前方看，如图4-83所示。操式节拍为一拍。

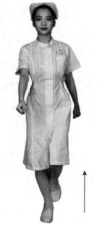

图4-82 左脚前走

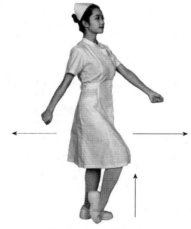

图4-83 右脚前走

（2）要点要求：右脚提起向前行走，左腿要撑稳身体重心，腰腹肌、臀肌和两腿肌、两膝和脚踝肌腱均处于一定的紧张受力状态。身体保持正直，右大腿和右小腿约成120度角，两拳前后摆动要自然协调，两手臂与躯干约成45度角。身体要自然放松，挺胸、松肩、拔背、立腰、收腹、敛臀，头正、颈直、下颏微收，双眼稍眯，两嘴角微向上翘起成微笑态。

3.左脚前行走步

（1）动作说明：承右脚前行走步动作，上体姿势和头面姿态保持不变。右脚向前迈进落步后，右腿直立撑稳身体重心；左腿屈膝提起，左脚尖自然下垂于右腿内侧，左脚尖约与右脚踝同高，左脚向前迈步行走。同时，左实心拳保持不变，直臂向后摆动，拳心向右侧方，拳约与腹高；右实心拳同时保持不变，直臂向前摆动，拳心向左侧方，拳约与腹高。目向前方平视。从身体右前方看，如图4-84所示。操式节拍为一拍。

（2）要点要求：左脚提起向前行走，右腿要撑稳身体重心，腰腹肌、臀肌和两腿肌、两膝和脚踝肌腱均处于一定的紧张受力状态。身体保持正直，左大腿和左小腿约成120度角，两拳前后摆动要自然协调，两手臂与躯干约成45度角。身体要自然放松，挺胸、松肩、拔背、立腰、收腹、敛臀，头正、颈直、下颏微收，双眼稍眯，两嘴角微向上翘起成微笑态。

4.右脚前落并步

（1）动作说明：承左脚前行走步动作，上体姿势和头面姿态保持不变。左脚向前迈进落步后，左腿直立撑稳身体重心；右腿屈膝提起，右脚尖自然下垂于左腿内侧，右脚尖约与左脚踝高，右脚向前迈步落于左脚稍前内侧。同时，两实心拳保持不变，直臂摆落于左右大腿外侧，两拳心均向内。目向前方平视。从身体正前方看，如图4-85所示。操式节拍为一拍。

（2）要点要求：左脚前迈落步时，右腿要撑稳身体重心，腰腹肌、臀肌和两腿肌、两膝和脚踝肌腱均处于一定的紧张受力状态。右脚跟进落地并步时，身体要保持正直，重心在两腿之间，两拳臂要自然摆落于两大腿外侧。身体要自然放松，挺胸、松肩、拔背、立腰、收腹、敛臀，头正、颈直、下颏微收，双眼稍眯，两嘴角微向上翘起成微笑态。

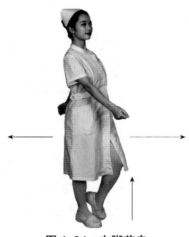 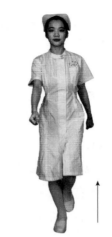

图 4-84　左脚前走　　　　　　　　图 4-85　右脚前落并步

5. 云间转腰左转左上步

（1）动作说明：承右脚前落并步动作，身体姿势和头面姿态保持不变。身体略左转，右腿站立撑稳身体重心；左脚向左稍前弧形擦地上步，脚跟着地，脚尖回勾向上。同时，两手实心拳变成兰花指，左兰花指手臂内旋向身前摆起，屈腕屈肘于胸前，兰花指上翘，兰花指与手臂约在同一平面上，小指与手臂外侧向上方，兰花指尖向右方，手心向前方；右手兰花指同时向身后反臂摆动，贴近臀部，约与臀部同高，手指斜向左下方，手心向后方。目向前方平视。从身体稍右前方看，如图 4-86 所示。操式节拍为一拍。

（2）要点要求：左脚尖回勾上步时，右腿要撑稳重心，腰腹肌、臀肌和两腿肌、两膝和脚踝肌腱均处于一定的紧张受力状态。身体要自然放松，挺胸、松肩、拔背、立腰、收腹、敛臀、头正、颈直、下颏微收，双眼稍眯，两嘴角微向上翘起成微笑态。兰花指手形要规范标准，指尖上翘，左前臂和左手背回屈略大于 90 度角，左前臂和左上臂约成 90 度角，右前臂和右上臂约成 120 度角。

6. 云间转腰左转右上步

（1）动作说明：承云间转腰左转左上步动作，身体姿势和头面姿态保持不变。身体左转前移，左脚尖外展落地踏实，身体继续左转，右脚内扣经左脚内侧向左前弧形擦地上步，脚跟先行落地。同时，左兰花指和手臂随转身上步向前上、向左摆伸，兰花指尖向前方，手心向左侧方；右兰花指同时向后上、向右伸臂摆起，兰花指尖向前方，手心向右侧方，两手臂高约肩平。目向前方平视。从身体右后方看，如图 4-87 所示。操式节拍为一拍。

（2）要点要求：身体左转右上步要自然放松，左脚尖要随身体前移左转展脚落地，身体重心过渡到左腿，右脚要扣脚弧形擦地上步落脚跟，腰腹肌、臀肌和两腿肌、两膝和脚踝肌腱均处于一定的紧张受力状态。身体左后转约135度。自然松肩、拔背、立腰、收腹、敛臀，头正、颈直、下颏微收，双眼稍眯，两嘴角微向上翘起成微笑态。兰花指手形要规范标准，指尖上翘。两手臂摆动要圆活舒展。两前臂和手背回屈略大于90度角，两前臂和上臂约成160度角。

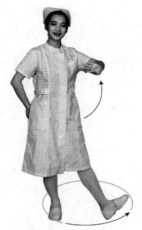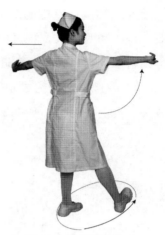

图 4-86 左转左上步   图 4-87 左转右上步

7. 云间转腰左转左上步

（1）动作说明：承云间转腰左转右上步动作，身体姿势和头面姿态保持不变。身体前移左后转，右脚尖内扣落地踏实，身体重心过渡到右腿，左脚随身体前移左转经右脚内侧向左前弧形擦地上步，脚跟先行落地，脚尖勾翘外展。同时，右手臂向身前摆伸，兰花指尖向左前方，手心向右前方，兰花指与手臂外侧略低于肩；左兰花指同时向身后摆落，肘臂略屈，兰花指尖向下方，手心向后方，手约与臀部同高。目向稍左前方平视。从身体左前方看，如图4-88所示。操式节拍为一拍。

（2）要点要求：身体左转左上步要与重心前移协和平稳进行，脚走弧线。腰腹肌、臀肌和两腿肌、两膝和脚踝肌腱均处于一定的紧张受力状态。身体左后转约180度。兰花指手形要规范标准，指尖上翘。两手臂摆动要圆活自然，左手臂斜后下垂，左前臂与上臂约成150度角，右前臂与手背回屈略大于90度角，左前臂与上臂约成120度角，直立放松，自然松肩、拔背、立腰、收腹、敛臀，头正、颈直、下颏微收，双眼稍眯，两嘴角微向上翘起成微笑态。

8. 云间转腰左踏右后点步

（1）动作说明：承云间转腰左转左上步动作，身体姿势和头面姿态保持不变。身体左转前移，左脚尖外展落地踏实，身体重心移至左腿；右腿蹬伸，右脚跟提起，脚尖后蹬点地。同时，右手臂继续向身前屈肘摆落于中腰前，右兰花指背屈翘指，指尖向左侧方，手心斜向前下方，高约中腰平；左手臂同时向下、向后摆落于臀部后方，左兰花指斜向右下方，手心向后方，贴近臀部，约与臀部同高。目向前方平视。从身体左前方看，如图4-89所示。操式节拍为一拍。

（2）要点要求：右脚后点蹬地推动身体前移挺立要平稳，左腿要展脚伸膝撑稳身体重心，腰腹肌、臀肌和两腿肌、两膝和脚踝肌腱均处于一定的紧张受力状态。兰花指手形要规范标准，右手兰花指内侧要贴近中腰部，左手兰花指背侧要贴近臀部。前臂和手背回屈约90度角，左腿和右腿约成45度角。身体要直立，自然挺胸、展肩、拔背、立腰、收腹、敛臀、头正、颈直、下颏微收、双眼微眯，两嘴角微向上翘起成微笑态。

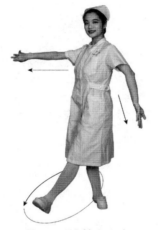

图4-88 左转左上步

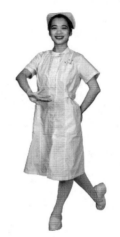

图4-89 左踏右后点步

（注：1~8动作操式拍节为1—2—3—4，5—6—7—8）

（二）行走礼仪（2—8拍）

9. 云间转腰右转右上步

（1）动作说明：承云间转腰左踏右后点步动作，身体姿势和头面姿态保持不变。身体略右转，左腿站立撑稳身体重心；右脚向右稍前弧形擦地上步，脚跟着地，脚尖回勾向上。同时，右兰花指与手臂内旋向身前摆起，屈腕屈肘于胸前，兰花指上翘，兰花指与手臂约在同一平面上，小指与手臂外侧向上方，兰花指尖向左侧方，手心向前方；左手兰花指同时保持于身后反臂不动，贴近臀部，高约臀部，手指斜向左下方，手心向后方。目向前方平视。从身体稍右前方看，如图4-90所示。操式节拍为一拍。

（2）要点要求：右脚尖回勾上步时，左腿要撑稳重心，腰腹肌、臀肌和两腿肌、两膝和脚踝肌腱均处于一定的紧张受力状态。身体要自然放松，挺胸、松肩、拔背、立腰、收腹、敛臀，头正、颈直、下颏微收，双眼稍眯，两嘴角微向上翘起成微笑态。兰花指手形要规范标准，指尖上翘，右前臂和右手背回屈略大于90度角，右前臂和右上臂约成90度角，左前臂和左上臂约成120度角。

10. 云间转腰右转左上步

（1）动作说明：承云间转腰右转右上步动作，身体姿势和头面姿态保持不变。身体右转前移，右脚尖外展落地踏实，身体继续右转，左脚内扣经右脚内侧向右前弧形擦地上步，脚跟先行落地。同时，右兰花指和手臂随转身上步向前上、向右摆伸，兰花指尖向前方，手心向右侧方；左兰花指同时向后上、向左伸臂摆起，兰花指尖向前方，手心向左侧方，两手臂高约肩平。目向前方平视。从身体左后方看，如图4-91所示。操式节拍为一拍。

（2）要点要求：身体右转左上步要自然放松，右脚尖要随身体前移右转展脚落地，身体重心过渡到右腿，左脚要扣脚弧形擦地上步落脚跟，腰腹肌、臀肌和两腿肌、两膝和脚踝肌腱均处于一定的紧张受力状态。身体右后转约135度。自然松肩、拔背、立腰、收腹、敛臀，头正、颈直、下颏微收，双眼稍眯，两嘴角微向上翘起成微笑态。兰花指手形要规范标准，指尖上翘。两手臂摆动要圆活舒展。手背和两前臂回屈略大于90度角，两前臂和上臂约成160度角。

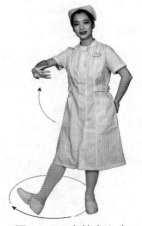
图4-90　右转右上步

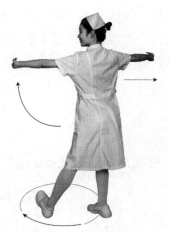
图4-91　右转左上步

11. 云间转腰右转右上步

（1）动作说明：承云间转腰右转左上步动作，身体姿势和头面姿态保持不变。身体前移右后转，左脚尖内扣落地踏实，身体重心过渡到左腿，右脚随身体前移右转经左脚内侧向右前弧形擦地上步，脚跟先行落地，脚尖勾翘外展。同时，左手臂向身前摆伸，兰花指尖向右前方，手心向左前方，兰花指与手臂外侧略低于肩；右兰花指同时向身后摆落，肘臂略屈，兰花指尖向下方，手心向后方，手约与臀部同高。目向稍右前方平视。从身体右前方看，如图4-92所示。操式节拍为一拍。

（2）要点要求：身体右转右上步要与重心前移协和平稳进行，脚走弧线。腰腹肌、臀肌和两腿肌、两膝和脚踝肌腱均处于一定的紧张受力状态。身体右后转约180度。兰花指手形要规范标准，指尖上翘。两手臂摆动要圆活自然，右手臂斜后下垂，左前臂与上臂约成120度角，左前臂与手背回屈略大于90度角，右前臂与上臂约成150度角，直立放松，自然松肩、拔背、立腰、收腹、敛臀，头正、颈直、下颏微收，双眼稍眯，两嘴角微向上翘起成微笑态。

12.云间转腰右踏左后点步

（1）动作说明：承云间转腰右转右上步动作，身体姿势和头面姿态保持不变。身体右转前移，右脚尖外展落地踏实，身体重心移至右腿；左腿蹬伸，左脚跟提起，脚尖点地后蹬。同时，左手臂继续向身前屈肘摆落于中腰前，左兰花指背屈翘指，指尖向右侧方，手心斜向前下方，高约中腰平；右手臂同时向下、向后摆落于臀部后方，右兰花指斜向左下方，手心向后方，贴近臀部，高约臀部。目向稍右前方平视。从身体稍右前方看，如图4-93所示。操式节拍为一拍。

（2）要点要求：左脚后点蹬地推动身体前移挺立要平稳，右腿要展脚伸膝撑稳身体重心，腰腹肌、臀肌和两腿肌、两膝和脚踝肌腱均处于一定的紧张受力状态。兰花指手形要规范标准，左兰花指内侧要贴近中腰部，右兰花指背侧要贴近臀部。前臂和手背回屈略大于90度角，左腿和右腿约成45度角。身体要自然直立，挺胸、松肩、拔背、立腰、收腹、敛臀，头正、颈直、下颏微收，双眼微眯，两嘴角微向上翘起成微笑态。

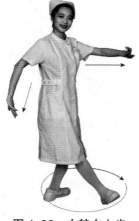

图4-92　右转右上步

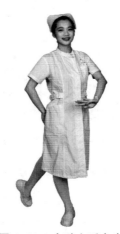

图4-93　右踏左后点步

13. 行走引导后落左踏步

（1）动作说明：承云间转腰右踏左后点步动作，上体姿势和头面姿态保持不变。右腿直立撑稳身体重心，左腿屈提自然垂脚于右腿后侧，左脚尖下垂约与右脚踝高，左脚落于右脚后侧踏步。同时，左手兰花指摆落于身体左侧，五指屈曲抓握，大拇指压于食指和中指第二指节之上成实心拳，直臂向后摆动，拳心向右侧方，拳约与腹高；右手兰花指同时摆落于身体右侧，五指屈曲抓握，大拇指压于食指和中指第二指节之上成实心拳，直臂向前摆动，拳心向左侧方，拳约与腹高。目向前方平视。从身体正前方看，如图4-94所示。操式节拍为一拍。

（2）要点要求：身体直立要自然放松，挺胸、松肩、拔背、立腰、收腹、敛臀，头正、颈直、下颌微收，双眼稍眯，两嘴角微向上翘起成微笑态。左脚前提后落踏步时，右腿要撑稳身体重心，腰腹肌、臀肌和两腿肌、两膝和脚踝肌腱均处于一定的紧张受力状态。身体保持正直，左大腿和左小腿约成120度角，两拳前后摆动要自然协调，两手臂与躯干约成45度角。

14. 行走引导右踏步

（1）动作说明：承行走引导后落左踏步动作，上体姿势和头面姿态保持不变。左脚向右脚内侧落地踏步后，左腿直立撑稳身体重心；右腿屈膝自然垂脚在左腿内侧提起，右脚尖下垂约与左脚踝高，右脚向左脚内侧踏步，同时，左实心拳保持不变，直臂向前摆动，拳心向右侧方，拳约与腹高；右实心拳同时保持不变，直臂向后摆动，拳心向左侧方，拳约与腹高。目向前方平视。从身体右前方看，如图4-95所示。操式节拍为一拍。

（2）要点要求：身体直立要自然放松，挺胸、松肩、拔背、立腰、收腹、敛臀，头正、颈直、下颌微收，双眼稍眯，两嘴角微向上翘起成微笑态。右脚上提踏步时，左腿要撑稳身体重心，腰腹肌、臀肌和两腿肌、两膝和脚踝肌腱均处于一定的紧张受力状态。身体保持正直，右大腿和右小腿约成120度角，两拳前后摆动要自然协调，两手臂与躯干约成45度角。

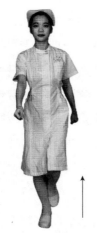

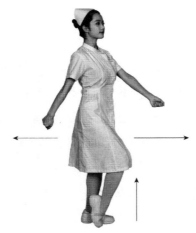

图 4-94　后落左踏步　　　　　　　　图 4-95　右踏步

15. 行走引导左踏步

（1）动作说明：承行走引导右踏步动作，上体姿势和头面姿态保持不变。右脚向左脚内侧落地踏步后，右腿直立撑稳身体重心；左腿屈膝自然垂脚在右腿内侧提起，左脚尖下垂约与右脚踝高，左脚向右脚内侧踏步。同时，左实心拳保持不变，直臂向后摆动，拳心向右侧方，拳约与腹高；右实心拳同时保持不变，直臂向前摆动，拳心向左侧方，拳约与腹高。目向前方平视。从身体右前方看，如图 4-96 所示。操式节拍为一拍。

（2）要点要求：身体直立要自然放松，挺胸、松肩、拔背、立腰、收腹、敛臀，头正、颈直、下颏微收，双眼稍眯，两嘴角微向上翘起成微笑态。左脚上提踏步时，右腿要撑稳身体重心，腰腹肌、臀肌和两腿肌、两膝和脚踝肌腱均处于一定的紧张受力状态。身体保持正直，左大腿和左小腿约成 120 度角，两拳前后摆动要自然协调，两手臂与躯干约成 45 度角。

16. 行走引导右脚踏并步

（1）动作说明：承行走引导左踏步动作，上体姿势和头面姿态保持不变。左脚向右脚内侧落地踏步后，左腿直立撑稳身体重心；右腿屈膝提起，右脚尖自然下垂于左腿内侧，右脚尖约与左脚踝高，右脚向左脚内侧落地踏步。同时，两实心拳保持不变，直臂摆落于左右大腿外侧，两拳心均向内。目向前方平视。从身体正前方看，如图 4-97 所示。操式节拍为一拍。

（2）要点要求：左脚踏步落地后要直立站稳；右脚踏并步后，身体要保持正直，重心在两腿之间。两拳臂要自然摆落于两大腿外侧。身体要自然放松，挺胸、展肩、拔背、立腰、收腹、敛臀，头正、颈直、下颌微收，双眼稍眯，两嘴角微向上翘起成微笑态。

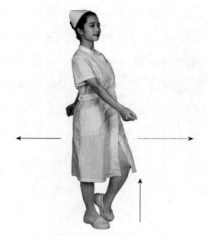

图 4-96　左踏步

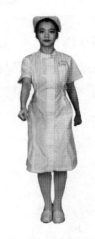

图 4-97　右脚踏并步

（注：9~16 动作操式拍节为 2—2—3—4，5—6—7—8）

（三）行走引导（3—8 拍）

17. 左脚前行走步

（1）动作说明：承行走引导右脚踏并步动作，上体姿势和头面姿态保持不变。右腿直立撑稳身体重心，左腿屈膝自然垂脚在右腿内侧提起，左脚尖下垂约与右脚踝高，左脚向前迈步行走。同时，两手兰花指松开，五指并拢屈曲抓握，大拇指压于食指和中指第二指节之上成实心拳。左拳直臂向后摆动，拳心向右侧方，拳约与腹高；右拳同时直臂向前摆动，拳心向左侧方，拳约与腹同高。目向前方平视。从身体正前方看，如图 4-98 所示。操式节拍为一拍。

（2）要点要求：左脚提起向前行走，右腿要撑稳身体重心，腰腹肌、臀肌和两腿肌、两膝和脚踝肌腱均处于一定的紧张受力状态。身体保持正直，左大腿和左小腿约成 120 度角，两拳前后摆动要自然协调，两手臂与躯干约成 45 度角。身体要自然放松，挺胸、松肩、拔背、立腰、收腹、敛臀，头正、颈直、下颌微收，双眼稍眯，两嘴角微向上翘起成微笑态。

18. 右脚前行走步

（1）动作说明：承左脚前行走步动作，上体姿势和头面姿态保持不变。左脚向前迈进落步后，左腿直立撑稳身体重心；右腿屈膝提起，右脚尖自然下垂于左腿内侧，右脚尖约与左脚踝高，右脚向前迈步行走。同时，左实心拳保持不变，直臂向前摆动，拳心向右侧方，拳约与腹高；右实心拳同时保持不变，直臂向后摆动，拳心向左侧方，拳约与腹高。目向前方平视。从身体右前方看，如图4-99所示。操式节拍为一拍。

（2）要点要求：右脚提起向前行走，左腿要撑稳身体重心，腰腹肌、臀肌和两腿肌、两膝和脚踝肌腱均处于一定的紧张受力状态。身体保持正直，右大腿和右小腿约成120度角，两拳前后摆动要自然协调，两手臂与躯干约成45度角。身体要自然放松，挺胸、松肩、拔背、立腰、收腹、敛臀，头正、颈直、下颏微收，双眼稍眯，两嘴角微向上翘起成微笑态。

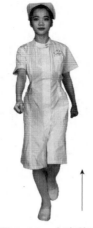
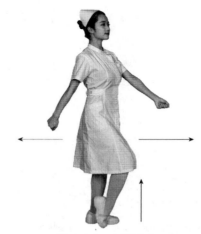

图4-98　左脚前走　　　　　　　图4-99　右脚前走

19.左脚前行走步

（1）动作说明：承右脚前行走步动作，上体姿势和头面姿态保持不变。右脚向前迈进落步后，右腿直立撑稳身体重心；左腿屈膝提起，左脚尖自然下垂于右腿内侧，左脚尖约与右脚踝同高，左脚向前迈步行走。同时，左实心拳保持不变，直臂向后摆动，拳心向右侧方，拳约与腹高；右实心拳同时保持不变，直臂向前摆动，拳心向左侧方，拳约与腹高。目向前方平视。从身体右前方看，如图4-100所示。操式节拍为一拍。

（2）要点要求：左脚提起向前行走，右腿要撑稳身体重心，腰腹肌、臀肌和两腿肌、两膝和脚踝肌腱均处于一定的紧张受力状态。身体保持正直，左大腿和左小腿约成120度角，两拳前后摆动要自然协调，两手臂与躯干约成45度角。身体要自然放松，挺胸、松肩、拔背、立腰、收腹、敛臀，头正、颈直、下颏微收，双眼稍眯，两嘴角微向上翘起成微笑态。

20.右脚前落并步

（1）动作说明：承左脚前行走步动作，上体姿势和头面姿态保持不变。左脚向前迈进落步后，左腿直立撑稳身体重心；右腿屈膝提起，右脚尖自然下垂于左腿内侧，右脚尖约与左脚踝高，右脚向前迈步落于左脚稍前内侧。同时，两实心拳保持不变，直臂摆落于左右大腿外侧，两拳心均向内。目向前方平视。从身体正前方看，如图4-101所示。操式节拍为一拍。

（2）要点要求：左脚前迈落步时，右腿要撑稳身体重心，右脚跟进落地并步时，身体要保持正直，腰腹肌、臀肌和两腿肌、两膝和脚踝肌腱均处于一定的紧张受力状态。身体重心在两腿之间，两拳臂要自然摆落于两大腿外侧。身体要自然放松，挺胸、松肩、拔背、立腰、收腹、敛臀，头正、颈直、下颏微收，双眼稍眯，两嘴角微向上翘起成微笑态。

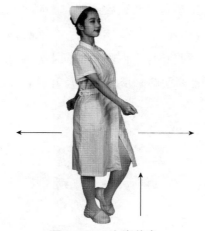

图4-100 左脚前走

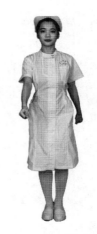

图4-101 右脚前落并步

21. 云间转腰左转左上步

（1）动作说明：承右脚前落并步动作，身体姿势和头面姿态保持不变。身体略左转，右腿站立撑稳身体重心；左脚向左稍前弧形擦地上步，脚跟着地，脚尖回勾向上。同时，两手实心拳变成兰花指，左兰花指手臂内旋向身前摆起，屈腕屈肘于胸前，兰花指上翘，兰花指与手臂约在同一平面上，小指与手臂外侧向上方，兰花指尖向右侧方，手心向前方；右手兰花指同时向身后反臂摆动，贴近臀部，约与臀部同高，手指斜向左下方，手心向后方。目向前方平视。从身体稍右前方看，如图4-102所示。操式节拍为一拍。

（2）要点要求：左脚尖回勾上步时，右腿要撑稳重心。腰腹肌、臀肌和两腿肌、两膝和脚踝肌腱均处于一定的紧张受力状态。身体要自然放松，挺胸、松肩、拔背、立腰、收腹、敛臀，头正、颈直、下颏微收，双眼稍眯，两嘴角微向上翘起成微笑态。兰花指手形要规范标准，指尖上翘，左前臂和左手背回屈略大于90度角，左前臂和左上

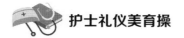

臂约成90度角，右前臂和右上臂约成120度角。

22.云间转腰左转右上步

（1）动作说明：承云间转腰左转左上步动作，身体姿势和头面姿态保持不变。身体左转前移，左脚尖外展落地踏实，身体继续左转，右脚内扣经左脚内侧向左前弧形擦地上步，脚跟先行落地。同时，左兰花指和手臂随转身上步向前上、向左摆伸，兰花指尖向前方，手心向左侧方；右兰花指同时向后上、向右伸臂摆起，兰花指尖向前方，手心向右侧方，两手臂高约肩平。目向前方平视。从身体右后方看，如图4-103所示。操式节拍为一拍。

（2）要点要求：身体左转右上步要自然放松，左脚尖要随身体前移左转展脚落地，身体重心过渡到左腿，右脚要扣脚弧形擦地上步落脚跟，腰腹肌、臀肌和两腿肌、两膝和脚踝肌腱均处于一定的紧张受力状态。身体左后转约135度。自然松肩、拔背、立腰、收腹、敛臀，头正、颈直、下颌微收，双眼稍眯，两嘴角微向上翘起成微笑态。兰花指手形要规范标准，指尖上翘。两手臂摆动要圆活舒展。两前臂和手背回屈略大于90度角，两前臂和上臂约成160度角。

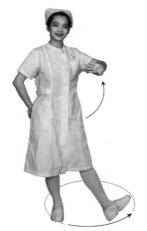

图4-102　左转左上步

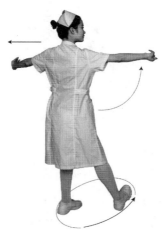

图4-103　左转右上步

23.云间转腰左转左上步

（1）动作说明：承云间转腰左转右上步动作，身体姿势和头面姿态保持不变。身体前移左后转，右脚尖内扣落地踏实，身体重心过渡到右腿，左脚随身体前移左转经右脚内侧向左前弧形擦地上步，脚跟先行落地，脚尖勾翘外展。同时，右手臂向身前摆伸，兰花指尖向左前方，手心向右前方，兰花指与手臂外侧略低于肩；左兰花指同时向身后摆落，肘臂略屈，兰花指尖向下方，手心向后方，手约与臀部同高。目向稍左前方平视。从身体左前方看，如图 4-104 所示。操式节拍为一拍。

（2）要点要求：身体左转左上步要与重心前移协和平稳进行，脚走弧线。腰腹肌、臀肌和两腿肌、两膝和脚踝肌腱均处于一定的紧张受力状态。身体左后转约 180 度。兰花指手形要规范标准，指尖上翘。两手臂摆动要圆活自然，左手臂斜后下垂，左前臂与上臂约成 150 度角，右前臂与手背回屈略大于 90 度角，左前臂与上臂约成 120 度角，直立放松，自然松肩、拔背、立腰、收腹、敛臀，头正、颈直、下颏微收，双眼稍眯，两嘴角微向上翘起成微笑态。

24. 云间转腰左踏右后点步

（1）动作说明：承云间转腰左转左上步动作，身体姿势和头面姿态保持不变。身体左转前移，左脚尖外展落地踏实，身体重心移至左腿；右腿蹬伸，右脚跟提起，脚尖后蹬点地。同时，右手臂继续向身前屈肘摆落于中腰前，右兰花指背屈翘指，指尖向左侧方，手心斜向前下方，高约中腰平；左手臂同时向下、向后摆落于臀部后方，左兰花指斜向右下方，手心向后方，贴近臀部，约与臀部同高。目向前方平视。从身体左前方看，如图 4-105 所示。操式拍节为一拍。

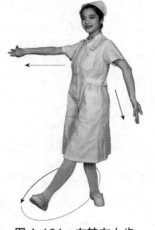 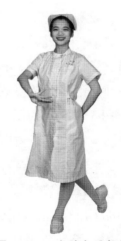

图 4-104　左转左上步　　　　　　图 4-105　左踏右后点步

（2）要点要求：右脚后点蹬地推动身体前移挺立要平稳，左腿要展脚伸膝撑稳身体重心，腰腹肌、臀肌和两腿肌、两膝和脚踝肌腱均处于一定的紧张受力状态。兰花指手形要规范标准，右手兰花指内侧要贴近中腰部，左手兰花指背侧要贴近臀部。前臂和手背回屈约 90 度角，左腿和右腿约成 45 度角。身体要直立，自然挺胸、松肩、拔背、立腰、收腹、敛臀，头正、颈直、下颏微收，双眼微眯，两嘴角微向上翘起成微笑态。

（注：17～24 动作操式节拍为 3—2—3—4，5—6—7—8）

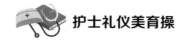

（四）行走礼仪（4—8拍）

25.云间转腰右转右上步

（1）动作说明：承云间转腰左踏右后点步动作，身体姿势和头面姿态保持不变。身体略右转，左腿站立撑稳身体重心；右脚向右稍前弧形擦地上步，脚跟着地，脚尖回勾向上。同时，右兰花指与手臂内旋向身前摆起，屈腕屈肘于胸前，兰花指上翘，兰花指与手臂约在同一平面上，小指与手臂外侧向上方，兰花指尖向左侧方，手心向前方；左手兰花指同时保持于身后反臂不动，贴近臀部，约与臀部同高，手指斜向左下方，手心向后方。目向前方平视。从身体稍右前方看，如图4-106所示。操式节拍为一拍。

（2）要点要求：右脚尖回勾上步时，左腿要撑稳重心，腰腹肌、臀肌和两腿肌、两膝和脚踝肌腱均处于一定的紧张受力状态。身体要自然放松，挺胸、松肩、拔背、立腰、收腹、敛臀，头正、颈直、下颏微收，双眼稍眯，两嘴角微向上翘起成微笑态。兰花指手形要规范标准，指尖上翘，右前臂和右手背回屈略大于90度角，右前臂和右上臂约成90度角，左前臂和左上臂约成120度角。

26.云间转腰右转左上步

（1）动作说明：承云间转腰右转右上步动作，身体姿势和头面姿态保持不变。身体右转前移，右脚尖外展落地踏实，身体继续右转，左脚内扣经右脚内侧向右前弧形擦地上步，脚跟先行落地。同时，右兰花指和手臂随转身上步向前上、向右摆伸，兰花指尖向前方，手心向右侧方；左兰花指同时向后上、向左伸臂摆起，兰花指尖向前方，手心向左侧方，两手臂高约与肩平。目向前方平视。从身体左后方看，如图4-107所示。操式节拍为一拍。

（2）要点要求：身体右转左上步要自然放松，右脚尖要随身体前移右转展脚落地，身体重心过渡到右腿，左脚要扣脚弧形擦地上步落脚跟，腰腹肌、臀肌和两腿肌、两膝和脚踝肌腱均处于一定的紧张受力状态。身体右后转约135度。自然松肩、拔背、立腰、收腹、敛臀，头正、颈直、下颏微收，双眼稍眯，两嘴角微向上翘起成微笑态。兰花指手形要规范标准，指尖上翘。两手臂摆动要圆活舒展。手背和两前臂回屈略大于90度角，两前臂和上臂约成160度角。

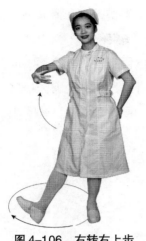

图 4-106　右转右上步

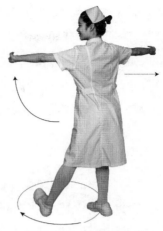

图 4-107　右转左上步

27. 云间转腰右转右上步

（1）动作说明：承云间转腰右转左上步动作，身体姿势和头面姿态保持不变。身体前移右后转，左脚尖内扣落地踏实，身体重心过渡到左腿，右脚随身体前移右转经左脚内侧向右前弧形擦地上步，脚跟先行落地，脚尖勾翘外展。同时，左手臂向身前摆伸，兰花指尖向右前方，手心向左前方，兰花指与手臂外侧略低于肩；右兰花指同时向身后摆落，肘臂略屈，兰花指尖向下方，手心向后方，手约与臀部同高。目向稍右前方平视。从身体右前方看，如图 4-108 所示。操式节拍为一拍。

（2）要点要求：身体右转右上步要与重心前移协和平稳进行，脚走弧线。腰腹肌、臀肌和两腿肌、两膝和脚踝肌腱均处于一定的紧张受力状态。身体右后转约 180 度。兰花指手形要规范标准，指尖上翘。两手臂摆动要圆活自然，右手臂斜后下垂，左前臂与上臂约成 120 度角，左前臂与手背回屈略大于 90 度角，右前臂与上臂约成 150 度角，直立放松，自然松肩、拔背、立腰、收腹、敛臀，头正、颈直、下颏微收，双眼稍眯，两嘴角微向上翘起成微笑态。

28. 云间转腰右踏左后点步

（1）动作说明：承云间转腰右转右上步动作，身体姿势和头面姿态保持不变。身体右转前移，右脚尖外展落地踏实，身体重心移至右腿；左腿蹬伸，左脚跟提起，脚尖点地后蹬。同时，左手臂继续向身前屈肘摆落于中腰前，左兰花指背屈翘指，指尖向右侧方，手心斜向前下方，高约中腰平；右手臂同时向下、向后摆落于臀部后方，右兰花指斜向左下方，手心向后方，贴近臀部，约与臀部同高。目向稍右前方平视。从身体稍右前方看，如图 4-109 所示。操式节拍为一拍。

（2）要点要求：左脚后点蹬地推动身体前移挺立要平稳，右腿要展脚伸膝撑稳身体重心，腰腹肌、臀肌和两腿肌、两膝和脚踝肌腱均处于一定的紧张受力状态。兰花指手形要规范标准，左兰花指内侧要贴近中腰部，右兰花指背侧要贴近臀部。前臂和手背回屈略大于 90 度角，左腿和右腿约成 45 度角。身体要自然直立，挺胸、松肩、拔背、立腰、收腹、敛臀，头正、颈直、下颏微收，双眼微眯，两嘴角微向上翘起成微笑态。

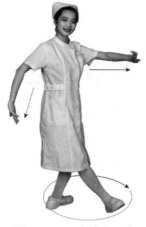
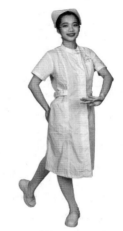

图 4-108　右转右上步　　　　　　图 4-109　右踏左后点步

29.行走引导后落左踏步

（1）动作说明：承云间转腰右踏左后点步动作，上体姿势和头面姿态保持不变。右腿直立撑稳身体重心，左腿屈提自然垂脚于右腿后侧，左脚尖下垂约与右脚踝高，左脚落于右脚后侧踏步。同时，左兰花指摆落于身体左侧，五指屈曲抓握成实心拳，直臂向后摆动，拳心向右侧方，拳约与腹高；右兰花指同时摆落于身体右侧，五指屈曲抓握成实心拳，直臂向前摆动，拳心向左侧方，拳约与腹高。目向前方平视。从身体正前方看，如图 4-110 所示。操式节拍为一拍。

（2）要点要求：身体直立要自然放松，挺胸、松肩、拔背、立腰、收腹、敛臀，头正、颈直、下颏微收，双眼稍眯，两嘴角微向上翘起成微笑态。左脚前提后落踏步时，右腿要撑稳身体重心，腰腹肌、臀肌和两腿肌、两膝和脚踝肌腱均处于一定的紧张受力状态。身体保持正直，左大腿和左小腿约成 120 度角，两拳前后摆动要自然协调，两手臂与躯干约成 45 度角。

30.行走引导右踏步

（1）动作说明：承行走引导后落左踏步动作，上体姿势和头面姿态保持不变。左脚向右脚内侧落地踏步后，左腿直立撑稳身体重心；右腿屈膝自然垂脚在左腿内侧提起，右脚尖下垂约与左脚踝高，右脚向左脚内侧踏步，同时，左实心拳保持不变，直臂向前摆动，拳心向右侧方，拳约与腹高；右实心拳同时保持不变，直臂向后摆动，拳心向左侧方，拳约与腹高。目向前方平视。从身体右前方看，如图 4-111 所示。操式节拍为一拍。

（2）要点要求：身体直立要自然放松，挺胸、松肩、拔背、立腰、收腹、敛臀，头正、颈直、下颏微收，双眼稍眯，两嘴角微向上翘起成微笑态。右脚上提踏步时，左腿要撑稳身体重心，腰腹肌、臀肌和两腿肌、两膝和脚踝肌腱均处于一定的紧张受力状态。身体保持正直，右大腿和右小腿约成 120 度角，两拳前后摆动要自然协调，两手臂与躯干约成 45 度角。

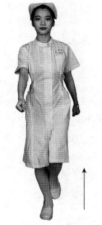

图 4-110　后落左踏步

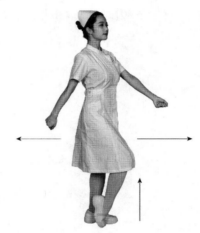

图 4-111　右踏步

31.行走引导左踏步

（1）动作说明：承行走引导右踏步动作，上体姿势和头面姿态保持不变。右脚向左脚内侧落地踏步后，右腿直立撑稳身体重心；左腿屈膝自然垂脚在右腿内侧提起，左脚尖下垂约与右脚踝高，左脚向右脚内侧踏步。同时，左实心拳保持不变，直臂向后摆动，拳心向右侧方，拳约与腹高；右实心拳同时保持不变，直臂向前摆动，拳心向左侧方，拳约与腹高。目向前方平视。从身体右前方看，如图 4-112 所示。操式节拍为一拍。

（2）要点要求：身体直立要自然放松，挺胸、松肩、拔背、立腰、收腹、敛臀，头正、颈直、下颏微收，双眼稍眯，两嘴角微向上翘起成微笑态。左脚上提踏步时，右腿要撑稳身体重心，腰腹肌、臀肌和两腿肌、两膝和脚踝肌腱均处于一定的紧张受力状态。身体保持正直，左大腿和左小腿约成 120 度角，两拳前后摆动要自然协调，两手臂与躯干约成 45 度角。

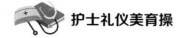
32. 行走引导右脚踏并步

（1）动作说明：承行走引导左踏步动作，上体姿势和头面姿态保持不变。左脚向右脚内侧落地踏步后，左腿直立撑稳身体重心；右腿屈膝提起，右脚尖自然下垂于左腿内侧，右脚尖约与左脚踝高，右脚向左脚内侧落地踏步。同时，两实心拳保持不变，直臂摆落于左右大腿外侧，两拳心均向内。目向前方平视。从身体正前方看，如图 4-113 所示。操式节拍为一拍。

（2）要点要求：左脚踏步落地后要直立站稳；右脚踏并步后，身体要保持正直，腰腹肌、臀肌和两腿肌、两膝和脚踝肌腱均处于一定的紧张受力状态。重心在两腿之间。两拳臂要自然摆落于两大腿外侧。身体要自然放松，挺胸、展肩、拔背、立腰、收腹、敛臀，头正、颈直、下颏微收，双眼稍眯，两嘴角微向上翘起成微笑态。

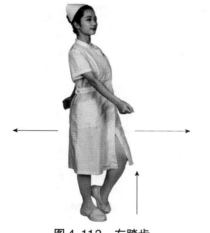

图 4-112　左踏步

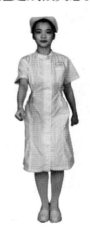

图 4-113　右脚踏并步

（注：25~32 动作操式节拍为 4—2—3—4，5—6—7—8）

第四节　方向引导（肩部运动）创编套路

一、方向引导（肩部运动 8 拍 ×4）动作名称

1. 右丁字步右摇臂之一；2. 右丁字步右摇臂之二；3. 右丁字步右摇臂之三；4. 右丁字步右摇臂之四；5. 右丁字步腹前叠手；6. 右丁字步右手引导；7. 右丁字步腹前叠手。

8. 左上步右双晃手前伸；9. 右上步右双晃手上举；10. 左蹬步右双晃手后摆；11. 左上步左抹手；12. 右丁字步左手引导；13. 右丁字步双背手。

14. 右丁字步左摇臂之一；15. 右丁字步左摇臂之二；16. 右丁字步左摇臂之三；17. 右丁字步左摇臂之四；18. 右丁字步腹前叠手；19. 右丁字步左手引导；20. 右丁字步腹前叠手。

21. 右上步左双晃手前伸；22. 左上步左双晃手上举；23. 右蹬步左双晃手后摆；24. 右上步右抹手；25. 右丁字步右手引导；26. 右丁字步双背手。

二、方向引导（肩部运动 8 拍 ×4）动作说明

（一）方向引导（1—8 拍）

1. 右丁字步右摇臂之一

（1）动作说明：承第三节行走引导右脚踏并步动作，身体姿势和头面姿态保持不变。身体左转约45度，右脚尖对正方，左脚尖外展约90度，左脚擦地后移，左脚窝贴靠于右脚跟，成右丁字步。同时，左手成兰花指屈肘向身后摆，手背贴于后腰左下侧，手心向后方，指尖向右下方；右手同时成兰花指向前下直臂摆伸，手心向后下方，指尖向前下方，右兰花指约与胯高。目视前下方，目余光视右手。从身体右前方看。如图4-114 所示。右兰花指继续向身前直臂摆起，手心向下方，指尖向前方，右兰花指和手臂约与肩高。目随视右手。从身体右前方看，如图 4-115 所示。右兰花指顺势内旋继续直臂向头右上方摆举，手心向右上方，指尖斜向左上方，右兰花指高于头顶。头面随兰花指上摆向右转动，目视右前稍上方。从身体稍右前方看，如图 4-116 所示。操式节拍为一拍。

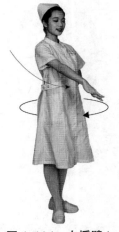 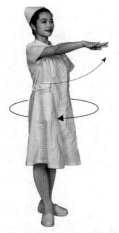 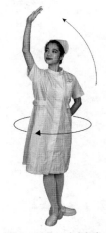

图 4-114　右摇臂 1　　　图 4-115　右摇臂 2　　　图 4-116　右摇臂 3

（2）动作要领：右摇臂之一时，身体要先左转约45度，右丁字步要右脚跟贴靠于左脚窝，两脚尖约成90度角。左兰花指背要贴靠于后腰左侧，右兰花指要先直臂俯手向

前下摆伸，再内旋摆举于头右上方，头面要随之右转约 90 度。右兰花指和右臂由下向头右上方摇摆约在同一条直线上立转，摇臂要连贯圆活。身体要自然放松、挺胸、松肩、拔背、立腰、收腹、敛臀，颈直、下颏略收，双眼稍眯，两嘴角微向上翘起成微笑态。

2. 右丁字步右摇臂之二

（1）动作说明：右摇臂之一动作不停，身体姿势和头面姿态保持不变。右丁字步和左兰花指背贴于后腰左下侧保持不变；右兰花指经头右上方继续伸臂向右侧方摆落，手心向后方，指尖向右侧方，右兰花指和手臂约与肩高。目视右前方，目余光扫视右兰花指。从身体稍右前方看，如图 4–117 所示。

上动作不停，右兰花指顺势继续伸臂向右下方摆落，手心向后方，指尖向右下方，右兰花指约与胯高。目视右前方，目余光扫视右兰花指。从身体稍右前方看，如图 4–118 所示。操式节拍为一拍。

（2）动作要领：右摇臂之二时，右丁字步要规范脚形，兰花指要伸开背翘。左兰花指手背要贴靠于后腰左下侧，右兰花指和右臂向右下方摆落约在同一条斜直线上，与身体约成 45 度角，右摇臂要连贯圆活。身体要随右兰花指摆落略右转，头面要同时转向右侧方。身体要自然放松、挺胸、展肩、拔背、立腰、收腹、敛臀，颈直、下颏略收，双眼稍眯，两嘴角微向上翘起成微笑态。

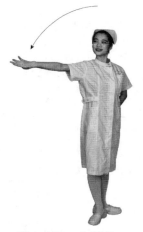

图 4–117　右摇臂 4

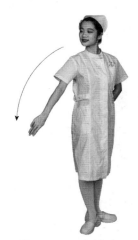

图 4–118　右摇臂 5

3. 右丁字步右摇臂之三

（1）动作说明：右摇臂之二动作不停，身体姿势和头面姿态保持不变。右丁字步和左手兰花指背贴于后腰左下侧保持不变；身体左转约 45 度，头面同时左转约 90 度。右手兰花指继续向前下直臂摆伸，手心向后下方，指尖向前下方，右兰花指约与胯高。目视前下方，目余光随视右手。从身体右前方看。如图 4-119 所示。右兰花指继续向身前直臂摆起，手心向下方，指尖向前方，右兰花指和手臂约与肩高。目随视右手。从身体右前方看，如图 4-120 所示。右兰花指顺势内旋继续直臂向头右上摆举，手心向右上方，指尖斜向左上方。右兰花指高于头顶。头面随兰花指上摆向右转动，目视右前稍上方。从身体稍右前方看，如图 4-121 所示。操式节拍为一拍。

（2）动作要领：右摇臂之三时，右丁字步要规范脚形，身体要先左转约 45 度，头面要同时左转约 90 度。左兰花指手背要贴靠于后腰左下侧，右兰花指要伸开背翘，先直臂俯手向前下摆伸，再内旋摆举于头右上方，头面要随之右转约 90 度。右兰花指和右臂由下向头右上方摇约在同一条直线上立转，头面要随之右转约 90 度，摇臂要连贯圆活。身体要自然放松、挺胸、松肩、拔背、立腰、收腹、敛臀，颈直、下颏略收，双眼稍眯，两嘴角微向上翘起成微笑态。

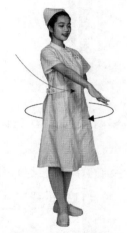
图 4-119　右摇臂 6

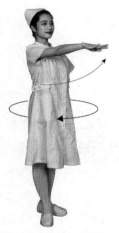
图 4-120　右摇臂 7

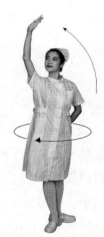
图 4-121　右摇臂 8

4. 右丁字步右摇臂之四

（1）动作说明：右摇臂之三动作不停，身体姿势和头面姿态保持不变。右丁字步和左兰花指背贴于后腰左下侧保持不变；右兰花指经头右上方继续伸臂向右侧方摆落，手心向后方，兰花指尖向右侧方，右兰花指和手臂约与肩高。目视右前方，目余光扫视右兰花指。从身体稍右前方看，如图 4-122 所示。右兰花指顺势继续伸臂向右下方摆落，手心向后方，指尖向右下方，右兰花指约与胯高。目视右前方，目余光扫视右兰花指。从身体稍右前方看，如图 4-123 所示。操式节拍为一拍。

（2）动作要领：右摇臂之四时，右丁字步要规范脚形，身体要自然放松、挺胸、展肩、拔背、立腰、收腹、敛臀，头正、颈直、下颏略收，双眼稍眯，两嘴角微向上翘起

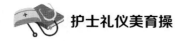

成微笑态。兰花指要伸开背翘,左兰花指手背要贴靠后腰左侧,右兰花指摇臂要连贯圆活,头部和身体要随右兰花指摆落略右转。右兰花指和右臂向右下方摆伸约在同一条斜直线上,与身体约成45度角。

(右摇臂之一至之四,共斜向立摇臂约两圈,四拍完成。)

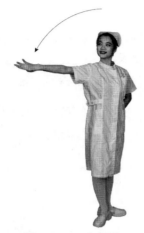

图4-122 右摇臂9

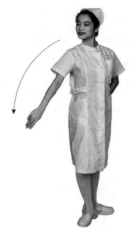

图4-123 右摇臂10

5. 右丁字步腹前叠手

(1)动作说明:承右摇臂之四动作,身体姿势和头面姿态保持不变,右丁字步和左兰花指背贴于后腰左下侧保持不变。两手兰花指经身体两侧向身前伸指摆起,至腹前时左手虎口握住右手四指,右手虎口握住左手大拇指,两手左手前右手后交叉叠手轻按于腹前,两手背向前方;两肘尖向左右侧方,肘尖高约中腰平。目向前方平视。从身体正前方看,如图4-124所示。操式节拍为一拍。

(2)要点要求:右丁字步要规范脚形,身体要自然放松、挺胸、展肩、拔背、立腰、收腹、敛臀,头正、颈直、下颏略收,双眼微眯,两嘴角微向上翘起成微笑态。两手臂要自然屈肘摆至身前时,两上臂与前臂均约成略大于90度角,两手要交握叠手,右手心要贴靠腹前。

6. 右丁字步右手引导

(1)动作说明:承右丁字步腹前叠手动作,身体姿势和头面姿态保持不变。右丁字步保持不变;左手松开右手四指,五指并拢伸直贴按于腹前,手背向前方,指尖斜向右下方;右手同时松开左手大拇指,五指并拢伸直外旋屈肘向右上摆伸,手心向上方,指尖向右侧方,右指尖高约肩平。头面左转稍右倾,目视左侧稍前方。从身体正前方看,如图4-125所示。操式节拍为一拍。

（2）动作要领：右丁字步要规范脚形，头面要左转稍右倾。自然挺胸、展肩、拔背、立腰、收腹、敛臀，下颏微起，双眼稍眯，两嘴角微向上翘起成微笑态。左手臂要屈肘约90度角，左肘尖约与中腰高，左手心要贴按于腹前；右手臂要屈肘仰手右上摆伸，上臂与前臂约成110度角。

7. 右丁字步腹前叠手

（1）动作说明：承右丁字步右手引导动作，身体姿势和头面姿态保持不变。右丁字步保持不变。右手内旋向身前伸指摆落，至腹前时右手虎口握住左手大拇指，左手虎口同时握住右手四指，两手左手前右手后交叉叠手轻按于腹前，两手背向前方；两肘尖向左右侧方，肘尖高约中腰平。头面向前方转回，目向前方平视。从身体正前方看，如图4-126所示。操式节拍为二拍。

（2）要点要求：右丁字步要规范脚形，身体要自然放松、挺胸、展肩、拔背、立腰、收腹、敛臀，头正、颈直、下颏略收，双眼稍眯，两嘴角微向上翘起成微笑态。两手臂自然屈肘摆至身前时，两上臂与前臂均约成略大于90度角，两手要交握叠手，右手心要贴靠腹前。

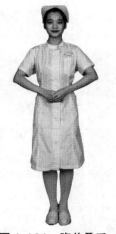　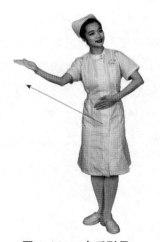　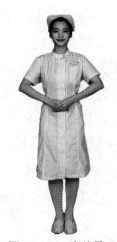

图4-124　腹前叠手　　　　图4-125　右手引导　　　　图4-126　腹前叠手

（注：1~7动作操式节拍为1—2—3—4，5—6—7—8）

（二）方向引导（2—8拍）

8. 左上步右双晃手前伸

（1）动作说明：承右丁字步腹前叠手动作，身体姿势和头面姿态保持不变。右丁字步保持不变；上身稍前倾，身体稍左转。右脚尖方向不变，右腿屈膝撑稳，左脚擦地伸膝向左前上步，左脚跟抵地，脚尖回勾翘起。同时，两手成兰花指下伸，直臂向左前摆起，两手心均向后下方，两指尖均向前下方，兰花指尖高约腹平，两兰花指略宽于肩。目视前下方，目余光视两兰花指。从身体右前方看，如图4-127所示。操式节拍为一拍。

（2）要点要求：上身左转稍前倾，头面略左转下低，身体要自然放松、稍含胸、松肩、松背、立腰、收腹、敛臀，下颏略收，双眼稍眯，两嘴角微向上翘起成微笑态。身体左转与正向约成45度角，右腿要屈膝撑稳身体重心，腰腹肌、臀肌和两腿肌、两膝和脚踝肌腱均处于一定的紧张受力状态。右大腿与小腿约成120度角，左脚面与小腿约成90度角。兰花指手形要规范翘指，两手臂要向前下伸直，分别在两条斜直线上，与身体约成45度角。

9.右上步右双晃手上举

（1）动作说明：左上步右双晃手前伸动作不停，身体姿势和头面姿态保持不变。身体重心前移，左脚掌落地踏实，左腿伸直站立；右脚随之经左脚内侧向前擦地上步，脚跟先行落地，身体重心前移，右脚尖外展落地踏实。左脚随着脚尖蹬地，脚跟提起，推动身体挺胸立起。同时，两手兰花指继续直臂向头上内旋摆起，手心均向外，指尖向上方，两兰花指略宽于肩。头稍仰抬，目视前上方，目余光视兰花指。从身体右前方看，如图4-128所示。操式节拍为一拍。

（2）要点要求：身体重心前移要平稳，两脚上步要先落脚跟，再过渡到脚掌落地踏实，腰腹肌、臀肌和两腿肌、两膝和脚踝肌腱均处于一定的紧张受力状态。身体重心约在两腿之间，右小腿与左小腿约成45度角，左脚尖与右脚尖约成90度角。两兰花指手形要规范上摆，两手臂要向头上伸直，分别在两条竖直线上。身体要自然放松、挺胸、松肩、拔背、立腰、收腹、敛臀，头面略后仰，下颏略上抬，双眼稍眯，两嘴角微向上翘起成微笑态。

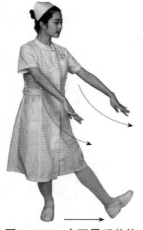

图4-127　右双晃手前伸

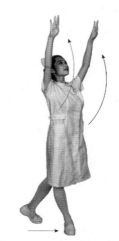

图4-128　右双晃手上举

10. 左蹬步右双晃手后摆

（1）动作说明：右上步右双晃手上举动作不停，身体姿势和头面姿态保持不变。左脚跟提起，脚前掌继续蹬地，推动身体略右转前移挺胸直立。同时，两手兰花指继续经头上向右摆，右兰花指手臂伸直摆落于身体右侧，手心向下方，指尖向右侧方，兰右花指与手臂约与肩高；左兰花指同时经头面右侧及右肩前屈肘摆落于胸前，手心向前下方，指尖向右侧方，左兰花指与前臂约与胸高。头面随兰花指摆落右转约90度，目视右侧稍前方，目余光视兰花指。从身体正前稍右方看，如图4-129所示。操式节拍为二拍。

（2）要点要求：左脚要提脚跟蹬脚掌，推动身体重心大部分落于右腿之上，腰腹肌、臀肌和两腿肌、两膝和脚踝肌腱均处于一定的紧张受力状态。右小腿与左小腿约成45度角，左脚尖与右脚尖约成60度角。两手兰花指要规范摆落，右手臂要向右侧伸直在一条平直线上，左前臂与上臂约成90度角。身体要自然放松、挺胸、松肩、拔背、立腰、收腹、敛臀，头面右转，下颏略收，双眼稍眯，两嘴角微向上翘起成微笑态。双晃手要圆活舒展，同时到位。

11. 左上步左抹手

（1）动作说明：承左蹬步右双晃手后摆动作，身体姿势和头面姿态保持不变。上身稍作前倾，右脚尖方向不变，右腿屈膝撑稳；左脚擦地伸膝向左前上步，左脚跟抵地，脚尖回勾翘起。同时，左兰花指外旋屈肘下落于中腰前，手心向上方，指尖向右侧方，左兰花指与前臂高约中腰平；右兰花指同时屈肘向身前摆落，手心向下方，指尖翘起向左上方，右兰花指与小臂略高于中腰。右前臂叠靠于左前臂上侧，两手腕左下右上相对相贴。头部略向左侧倾斜，目向右前方平视。从身体正前方看，如图4-130所示。操式节拍为一拍。

（2）动作要领：右腿要屈膝撑稳身体重心，右大腿与小腿约成120度角，左脚擦地伸膝上步要脚跟先行落地，脚面要勾翘与小腿约成90度角。腰腹肌、臀肌和两腿肌、两膝和脚踝肌腱均处于一定的紧张受力状态。两手兰花指要右上左下叠手，要贴靠于中腰前，左右上臂与左右前臂均约成90度角。身体稍前倾要自然放松、稍含胸、松肩、松背、立腰、收腹、敛臀，头面略左侧倾、下颏略起，双眼稍眯，两嘴角微向上翘起成微笑态。

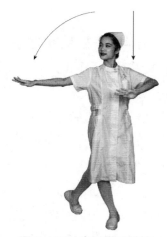

图 4-129　右双晃手后摆

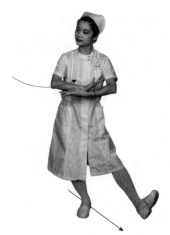

图 4-130　左抹手

12. 右丁字步左手引导

（1）动作说明：承左上步左抹手动作，身体姿势和头面姿态保持不变。右腿蹬伸，推动身体重心左前移，左脚掌内扣落地；右脚跟随即向左脚窝并拢，两脚尖展开约成 90 度角，身体并脚直立成右丁字步。同时，两兰花指向左右抹手，右手五指并拢伸直，屈肘下按贴于腹前，肘尖向外，手背向前方，指尖斜向左下方；左手同时五指并拢伸直，屈肘向左侧上方摆伸，手心向上方，指尖向左侧方，指尖高约肩平。头面保持右转稍左倾姿势，目视右侧稍前方。从身体正前方看，如图 4-131 所示。操式节拍为一又二分之一拍。

（2）动作要领：右丁字步要规范脚形，头面要保持右转稍左倾。腰腹肌、臀肌和两腿肌、两膝和脚踝肌腱均处于一定的紧张受力状态。自然挺胸、展肩、拔背、立腰、收腹、敛臀，下颏微起，双眼稍眯，两嘴角微向上翘起成微笑态。右手臂要屈肘约 90 度角，右肘尖约与中腰高，右手心要贴按于腹前；左手臂要屈肘仰手左上摆伸，上臂与前臂约成 110 度角。

13. 右丁字步双背手

（1）动作说明：承右丁字步左手引导动作，身体姿势和头面姿态保持不变。右丁字步保持不变，上身略右转，左手臂内旋屈肘伸指向身后摆落，左手背贴靠于臀部左后侧，左手心向后方，指尖向右下方；同时，右手臂屈肘伸指向身后摆伸，右手背贴靠于臀部右后侧，右手心向后方，指尖向左下方。两肘尖向左右侧方，肘尖高约中腰平。头面向前方转回，目向前稍右方平视。从身体正前稍左方看，如图 4-132 所示。操式节拍为二分之一拍。

（2）要点要求：右丁字步要规范脚形，头面要向前方转回。身体直立要自然放松、挺胸、展肩、拔背、立腰、收腹、敛臀，头正、颈直、下颏略收，双眼稍眯，两嘴角微向上翘起成微笑态。两手臂要屈肘于身后背手，两上臂与前臂均约成略大于 90 度角，两手背要贴靠于臀部后面左右两侧。

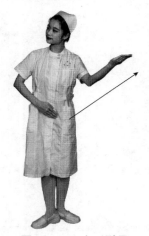
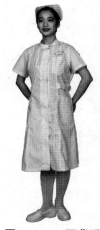

图 4-131　左手引导　　　　　　　　　图 4-132　双背手

（注：8~13 动作操式节拍为 2—2—3—4，5—6—7—8）

（三）方向引导（3—8 拍）

14. 右丁字步左摇臂之一

（1）动作说明：承右丁字步双背手动作，身体姿势和头面姿态保持不变，右丁字步保持不变。身体右转约 45 度，右手成兰花指继续背贴于后腰右下侧，手心向后方，指尖向左下方；左手同时成兰花指向前下直臂摆伸，手心向后下方，指尖向前下方，左兰花指约与胯高。目视前下方，目余光视左手。从身体左前方看。如图 4-133 所示。左兰花指继续向身前直臂摆起，手心向下方，指尖向前方，左兰花指和手臂约与肩高。目随视左手。从身体左前方看，如图 4-134 所示。左兰花指顺势内旋继续直臂向头左上方摆举，肘臂伸直，手心向左上方，指尖斜向右上方。左兰花指高于头顶。头面随兰花指上摆向左转动，目视左前稍上方。从身体稍左前方看，如图 4-135 所示。操式节拍为一拍。

（2）动作要领：左摇臂之一时，右丁字步要规范脚形。身体要先右转约 45 度，右兰花指背要贴靠于后腰右下侧，左兰花指要先直臂俯手向前下摆伸，再内旋摆举于头左上方，头面要随之左转约 90 度。左兰花指和左臂由下向头左上方摇摆约在同一条直线上立转，兰花指要伸开背翘，摇臂要连贯圆活。身体要自然放松、挺胸、松肩、拔背、立腰、收腹、敛臀，颈直、下颌略收，双眼稍眯，两嘴角微向上翘起成微笑态。

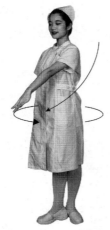

图 4-133　左摇臂 1

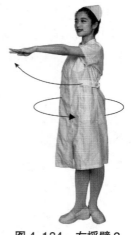

图 4-134　左摇臂 2

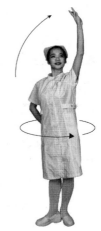

图 4-135　左摇臂 3

15.右丁字步左摇臂之二

（1）动作说明：左摇臂之一动作不停，身体姿势和头面姿态保持不变。右兰花指背贴于后腰右下侧保持不变；左兰花指经头左上方继续伸臂向左侧方摆落，手心向左下方，指尖向左上方，左兰花指和手臂约与肩高。目视左前方，目余光扫视左兰花指。从身体稍左前方看，如图 4-136 所示。

上动作不停，左兰花指顺势继续伸臂向左下方摆落，手心向下方，指尖背翘向右侧方，左兰花指约与胯高。目视左前方，目余光扫视左兰花指。从身体稍左前方看，如图 4-137 所示。操式节拍为一拍。

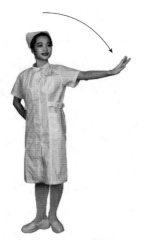

图 4-136　左摇臂 4

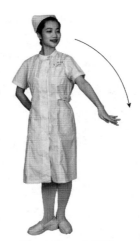

图 4-137　左摇臂 5

（2）动作要领：左摇臂之二时，右丁字步要规范脚形，身体要自然放松、挺胸、展肩、拔背、立腰、收腹、敛臀，头面要随左摇臂转向左侧方、颈直、下颏略收，双眼稍眯，两嘴角微向上翘起成微笑态。兰花指要伸开背翘，左摇臂要连贯圆活，身体要随左兰花指摆落略左转。右兰花指手背要贴靠后腰右下侧，左兰花指和左臂向左下方摆伸约在同一条斜直线上，与身体约成45度角。

16.右丁字步左摇臂之三

（1）动作说明：左摇臂之二动作不停，身体姿势和头面姿态保持不变。右丁字步和右手兰花指背贴于后腰右下侧保持不变；身体右转约45度，头面同时右转约90度。左手兰花指继续向前下直臂摆伸，手心向后下方，指尖向前下方，左兰花指约与胯高。目视前下方，目余光随视左手。从身体左前方看。如图4-138所示。左兰花指继续向身前直臂摆起，手心向下方，指尖向前方，左兰花指和手臂约与肩高。目随视左手。从身体左前方看，如图4-139所示。左兰花指顺势内旋继续直臂向头左上摆举，肘臂伸直，手心向左上方，指尖斜向右上方。左兰花指高于头顶。头面随兰花指上摆向左转动，目视左前稍上方。从身体稍左前方看，如图4-140所示。操式节拍为一拍。

（2）动作要领：左摇臂之三时，右丁字步要规范脚形，身体要先右转约45度，头面要同时右转约90度。右兰花指手背贴靠于后腰右下侧保持不变，左兰花指要先直臂俯手向前下摆伸，再内旋摆举于头左上方，头面要随之左转约90度。左兰花指和左臂由下向头左上方摇摆约在同一条直线上立转，兰花指要伸开背翘，摇臂要连贯圆活。身体要自然放松、挺胸、松肩、拔背、立腰、收腹、敛臀，颈直、下颏略收，双眼稍眯，两嘴角微向上翘起成微笑态。

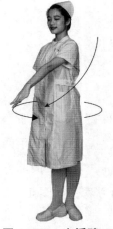

图4-138　左摇臂6

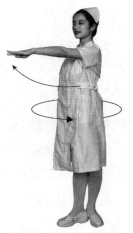

图4-139　左摇臂7

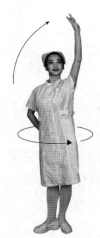

图4-140　左摇臂8

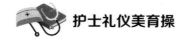

17. 右丁字步左摇臂之四

（1）动作说明：左摇臂之三动作不停，身体姿势和头面姿态保持不变。右丁字步和右兰花指背贴于后腰右下侧保持不变；左兰花指经头左上方继续伸臂向左侧方摆落，手心向左下方，兰花指尖背翘向左上方，左兰花指略高于肩，左手臂约与肩高。目视左前方，目余光扫视左兰花指。从身体稍左前方看，如图4-141所示。左兰花指顺势继续伸臂向左下方摆落，手心向下方，指尖背翘向左侧方，左兰花指约与胯高。目视左前方，目余光扫视左兰花指。从身体稍左前方看，如图4-142所示。操式节拍为一拍。

（2）动作要领：左摇臂之四时，右丁字步要规范脚形，兰花指要伸开背翘。右兰花指手背要贴靠后腰右下侧，左兰花指摇臂要连贯圆活，头部和身体要随兰花指摆落略左转。左兰花指和左臂向左下方摆伸约在同一条斜直线上，与身体约成45度角。身体要自然放松、挺胸、展肩、拔背、立腰、收腹、敛臀，头左转、颈直、下颏略收，双眼稍眯，两嘴角微向上翘起成微笑态。

（左摇臂之一至之四，共斜向立摇臂约两圈，四拍完成。）

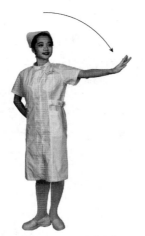
图4-141　左摇臂9

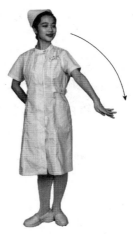
图4-142　左摇臂10

18. 右丁字步腹前叠手

（1）动作说明：承左摇臂之四动作，身体姿势和头面姿态保持不变。右丁字步保持不变；两手兰花指经两大腿前侧向身前伸指摆起，至腹前时左手虎口握住右手四指，右手虎口握住左手大拇指，两手左手前右手后交叉叠手轻按于腹前，两手背向前方；两肘尖向左右侧方，肘尖高约中腰平。目向前方平视。从身体正前方看，如图4-143所示。操式节拍为一拍。

（2）要点要求：右丁字步要规范脚形，身体要自然放松、挺胸、展肩、拔背、立腰、收腹、敛臀，头正、颈直、下颌略收，双眼微眯，两嘴角微向上翘起成微笑态。两手臂要自然屈肘摆至身前时，两上臂与前臂均约成略大于90度角，两手要交握叠手，右手心要贴靠腹前。

19.右丁字步左手引导

（1）动作说明：承右丁字步腹前叠手动作，身体姿势和头面姿态保持不变。右丁字步保持不变；右手松开左手大拇指，五指并拢伸直贴按于腹前，手背向前方，指尖斜向左下方；左手同时松开右手四指，五指并拢伸直外旋屈肘向左上摆伸，手心向上方，指尖向左侧方，指尖高约肩平。头面右转稍左倾，目视右侧稍前方。从身体正前方看，如图4-144所示。操式节拍为一拍。

（2）动作要领：右丁字步要规范脚形，头面要右转稍左倾。身体自然挺胸、展肩、拔背、立腰、收腹、敛臀，下颌微起，双眼稍眯，两嘴角微向上翘起成微笑态。右手臂要屈肘约90度角，右肘尖约与中腰高，右手心要贴按于腹前；左手臂要屈肘仰手左上摆伸，上臂与前臂约成略大于90度角。

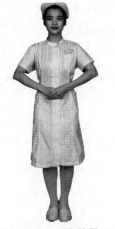

图4-143　腹前叠手

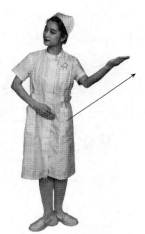

图4-144　左手引导

20.右丁字步腹前叠手

（1）动作说明：承右丁字步左手引导动作，身体姿势和头面姿态保持不变。右丁字步保持不变；左手内旋向身前伸指摆落，至腹前时左手虎口握住右手四指，右手虎口同时握住左手大拇指，两手左手前右手后交叉叠手轻按于腹前，两手背向前方；两肘尖向左右侧方，肘尖高约中腰平。头面向前方转回，目向前方平视。从身体正前方看，如图4-145所示。操式节拍为二拍。

（2）要点要求：右丁字步要规范脚形，身体直立要自然放松、挺胸、松肩、拔背、

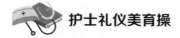

立腰、收腹、敛臀，头面转正、颈直、下颏略收，双眼稍眯，两嘴角微向上翘起成微笑态。左手臂要自然屈肘摆落至身前，两上臂与前臂均约成略大于 90 度角，两手要交握叠手，右手心要贴靠腹前。

（注：14~20 动作操式节拍为 3—2—3—4，5—6—7—8）

（四）方向引导（4—8 拍）

21. 右上步左双晃手前伸

（1）动作说明：承右丁字步腹前叠手动作，身体姿势和头面姿态保持不变。右丁字步保持不变；身体稍右转，上身稍前倾。左脚尖方向不变，左腿屈膝撑稳；右脚擦地伸膝向右前上步，右脚跟抵地，脚尖回勾翘起。同时，两手成兰花指下伸，直臂向右前摆起，两手心均向后下方，两指尖均向前下方，兰花指尖高约腹平，两兰花指略宽于肩。目视前下方，目余光视两兰花指。从身体左前方看，如图 4-146 所示。操式节拍为一拍。

（2）要点要求：上身右转稍前倾，头面略右转下低，腰腹肌、臀肌和两腿肌、两膝和脚踝肌腱均处于一定的紧张受力状态。身体要自然放松、稍含胸、松肩、松背、立腰、收腹、敛臀，下颏略收，双眼稍眯，两嘴角微向上翘起成微笑态。身体右转与正向约成 45 度角，左腿要屈膝撑稳身体重心，左大腿与小腿约成 120 度角，右脚面与小腿约成 90 度角。兰花指手形要规范翘指，两手臂要向前下伸直，分别在两条斜直线上，与身体约成 45 度角。

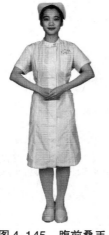

图 4-145　腹前叠手

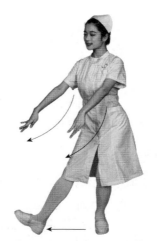

图 4-146　左双晃手前伸

22. 左上步左双晃手上举

（1）动作说明：右上步左双晃手前伸动作不停，身体姿势和头面姿态保持不变。身体重心前移，右脚掌落地踏实，右腿伸直站立；左脚随之经右脚内侧向前擦地上步，脚跟先行落地，身体重心前移，左脚尖外展落地踏实。右脚随着脚尖蹬地，脚跟提起，推动身体挺胸立起。同时，两手兰花指继续直臂向头上内旋摆起，手心均向外，指尖向上方，两兰花指略宽于肩。头稍仰抬，目视前上方，目余光视兰花指。从身体左前方看，如图 4-147 所示。操式节拍为一拍。

（2）要点要求：身体重心前移要平稳，两脚上步要先落脚跟，再过渡到脚掌落地踏实，腰腹肌、臀肌和两腿肌、两膝和脚踝肌腱均处于一定的紧张受力状态。身体重心约在两腿之间，右小腿与左小腿约成 45 度角，左脚尖与右脚尖约成 90 度角。两兰花指手形要规范上摆，两手臂要向头上伸直，分别在两条斜直线上。身体要自然放松、挺胸、松肩、拔背、立腰、收腹、敛臀，头面略后仰，下颏略上抬，双眼稍眯，两嘴角微向上翘起成微笑态。

23.右蹬步左双晃手后摆

（1）动作说明：左上步左双晃手上举动作不停，身体姿势和头面姿态保持不变。右脚跟提起，脚前掌继续蹬地，推动身体略左转前移挺胸直立。同时，两手兰花指继续经头上向左摆，左兰花指手臂伸直摆落于身体左侧，手心向左下方，指尖向左上方，左兰花指约与肩高；右兰花指同时经头面左侧及左肩前屈肘摆落于胸前，手心向前下方，指尖向左侧方，右兰花指与前臂约与胸高。头面随兰花指摆落左转约 90 度，目视左侧稍前方，目余光视兰花指。从身体正前稍左方看，如图 4-148 所示。操式节拍为二拍。

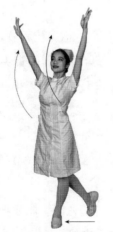
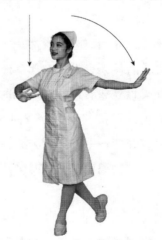

图 4-147　左双晃手上举　　　　　　图 4-148　左双晃手后摆

（2）要点要求：右脚要提脚跟蹬脚掌，推动身体重心大部分落于左腿之上，腰腹肌、臀肌和两腿肌、两膝和脚踝肌腱均处于一定的紧张受力状态。右小腿与左小腿约成

45度角，左脚尖与右脚尖约成60度角。两手兰花指要规范摆落，左手臂要向左侧伸直在一条直线上，右前臂与上臂约成90度角。身体要自然放松、挺胸、松肩、拔背、立腰、收腹、敛臀，头面右转，下颏略收，双眼稍眯，两嘴角微向上翘起成微笑态。双晃手要圆活舒展，同时到位。

24.右上步右抹手

（1）动作说明：承右蹲步左双晃手后摆动作，身体姿势和头面姿态保持不变。上身稍右前倾，左脚尖方向不变，左腿屈膝撑稳；右脚擦地伸膝向右前上步，右脚跟抵地，脚尖回勾翘起。同时，右兰花指外旋屈肘下落于中腰前，手心向上方，指尖向左侧方，右兰花指与前臂高约与中腰平；左兰花指同时屈肘向身前摆落，手心向下方，指尖翘起向右上方，左兰花指与小臂略高于中腰。左前臂叠靠于右前臂上侧，两手腕右下左上相对相贴。头部略向右侧倾斜，目视左前稍下方。从身体正前方看，如图4-149所示。操式节拍为一拍。

（2）动作要领：头面略右侧倾，左腿要屈膝撑稳身体重心，左大腿与小腿约成120度角，右脚擦地伸膝上步要脚跟先行落地，脚面要勾翘与小腿约成90度角。腰腹肌、臀肌和两腿肌、两膝和脚踝肌腱均处于一定的紧张受力状态。两兰花指要左上右下叠手，要贴靠于中腰前，左右上臂与左右前臂均约成90度角。身体稍前倾要自然放松、稍含胸、松肩、松背、立腰、收腹、敛臀，下颏略起，双眼稍眯，两嘴角微向上翘起成微笑态。

25.右丁字步右手引导

（1）动作说明：承右上步右抹手动作，身体姿势和头面姿态保持不变。左腿蹬伸，推动身体重心右前移，右脚掌内扣落地；左脚跟随即向右脚窝并拢，两脚尖展开约成90度角，身体并脚直立成右丁字步。同时，两兰花指向左右抹手，左手五指并拢伸直，屈肘下按贴于腹前，肘尖向外，手背向前方，指尖斜向右下方；右手同时五指并拢伸直，屈肘向右侧上方摆伸，手心向上方，指尖向右侧方，指尖高约与肩平。头面保持左转稍右倾姿势，目视左侧稍前方。从身体正前方看，如图4-150所示。操式节拍为一又二分之一拍。

（2）动作要领：右丁字步要规范脚形，头面要保持左转稍右倾。腰腹肌、臀肌和两腿肌、两膝和脚踝肌腱均处于一定的紧张受力状态。身体要自然挺胸、展肩、拔背、立腰、收腹、敛臀，下颏微起，双眼稍眯，两嘴角微向上翘起成微笑态。左手臂要屈肘约90度角，左肘尖约与中腰高，左手心要贴按于腹前；右手臂要屈肘仰手右上摆伸，上臂与前臂约成110度角。

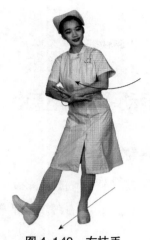

图 4-149　右抹手

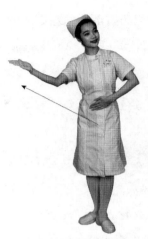

图 4-150　右手引导

26. 右丁字步双背手

（1）动作说明：承右丁字步右手引导动作，身体姿势和头面姿态保持不变。右丁字步保持不变。上身略左转，右手臂内旋屈肘伸指向身后摆落，右手背贴靠于臀部右后下侧，右手心向后方，指尖向左下方；同时，左手臂屈肘伸指向身后摆伸，左手背贴靠于臀部左后下侧，左手心向后方，指尖向右下方。两肘尖向左右侧方，肘尖高约中腰平。头面向前方转回，目向前稍右方平视。从身体正前稍右方看，如图 4-151 所示。操式节拍为二分之一拍。

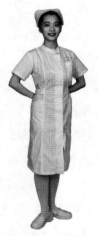

图 4-151　双背手

（2）要点要求：右丁字步要规范脚形，头面要向前方转回。身体直立要自然放松、挺胸、展肩、拔背、立腰、收腹、敛臀，头正、颈直、下颏略收，双眼稍眯，两嘴角微向上翘起成微笑态。两手臂要屈肘于身后背手，两上臂与前臂均约成略大于 90 度角，

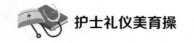

两手背要贴靠于臀部后面左右两侧。

（注：21~26 动作操式节拍为 4—2—3—4，5—6—7—8）

第五节　蹲姿服务（扩胸运动）创编套路

一、蹲姿服务（扩胸运动 8 拍 ×4）动作名称

1. 右风火轮扣膝右后摆手；2. 右风火轮开立右上摆手；3. 右风火轮大八字步平展臂；4. 右风火轮后点步右上摆手；5. 右风火轮蹲步双手按膝；6. 右蹲步双手叠手按膝。

7. 左风火轮扣膝左后摆手；8. 左风火轮开立左上摆手；9. 左风火轮大八字步平展臂；10. 左风火轮后点步左上摆手；11. 左风火轮蹲步双手按膝；12. 左蹲步双手叠手按膝。

13. 右风火轮扣膝右后摆手；14. 右风火轮开立右上摆手；15. 右风火轮大八字步平展臂；16. 右风火轮后点步右上摆手；17. 右风火轮蹲步双手按膝；18. 右蹲步双手叠手按膝。

19. 左风火轮扣膝左后摆手；20. 左风火轮开立左上摆手；21. 左风火轮大八字步平展臂；22. 左风火轮后点步左上摆手；23. 左风火轮蹲步双手按膝；24. 左蹲步双手叠手按膝。

二、蹲姿服务（扩胸运动 8 拍 ×4）动作说明

（一）蹲姿服务（1—8 拍）

1. 右风火轮扣膝右后摆手

（1）动作说明：承第四节方向引导右丁字步双背手动作，身体姿势和头面姿态保持不变。上身左转约 90 度，头部和上身左前倾。左腿随之屈膝半蹲撑稳身体重心，左膝盖和脚尖对正向稍左方；右腿同时屈膝绷脚擦地向后伸脚，脚跟上提立起，脚面绷直，脚尖屈趾抵地，右膝盖内扣于左膝下内侧，膝盖向左前方。同时，左手成兰花指随身体左转向身前屈肘内旋摆起，手心向前方，指尖向右侧方，左兰花指与前臂约在同一水平线上，高约与胸平；右兰花指同时内旋直臂向后下伸摆，手心向后上方，指尖向后下方，右兰花指尖高约与腹平。目视右下方，目余光视右兰花指。从身体右前方看，如图 4-152 所示。操式节拍为一拍。

（2）动作要领：身体左转前倾与正向约成 45 度角。左腿要屈膝撑稳身体重心，左大腿与小腿约成 120 度角，左膝盖和左脚尖要保持正向稍左方；右腿要屈膝内扣，右大

腿与小腿成略大于 90 度角，腰腹肌、臀肌和两腿肌、两膝和脚踝肌腱均处于一定的紧张受力状态。右小腿和右脚面与竖直方向约成 45 度角，右膝盖和右脚尖与正向约成 45 度角。兰花指要规范手形，左兰花指背要贴靠于胸前；右兰花指和手臂向后下方摆伸约在同一条斜直线上，与竖直方向约成 45 度角。两兰花指摆动要左右协调，同时到位。身体左前倾要自然放松，含胸、松肩、收腹、敛臀、下颏略收，双眼稍眯，两嘴角微向上翘起成微笑态。

2. 右风火轮开立右上摆手

（1）动作说明：右风火轮扣膝后摆手动作不停，头面姿态保持不变。左腿挺膝伸直站立，脚尖略外展，身体随之右转约 45 度，身体重心右移于两腿中间，右脚同时略回收展脚踏实，推动身体挺胸立起，右腿挺膝伸直成开立步站姿。同时，右兰花指经身体右后下侧直臂伸指向前上抢摆，随身体右转成正向时，上抢摆至头顶右上方，肘和腕稍内屈，手心向左下方，兰花指尖斜向左上方，右兰花指高于头顶；左兰花指同时外旋伸臂左下摆落于左胯前，肘和腕稍内屈，手心斜向右上方，兰花指尖斜向右下方。头稍仰抬，目视前上方，目余光扫视右兰花指。从身体正前方看，如图 4-153 所示。操式节拍为一拍。

（2）动作要领：两腿要挺膝开立，两脚跟左右分开，腰腹肌、臀肌和两腿肌、两膝和脚踝肌腱均处于一定的紧张受力状态。两脚尖约成 60 度角。身体要直立放松，自然挺胸、松肩、拔背、立腰、收腹、敛臀，头面上抬，颈略后倾，下颏抬起，双眼稍眯，两嘴角微向上翘起成微笑态。两肘腕稍内屈，兰花指要规范手形，两兰花指和手臂要右上举、左下垂相对应。

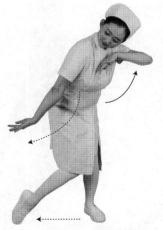 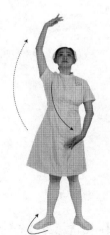

图 4-152　扣膝右后摆手　　　　　图 4-153　开立右上摆手

3. 右风火轮大八字步平展臂

（1）动作说明：右风火轮开立右上摆手动作不停，头面姿态和身体姿势保持不变。胸腰挺立，两脚左右分开成大八字步。同时，右兰花指继续向下、向右抡摆，手心向上方，指尖向右侧方；左兰花指同时向左上抡摆，手心向上方，指尖向左侧方，两兰花指与手臂高约肩平，约在同一条平直线上。头面仰抬，目视前上方。从身体正前方看，如图4-154所示。操式动作节拍为一拍。

（2）动作要领：身体要直立放松，身体重心要落于两腿之间。大八字步要两腿挺膝开立，两脚跟左右分开约与肩宽，两脚尖约成60度角。身体要自然挺胸、展肩、拔背、立腰、收腹、敛臀，头面上抬，颈略后倾，下颏抬起，双眼稍眯，两嘴角微向上翘起成微笑态。兰花指要规范手形，两兰花指和两手臂要仰掌平展伸直，左、右摆伸相对应。风火轮摆手要圆活舒展，同时到位。

4. 右风火轮后点步右上摆手

（1）动作说明：右风火轮大八字步平展臂动作不停，头面姿态和上身姿势保持不变。身体右转约90度，右腿直立撑稳身体重心；左腿同时挺膝后伸，左脚跟随之提起竖立，脚面绷平，脚尖外展抵地，成左后点步。同时，右兰花指内旋经身体右侧向下、向后、向上抡摆至头右上方，手心向右侧方，指尖向上方，右兰花指高于头顶；左兰花指同时直臂经身体左侧向上、向前、向下抡摆，屈肘落于腹前，手心向下方，兰花指尖向右前方，左兰花指高约腹平。目视前方。从身体左侧稍前方看，如图4-155所示。操式节拍为一拍。

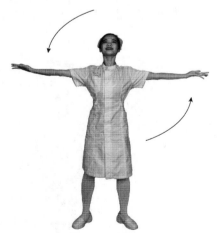

图4-154　大八字步平展臂

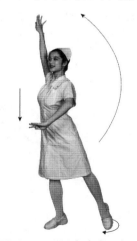

图4-155　后点步右上摆手

（2）动作要领：身体右转要直立放松，右腿要撑稳身体重心，右膝盖和右脚尖与正向约成45度角；左腿要挺膝绷脚面外展后伸点地，臀肌和两腿肌、两膝和脚踝肌腱均处于一定的紧张受力状态。后点步要规范脚形。身体要自然挺胸、松肩、拔背、立腰、收腹、敛臀，头正、颈直、下颏略收，双眼微眯，两嘴角微向上翘起成微笑态。兰花指要规范手形，左腕和肘上屈，前臂与上臂约成90度角。两兰花指和手臂右上举、左下落要相对应。

5. 右风火轮蹲步双手按膝

（1）动作说明：右风火轮后点步右上摆手动作不停，头面姿态和上身姿势保持不变。左脚向前擦地上步，脚尖向前方，身体重心前移，左腿屈膝下蹲；右腿同时屈膝全蹲，大腿和小腿叠拢，右膝内侧置于左脚内侧，右膝盖高约左脚踝或贴于地面，右脚跟提起，脚面竖立，右脚屈趾抵地。臀部坐于右小腿及后脚踝之上。同时，右兰花指屈肘向腹前摆落，手心轻按于左膝盖上侧，指尖向左侧方；左手心随之轻按于右手背之上，指尖向右侧方。上身挺立，头颈竖直。目向前方平视。从身体左侧稍前方看，如图4-156所示。操式节拍为二拍。（左脚擦地上步，身体重心前移为一拍，屈膝下蹲，叠手按膝为一拍。）

（2）动作要领：两腿屈蹲要稳定到位，臀部要坐于右小腿及后脚踝之上。腰腹肌、臀肌和两腿肌、两膝和脚踝肌腱均处于一定的紧张受力状态。蹲姿时，左脚尖、左膝盖、右膝盖和头面及目视方向与正向约成45度角。肩臂舒展，两肘要上抬，两上臂和两前臂约成90度角。上身要挺胸、拔背、立腰、收腹，头正、颈直、下颏略收，双眼微眯，两嘴角微向上翘起成微笑态。

6. 右蹲步双手叠手按膝

（1）动作说明：承右风火轮蹲步双手按膝动作，头面姿态和身体姿势保持不变。右蹲步双手叠手按膝动作保持不变。两肘保持中腰高，两肘尖向左右侧方。目向前方平视。从身体左侧稍前方看，如图4-156所示。操式节拍为二拍。

（2）动作要领：两腿屈蹲要稳定到位，臀部要稳坐于右小腿后脚踝之上。臀肌和两腿肌、两膝和脚踝肌腱均处于一定的紧张受力状态。蹲姿时，左脚尖、左膝盖、右膝盖和头面及目视方向要保持与正向约成45度角。上身要挺胸、拔背、立腰、收腹，头正、颈直、下颏略收，双眼微眯，两嘴角微向上翘起成微笑态。肩臂舒展，两肘要上抬，两上臂和两前臂约成90度角。

（注：1~6动作操式节拍为1—2—3—4，5—6—7—8）

（二）蹲姿服务（2—8拍）

7. 左风火轮扣膝左后摆手

（1）动作说明：承右蹲步双手叠手按膝动作，身体姿势和头面姿态保持不变。身体站起，右脚跟外展落地踏实，头部和上身右前倾。右腿随之屈膝半蹲撑稳身体重心，膝盖和脚尖对正向稍右方；左腿同时屈膝绷脚擦地向后伸脚，脚跟上提立起，脚面绷直，脚尖屈趾抵地，左膝盖内扣于右膝下内侧，膝盖向右前方。同时，右手成兰花指随身体站起前倾向身前屈肘内旋摆起，手心向前方，指尖向左侧方，右兰花指与前臂约在同一水平线上，高约胸平；左兰花指同时内旋直臂向后下伸摆，手心向后上方，指尖向后下方，左兰花指尖高约腹平。目视左下方，目余光视左兰花指。从身体左前方看，如图4-157所示。操式节拍为一拍。

（2）动作要领：身体站起前倾与正向约成45度角。右腿要屈膝撑稳身体重心，右大腿与小腿约成120度角，右膝盖和右脚尖要保持正向稍右方；左腿要屈膝内扣，腰腹肌、臀肌和两腿肌、两膝和脚踝肌腱均处于一定的紧张受力状态。左大腿与小腿成略大于90度角，左小腿和左脚面与竖直方向约成45度角，左膝盖和左脚尖与正向约成45度角。兰花指要规范手形，右兰花指背要贴靠于胸前；左兰花指和手臂向后下方摆伸约在同一条斜直线上，与竖直方向约成45度角。两兰花指摆动要左右协调，同时到位。身体右前倾要自然放松，含胸、松肩、收腹、敛臀、下颏略收，双眼稍眯，两嘴角微向上翘起成微笑态。

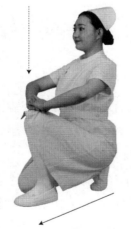

图4-156　右蹲步按膝

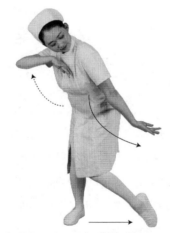

图4-157　扣膝左后摆手

8.左风火轮开立左上摆手

（1）动作说明：左风火轮扣膝左后摆手动作不停，头面姿态保持不变。右腿挺膝伸直站立，脚尖略外展，身体随之左转约45度，身体重心左移于两腿中间，左脚同时略回收展脚踏实，推动身体挺胸立起，左腿挺膝伸直成开立步站姿。同时，左兰花指经身体左后下侧直臂伸指向前上抡摆，随身体左转成正向时，上抡摆至头顶左上方，肘和腕稍内屈，手心向右下方，兰花指尖斜向右上方，左兰花指高于头顶；右兰花指同时外旋伸臂右下摆落于右胯前，肘和腕稍内屈，手心斜向左上方，兰花指尖斜向左下方。头稍仰抬，目视前上方，目余光扫视左兰花指。从身体正前方看，如图4-158所示。操式节拍为一拍。

（2）动作要领：两腿要挺膝开立，两脚跟左右分开，臀肌和两腿肌、两膝和脚踝肌腱均处于一定的紧张受力状态。两脚尖约成60度角。身体要直立放松，自然挺胸、松肩、拔背、立腰、收腹、敛臀，头面上抬，颈略后倾，下颏抬起，双眼稍眯，两嘴角微向上翘起成微笑态。两肘腕稍内屈，兰花指要规范手形，两兰花指和手臂要左上举、右下落相对应。

9. 左风火轮大八字步平展臂

（1）动作说明：左风火轮开立左上摆手动作不停，头面姿态和身体姿势保持不变。胸腰挺立，两脚左右分开成大八字步。同时，左兰花指继续向下、向左抡摆，手心向上方，指尖向左侧方；右兰花指同时向右上抡摆，手心向上方，指尖向右侧方，两兰花指与手臂高约肩平，约在同一条平直线上。头面仰抬，目视前上方。从身体正前方看，如图4-159所示。操式动作节拍为一拍。

（2）动作要领：身体要直立放松，身体重心要落于两腿之间。大八字步要两腿挺膝开立，两脚跟左右分开约与肩宽，两脚尖约成60度角。身体要自然挺胸、展肩、拔背、立腰、收腹、敛臀，头面上抬，颈略后倾，下颏抬起，双眼稍眯，两嘴角微向上翘起成微笑态。兰花指要规范手形，两兰花指和两手臂要仰掌平展伸直，左、右摆伸相对应。风火轮摆手要圆活舒展，同时到位。

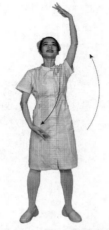

图4-158　开立左上摆手

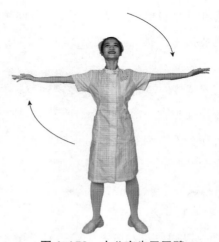

图4-159　大八字步平展臂

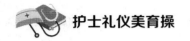

10.左风火轮后点步左上摆手

（1）动作说明：左风火轮大八字步平展臂动作不停，头面姿态和上身姿势保持不变。身体左转约60度，头面左转约30度，左腿直立撑稳身体重心；右腿同时挺膝后伸，右脚跟随之提起竖立，脚面绷平，脚尖外展抵地，成右后点步。同时，左兰花指内旋经身体左侧向下、向后、向上抢摆至头左上方，手心向左侧方，指尖向上方，左兰花指高于头顶；右兰花指同时直臂经身体右侧向上、向前、向下抢摆，屈肘落于腹前，手心向下方，兰花指尖向左前方，右兰花指高约与腹平。目视右前方。从身体右前方看，如图4-160所示。操式节拍为一拍。

（2）动作要领：身体左转要直立放松，左腿要撑稳身体重心，左膝盖和左脚尖与正向约成45度角；右腿要挺膝绷脚面外展后伸点地，后点步要规范脚形。臀肌和两腿肌、两膝和脚踝肌腱均处于一定的紧张受力状态。身体要自然挺胸、松肩、拔背、立腰、收腹、敛臀，头正、颈直、下颏略收，双眼微眯，两嘴角微向上翘起成微笑态。兰花指要规范手形，右腕和肘上屈，前臂与上臂约成90度角。两兰花指和手臂左上举、右下落要相对应。

11.左风火轮蹲步双手按膝

（1）动作说明：左风火轮后点步左上摆手动作不停，头面姿态和上身姿势保持不变。右脚向前擦地上步，脚尖向前方，身体重心前移，右腿屈膝下蹲；左腿同时屈膝全蹲，大腿和小腿叠拢，左膝内侧置于右脚内侧，左膝盖高约右脚踝或贴于地面，左脚跟提起，脚面竖立，左脚屈趾抵地。臀部坐于左小腿及后脚踝之上。同时，右手心轻按于右膝盖上侧，指尖向左侧方；左兰花指随之屈肘向腹前摆落，手心轻按于右手背之上，指尖向右侧方。上身挺立，头颈竖直。目向右前方平视。从身体右前方看，如图4-161所示。操式节拍为二拍。（右脚擦地上步，身体重心前移为一拍，屈膝下蹲，叠手按膝为一拍。）

（2）动作要领：两腿屈蹲要稳定到位，臀部要坐于左小腿及后脚踝之上。腰腹肌、臀肌和两腿肌、两膝和脚踝肌腱均处于一定的紧张受力状态。蹲姿时，右脚尖、右膝盖、左膝盖和头面及目视方向与正向约成45度角。肩臂舒展，两肘要上抬，两上臂和两前臂约成90度角。上身要挺胸、拔背、立腰、收腹，头正、颈直、下颏略收，双眼微眯，两嘴角微向上翘起成微笑态。

12.左蹲步双手叠手按膝

（1）动作说明：承左风火轮蹲步双手按膝动作，头面姿态和身体姿势保持不变。左蹲步双手叠手按膝动作保持不变。两肘保持中腰高，两肘尖向左右侧方。目向右前方平视。从身体右前方看，如图 4-161 所示。操式节拍为二拍。

（2）动作要领：两腿屈蹲要稳定到位，臀部要稳坐于左小腿及后脚踝之上。臀肌和两腿肌、两膝和脚踝肌腱均处于一定的紧张受力状态。蹲姿时，右脚尖、右膝盖、左膝盖和头面及目视方向要保持与正向约成 45 度角。上身要挺胸、拔背、立腰、收腹，头正、颈直、下颏略收，双眼微眯，两嘴角微向上翘起成微笑态。肩臂舒展，两肘要上抬，两上臂和两前臂约成 90 度角。

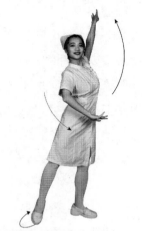

图 4-160　后点步左上摆手

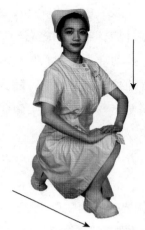

图 4-161　左蹲步按膝

（注：7~12 动作操式节拍为 2—2—3—4，5—6—7—8）

（三）蹲姿服务（3—8 拍）

13. 右风火轮扣膝右后摆手

（1）动作说明：承左蹲步双手叠手按膝动作，身体姿势和头面姿态保持不变。身体站起，左脚跟外展落地踏实，头部和上身左前倾。左腿随之屈膝半蹲撑稳身体重心，左膝盖和脚尖对正向稍左方；右腿同时屈膝绷脚擦地向后伸脚，脚跟上提立起，脚面绷直，脚尖屈趾抵地，右膝盖内扣于左膝下内侧，膝盖向左前方。同时，左手成兰花指随身体左转向身前屈肘内旋摆起，手心向前方，指尖向右侧方，左兰花指与前臂约在同一水平线上，高约胸平；右兰花指同时内旋直臂向后下伸摆，手心向后上方，指尖向后下方，右兰花指尖高约腹平。目视右下方，目余光视右兰花指。从身体右前方看，如图 4-162 所示。操式节拍为一拍。

（2）动作要领：身体左转前倾与正向约成 45 度角。左腿要屈膝撑稳身体重心，左大腿与小腿约成 120 度角，左膝盖和左脚尖要保持正向稍左方；右腿要屈膝内扣，腰腹肌、臀肌和两腿肌、两膝和脚踝肌腱均处于一定的紧张受力状态。右大腿与小腿成略大

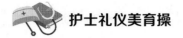

于 90 度角，右小腿和右脚面与竖直方向约成 45 度角，右膝盖和右脚尖与正向约成 45 度角。兰花指要规范手形，左兰花指背要贴靠于胸前；右兰花指和手臂向后下方摆伸约在同一条斜直线上，与竖直方向约成 45 度角。两兰花指摆动要左右协调，同时到位。身体左前倾要自然放松，含胸、松肩、收腹、敛臀、下颏略收，双眼稍眯，两嘴角微向上翘起成微笑态。

14. 右风火轮开立右上摆手

（1）动作说明：右风火轮扣膝后摆手动作不停，头面姿态保持不变。左腿挺膝伸直站立，脚尖略外展，身体随之右转约 45 度，身体重心右移于两腿中间，右脚同时略回收展脚踏实，推动身体挺胸立起，右腿挺膝伸直成开立步站姿。同时，右兰花指经身体右后下侧直臂伸指向前上抡摆，随身体右转成正向时，上抡摆至头顶右上方，肘和腕稍内屈，手心向左下方，兰花指尖斜向左上方，右兰花指高于头顶；左兰花指同时外旋伸臂左下摆落于左胯前，肘和腕稍内屈，手心斜向右上方，兰花指尖斜向右下方。头稍仰抬，目视前上方，目余光扫视右兰花指。从身体正前方看，如图 4-163 所示。操式节拍为一拍。

（2）动作要领：两腿要挺膝开立，两脚跟左右分开，两脚尖约成 60 度角。臀肌和两腿肌、两膝和脚踝肌腱均处于一定的紧张受力状态。身体要直立放松，自然挺胸、松肩、拔背、立腰、收腹、敛臀，头面上抬，颈略后倾，下颏抬起，双眼稍眯，两嘴角微向上翘起成微笑态。两肘腕稍内屈，兰花指要规范手形，两兰花指和手臂要右上举、左下垂相对应。

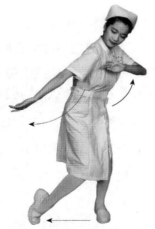

图 4-162　扣膝右后摆手

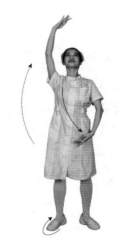

图 4-163　开立右上摆手

15. 右风火轮大八字步平展臂

（1）动作说明：右风火轮开立右上摆手动作不停，头面姿态和身体姿势保持不变。胸腰挺立，两脚左右分开成大八字步。同时，右兰花指继续向下、向右抢摆，手心向上方，指尖向右侧方；左兰花指同时向左上抢摆，手心向上方，指尖向左侧方，两兰花指与手臂高约肩平，约在同一条平直线上。头面仰抬，目视前上方。从身体正前方看，如图 4-164 所示。操式动作节拍为一拍。

（2）动作要领：身体要直立放松，身体重心要落于两腿之间。大八字步要两腿挺膝开立，两脚跟左右分开约与肩宽，两脚尖约成 60 度角。身体要自然挺胸、展肩、拔背、立腰、收腹、敛臀，头面上抬，颈略后倾，下颌抬起，双眼稍眯，两嘴角微向上翘起成微笑态。兰花指要规范手形，两兰花指和两手臂要仰掌平展伸直，左右摆伸相对应。风火轮摆手要圆活舒展，同时到位。

16. 右风火轮后点步右上摆手

（1）动作说明：右风火轮大八字步平展臂动作不停，头面姿态和上身姿势保持不变。身体右转约 90 度，右腿直立撑稳身体重心；左腿同时挺膝后伸，左脚跟随之提起竖立，脚面绷平，脚尖外展抵地，成左后点步。同时，右兰花指内旋经身体右侧向下、向后、向上抢摆至头右上方，手心向右侧方，指尖向上方，右兰花指高于头顶；左兰花指同时直臂经身体左侧向上、向前、向下抢摆，屈肘落于腹前，手心向下方，兰花指尖向右前方，左兰花指高约腹平。目视前方。从身体左侧稍前方看，如图 4-165 所示。操式节拍为一拍。

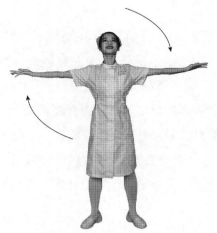
图 4-164　大八字步平展臂

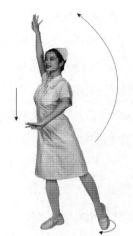
图 4-165　后点步右上摆手

（2）动作要领：身体右转要直立放松，右腿要撑稳身体重心，右膝盖和右脚尖与正向约成 45 度角；左腿要挺膝绷脚面外展后伸点地，腰腹肌、臀肌和两腿肌、两膝和脚踝肌腱均处于一定的紧张受力状态。后点步要规范脚形。身体要自然挺胸、松肩、拔背、立腰、收腹、敛臀，头正、颈直、下颏略收，双眼微眯，两嘴角微向上翘起成微笑态。兰花指要规范手形，左腕和肘上屈，前臂与上臂约成 90 度角。两兰花指和手臂右上举、左下落要相对应。

17.右风火轮蹲步双手按膝

（1）动作说明：右风火轮后点步右上摆手动作不停，头面姿态和上身姿势保持不变。左脚向前擦地上步，脚尖向前方，身体重心前移，左腿屈膝下蹲；右腿同时屈膝全蹲，大腿和小腿叠拢，右膝内侧置于左脚内侧，右膝盖高约左脚踝或贴于地面，右脚跟提起，脚面竖立，右脚屈趾抵地。臀部坐于右小腿及后脚踝之上。同时，右兰花指屈肘向腹前摆落，手心轻按于左膝盖上侧，指尖向左侧方；左手心随之轻按于右手背之上，指尖向右侧方。上身挺立，头颈竖直。目向前方平视。从身体左侧稍前方看，如图 4-166 所示。操式节拍为二拍。（左脚擦地上步，身体重心前移为一拍，屈膝下蹲，叠手按膝为一拍。）

（2）动作要领：两腿屈蹲要稳定到位，臀部要坐于右小腿及后脚踝之上。腰腹肌、臀肌和两腿肌、两膝和脚踝肌腱均处于一定的紧张受力状态。蹲姿时，左脚尖、左膝盖、右膝盖和头面及目视方向与正向约成 45 度角。肩臂舒展，两肘要上抬，两上臂和两前臂约成 90 度角。上身要挺胸、拔背、立腰、收腹，头正、颈直、下颏略收，双眼微眯，两嘴角微向上翘起成微笑态。

18.右蹲步双手叠手按膝

（1）动作说明：承右风火轮蹲步双手按膝动作，头面姿态和身体姿势保持不变。右蹲步双手叠手按膝动作保持不变。两肘保持中腰高，两肘尖向左右侧方。目向前方平视。从身体左侧稍前方看，如图 4-166 所示。操式节拍为二拍。

（2）动作要领：两腿屈蹲要稳定到位，臀部要稳坐于右小腿后脚踝之上。臀肌和两腿肌、两膝和脚踝肌腱均处于一定的紧张受力状态。蹲姿时，左脚尖、左膝盖、右膝盖和头面及目视方向要保持与正向约成 45 度角。上身要挺胸、拔背、立腰、收腹，头正、颈直、下颏略收，双眼微眯，两嘴角微向上翘起成微笑态。肩臂舒展，两肘要上抬，两上臂和两前臂约成 90 度角。

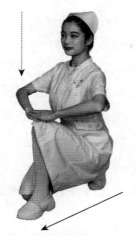

图 4-166 右蹲步按膝

（注：13~18 动作操式节拍为 3—2—3—4，5—6—7—8）

（四）蹲姿服务（4—8 拍）

19. 左风火轮扣膝左后摆手

（1）动作说明：承右蹲步双手叠手按膝动作，身体姿势和头面姿态保持不变。身体站起，右脚跟外展落地踏实，头部和上身右前倾。右腿随之屈膝半蹲撑稳身体重心，膝盖和脚尖对正向稍右方；左腿同时屈膝绷脚擦地向后伸脚，脚跟上提立起，脚面绷直，脚尖屈趾抵地，左膝盖内扣于右膝下内侧，膝盖向右前方。同时，右手成兰花指随身体站起前倾向身前屈肘内旋摆起，手心向前方，指尖向左侧方，右兰花指与前臂约在同一水平线上，高约胸平；左兰花指同时内旋直臂向后下伸摆，手心向后上方，指尖向后下方，左兰花指尖高约腹平。目视左下方，目余光视左兰花指。从身体左前方看，如图4-167 所示。操式节拍为一拍。

（2）动作要领：身体站起前倾与正向约成 45 度角。右腿要屈膝撑稳身体重心，腰腹肌、臀肌和两腿肌、两膝和脚踝肌腱均处于一定的紧张受力状态。右大腿与小腿约成120 度角，右膝盖和右脚尖要保持正向稍右方；左腿要屈膝内扣，左大腿与小腿成略大于 90 度角，左小腿和左脚面与竖直方向约成 45 度角，左膝盖和左脚尖与正向约成 45度角。兰花指要规范手形，右兰花指背要贴靠于胸前；左兰花指和手臂向后下方摆伸约在同一条斜直线上，与竖直方向约成 45 度角。两兰花指摆动要左右协调，同时到位。身体右前倾要自然放松，含胸、松肩、收腹、敛臀、下颏略收，双眼稍眯，两嘴角微向上翘起成微笑态。

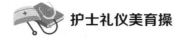

20. 左风火轮开立左上摆手

（1）动作说明：左风火轮扣膝左后摆手动作不停，头面姿态保持不变。右腿挺膝伸直站立，脚尖略外展，身体随之左转约45度，身体重心左移于两腿中间，左脚同时略回收展脚踏实，推动身体挺胸立起，左腿挺膝伸直成开立步站姿。同时，左兰花指经身体左后下侧直臂伸指向前上抡摆，随身体左转成正向时，上抡摆至头顶左上方，肘和腕稍内屈，手心向右下方，兰花指尖斜向右上方，左兰花指高于头顶；右兰花指同时外旋伸臂右下摆落于右胯前，肘和腕稍内屈，手心斜向左上方，兰花指尖斜向左下方。头稍仰抬，目视前上方，目余光扫视左兰花指。从身体正前方看，如图4-168所示。操式节拍为一拍。

（2）动作要领：两腿要挺膝开立，两脚跟左右分开，两脚尖约成60度角。臀肌和两腿肌、两膝和脚踝肌腱均处于一定的紧张受力状态。身体要直立放松，自然挺胸、松肩、拔背、立腰、收腹、敛臀，头面上抬，颈略后倾，下颌抬起，双眼稍眯，两嘴角微向上翘起成微笑态。两肘腕稍内屈，兰花指要规范手形，两兰花指和手臂要左上举、右下落相对应。

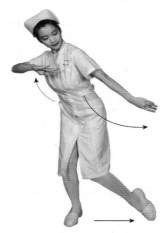

图4-167　扣膝左后摆手

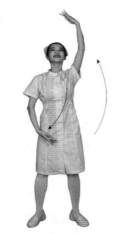

图4-168　开立左上摆手

21. 左风火轮大八字步平展臂

（1）动作说明：左风火轮开立左上摆手动作不停，头面姿态和身体姿势保持不变。胸腰挺立，两脚左右分开成大八字步。同时，左兰花指继续向下、向左抡摆，手心向上方，指尖向左侧方；右兰花指同时向右上抡摆，手心向上方，指尖向右侧方，两兰花指与手臂高约肩平，约在同一条平直线上。头面仰抬，目视前上方。从身体正前方看，如图4-169所示。操式动作节拍为一拍。

（2）动作要领：身体要直立放松，身体重心要落于两腿之间。大八字步要两腿挺膝开立，两脚跟左右分开约与肩宽，两脚尖约成60度角。身体要自然挺胸、展肩、拔背、立腰、收腹、敛臀，头面上抬，颈略后倾，下颏抬起，双眼稍眯，两嘴角微向上翘起成微笑态。兰花指要规范手形，两兰花指和两手臂要仰掌平展伸直，左右摆伸相对应。风火轮摆手要圆活舒展，同时到位。

22. 左风火轮后点步左上摆手

（1）动作说明：左风火轮大八字步平展臂动作不停，头面姿态和上身姿势保持不变。身体左转约60度，头面左转约30度，左腿直立撑稳身体重心；右腿同时挺膝后伸，右脚跟随之提起竖立，脚面绷平，脚尖外展抵地，成右后点步。同时，左兰花指内旋经身体左侧向下、向后、向上抢摆至头左上方，手心向左侧方，指尖向上方，左兰花指高于头顶；右兰花指同时直臂经身体右侧向上、向前、向下抢摆，屈肘落于腹前，手心向下方，兰花指尖向左前方，右兰花指高约腹平。目视右前方。从身体右前方看，如图4-170所示。操式节拍为一拍。

（2）动作要领：身体左转要直立放松，左腿要撑稳身体重心，左膝盖和左脚尖与正向约成45度角；右腿要挺膝绷脚面外展后伸点地，臀肌和两腿肌、两膝和脚踝肌腱均处于一定的紧张受力状态。后点步要规范脚形。身体要自然挺胸、松肩、拔背、立腰、收腹、敛臀，头正、颈直、下颏略收，双眼微眯，两嘴角微向上翘起成微笑态。兰花指要规范手形，右腕和肘上屈，前臂与上臂约成90度角。两兰花指和手臂左上举、右下落要相对应。

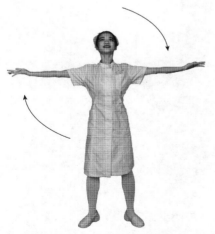
图4-169 大八字步平展臂

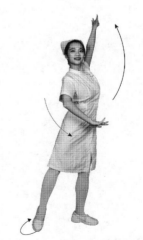
图4-170 后点步左上摆手

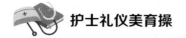

23. 左风火轮蹲步双手按膝

（1）动作说明：左风火轮后点步左上摆手动作不停，头面姿态和上身姿势保持不变。右脚向前擦地上步，脚尖向前方，身体重心前移，右腿屈膝下蹲；左腿同时屈膝全蹲，大腿和小腿叠拢，左膝内侧置于右脚内侧，左膝盖高约右脚踝或贴于地面，左脚跟提起，脚面竖立，左脚屈趾抵地。臀部坐于左小腿及后脚跟之上。同时，右手心轻按于右膝盖上侧，指尖向左侧方；左兰花指随之屈肘向腹前摆落，手心轻按于右手背之上，指尖向右侧方。上身挺立，头颈竖直。目向右前方平视。从身体右前方看，如图4-171所示。操式节拍为二拍。（右脚擦地上步，身体重心前移为一拍，屈膝下蹲，叠手按膝为一拍）。

（2）动作要领：两腿屈蹲要稳定到位，臀部要坐于左小腿及后脚跟之上。腰腹肌、臀肌和两腿肌、两膝和脚踝肌腱均处于一定的紧张受力状态。蹲姿时，右脚尖、右膝盖、左膝盖和头面及目视方向与正向约成45度角。肩臂舒展，两肘要上抬，两上臂和两前臂约成90度角。上身要挺胸、拔背、立腰、收腹，头正、颈直、下颏略收，双眼稍眯，两嘴角微向上翘起成微笑态。

24. 左蹲步双手叠手按膝

（1）动作说明：承左风火轮蹲步双手按膝动作，头面姿态和身体姿势保持不变。左蹲步双手叠手按膝动作保持不变。两肘保持中腰高，两肘尖向左右侧方。目向右前方平视。从身体右前方看，如图4-171所示。操式节拍为二拍。

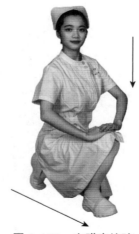

图4-171　左蹲步按膝

（2）动作要领：两腿屈蹲要稳定到位，臀部要稳坐于左小腿及后脚跟之上。臀肌和两腿肌、两膝和脚踝肌腱均处于一定的紧张受力状态。蹲姿时，右脚尖、右膝盖、左膝盖和头面及目视方向要保持与正向约成 45 度角。上身要挺胸、拔背、立腰、收腹，头正、颈直、下颏略收，双眼微眯，两嘴角微向上翘起成微笑态。肩臂舒展，两肘要上抬，两上臂和两前臂约成 90 度角。

（注：19~24 动作操式节拍为 4—2—3—4，5—6—7—8）

第六节　洗手操作（踢腿运动）创编套路

一、洗手操作（踢腿运动 8 拍 ×4）动作名称

1. 踮脚正步手心搓手心之一；2. 踮脚正步手心搓手心之二；3. 踮脚正步手心搓手心之三；4. 踮脚正步手心搓手心之四；5. 左旁点步左手心搓手背；6. 正步左手心搓手背；7. 右旁点步右手心搓手背；8. 正步右手心搓手背。

9. 踮脚正步指尖插搓指缝之一；10. 踮脚正步指尖插搓指缝之二；11. 踮脚正步指尖插搓指缝之三；12. 踮脚正步指尖插搓指缝之四；13. 踮脚左小踢腿指尖勾搓指尖；14. 正步指尖勾搓指尖；15. 踮脚右小踢腿指尖勾搓指尖；16. 正步指尖勾搓指尖。

17. 踮脚正步右手握洗左大拇指之一；18. 踮脚正步右手握洗左大拇指之二；19. 踮脚正步左手握洗右大拇指之一；20. 踮脚正步左手握洗右大拇指之二；21. 左旁点步右手五指尖洗左手心；22. 正步右手五指尖洗左手心；23. 右旁点步左手五指尖洗右手心；24. 正步左手五指尖洗右手心。

25. 踮脚正步右手握洗左手腕之一；26. 踮脚正步右手握洗左手腕之二；27. 踮脚正步左手握洗右手腕之一；28. 踮脚正步左手握洗右手腕之二；29. 踮脚左小踢腿右手握洗左手腕；30. 正步右手握洗左手腕；31. 踮脚右小踢腿左手握洗右手腕；32. 正步左手握洗右手腕。

二、洗手操作（踢腿运动 8 拍 ×4）动作说明

（一）洗手操作（1—8 拍）

1. 踮脚正步手心搓手心之一

（1）动作说明：承第五节蹲姿服务左蹲步双手叠手按膝动作，头面姿态保持不变。两脚蹬地挺膝站起，身体右转约 45 度，右脚撤回，右脚内侧贴靠于左脚内侧，两脚尖和两膝对正向成正步，两脚跟随即上提，两脚前掌抵地成踮脚步。同时，两手臂直臂直腕并指合掌向身前下伸，左手指和右手心贴靠在一起，两掌外侧略下屈，左手随两脚跟

上提向前下搓右手心和指缝，手指向前下方，指尖高约小腹平；右手同时略向后上拽回，手指向前下方，指尖略高于小腹。目向前方平视。从身体右前方看，如图4-172所示。踮脚步到位后，两脚跟即落地踏实成正步。同时，右手随两脚跟落地向前下搓左手心和指缝，手指向前下方，指尖高约小腹平；左手同时略向后上拽回，手指向前下方，指尖略高于小腹。目向前方平视。从身体正前方看，如图4-173所示。操式节拍为一拍。

（2）动作要领：身体右转踮脚步搓手心时，要撑稳身体重心，两腿肌、两膝和脚踝肌腱均处于一定的紧张受力状态。两手臂要向前下方伸直，两手心要贴靠，两掌外侧略下屈，便于手指和手心协调搓动洗手，两手臂与身体约成45度角。身体直立要自然放松，挺胸、合肩、拔背、立腰、收腹、敛臀，头正、颈直、下颏略收，双眼稍眯，两嘴角微向上翘起成微笑态。

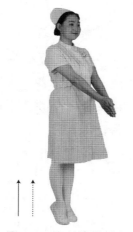
图4-172　踮脚搓手心

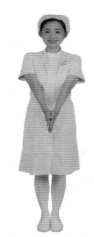
图4-173　正步搓手心

（注：两脚跟上提成踮脚步搓手心之时，操式节拍为二分之一拍；两脚跟落地成正步搓手心之时，操式节拍为二分之一拍。）

2.踮脚正步手心搓手心之二

（1）动作说明：承踮脚正步手心搓手心之一动作，头面姿态和身体姿势保持不变。正步状态下，两脚跟上提，两脚前掌抵地成踮脚步。同时，两手臂直臂直腕并指合掌向身前下伸，左手指和右手心贴靠在一起，两掌外侧略下屈，左手随两脚跟上提向前下搓右手心和指缝，手指向前下方，指尖高约小腹平；右手同时略向后上拽回，手指向前下方，指尖略高于小腹。目向前方平视。从身体右前方看，如图4-174所示。踮脚步到位后，两脚跟即落地踏实成正步。同时，右手随两脚跟落地向前下搓左手心和指缝，手指向前下方，指尖高约小腹平；左手同时略向后上拽回，手指向前下方，指尖略高于小腹。目向前方平视。从身体正前方看，如图4-175所示。操式节拍为一拍。

（2）动作要领：踮脚步搓手心时，要撑稳身体重心，两腿肌、两膝和脚踝肌腱均处于一定的紧张受力状态。两手臂要向前下方伸直，两手心要贴靠，两掌外侧略下屈，便于手指和手心协调搓动洗手，两手臂与身体约成45度角。身体直立要自然放松，挺胸、合肩、拔背、立腰、收腹、敛臀，头正、颈直、下颏略收，双眼稍眯，两嘴角微向上翘起成微笑态。

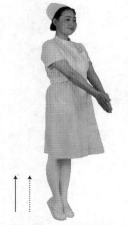 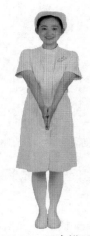

图4-174　踮脚搓手心　　　　　　　　图4-175　正步搓手心

（注：两脚跟上提成踮脚步搓手心之时，操式节拍为二分之一拍；两脚跟落地成正步搓手心之时，操式节拍为二分之一拍。）

3.踮脚正步手心搓手心之三

（1）动作说明：承踮脚正步手心搓手心之二动作，头面姿态和身体姿势保持不变。正步状态下，两脚跟上提，两脚前掌抵地成踮脚步。同时，两手臂直臂直腕并指合掌向身前下伸，左手指和右手心贴靠在一起，两掌外侧略下屈，左手随两脚跟上提向前下搓右手心和指缝，手指向前下方，指尖高约小腹平；右手同时略向后上拽回，手指向前下方，指尖略高于小腹。目向前方平视。从身体右前方看，如图4-176所示。踮脚步到位后，两脚跟即落地踏实成正步脚形。同时，右手随两脚跟落地向前下搓左手心和指缝，手指向前下方，指尖高约小腹平；左手同时略向后上拽回，手指向前下方，指尖略高于小腹。目向前方平视。从身体正前方看，如图4-177所示。操式节拍为一拍。

（2）动作要领：踮脚步搓手心时，要撑稳身体重心，两腿肌、两膝和脚踝肌腱均处于一定的紧张受力状态。两手臂要向前下方伸直，两手心要贴靠，两掌外侧略下屈，便

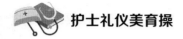

于手指和手心协调搓动洗手，两手臂与身体约成45度角。身体直立要自然放松，挺胸、合肩、拔背、立腰、收腹、敛臀，头正、颈直、下颏略收，双眼稍眯，两嘴角微向上翘起成微笑态。

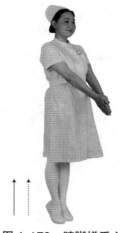
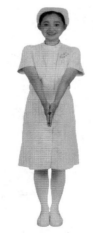

图 4-176　踮脚搓手心　　　　　　图 4-177　正步搓手心

（注：两脚跟上提成踮脚步搓手心之时，操式节拍为二分之一拍；两脚跟落地成正步搓手心之时，操式节拍为二分之一拍。）

4. 踮脚正步手心搓手心之四

（1）动作说明：承踮脚正步手心搓手心之三动作，头面姿态和身体姿势保持不变。正步状态下，两脚跟上提，两脚前掌抵地成踮脚步。同时，两手臂直臂直腕并指合掌向身前下伸，左手指和右手心贴靠在一起，两掌外侧略下屈，左手随两脚跟上提向前下搓右手心和指缝，手指向前下方，指尖高约小腹平；右手同时略向后上拽回，手指向前下方，指尖略高于小腹。目向前方平视。从身体右前方看，如图 4-178 所示。踮脚步到位后，两脚跟即落地踏实成正步。同时，右手随两脚跟落地向前下搓左手心和指缝，手指向前下方，指尖高约小腹平；左手同时略向后上拽回，手指向前下方，指尖略高于小腹。目向前方平视。从身体正前方看，如图 4-179 所示。操式节拍为一拍。

（2）动作要领：踮脚步搓手心时，要撑稳身体重心，两腿肌、两膝和脚踝肌腱均处于一定的紧张受力状态。两手臂要向前下方伸直，两手心要贴靠，两掌外侧略下屈，便于手指和手心协调搓动洗手，两手臂与身体约成45度角。身体直立要自然放松，挺胸、合肩、拔背、立腰、收腹、敛臀，头正、颈直、下颏略收，双眼稍眯，两嘴角微向上翘起成微笑态。

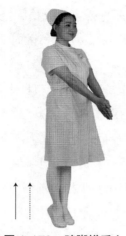

图 4-178　踮脚搓手心

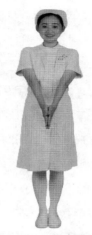

图 4-179　正步搓手心

（注：两脚跟上提成踮脚步搓手心之时，操式节拍为二分之一拍；两脚跟落地成正步搓手心之时，操式节拍为二分之一拍。）

5.左旁点步左手心搓手背

（1）动作说明：承踮脚正步手心搓手心之四动作，头面姿态和身体姿势保持不变。右腿屈膝半蹲撑稳身体重心；左腿同时直腿伸脚，以脚尖内侧向左侧方擦地伸出，脚跟提起离地，脚面绷直，脚尖内侧抵地，脚尖向左前方成左旁点步。同时，两手臂直臂直腕伸指向前下方俯掌叠手伸出，左手心贴靠在右手背之上，左手腕略下屈，左手食指、中指、无名指和小指分别经右手背向下插搓右手自大拇指到小指的指缝之间，左手心向后下方，手指向前下方，手心高约小腹平；右手在左手指向前下方插搓右指缝之同时微下屈腕，略向后上拽回，右手心向后下方，手指向前下方，右手心略高于小腹。随即，右手背贴靠于左手心，右手腕略向下屈，右手食指、中指、无名指和小指分别经左手心向下插搓左手自大拇指到小指的指缝之间，右手心向后下方，手指向前下方，右手心高约小腹平；左手在右手指向前下方插搓左手心和指缝之同时微下屈腕，略向后上搓指拽回，左手心向后下方，手指向前下方，左手心略高于小腹。目向前方平视。从身体正前方看，如图 4-180 所示。操式节拍为一拍。

（2）动作要领：左旁点步左手心搓手背时，右腿屈蹲要承担大部分身体重量，右大腿与右小腿约成 120 度角；左脚尖内侧要抵撑地面，要承担一部分身体重量，左腿伸膝绷脚向左侧方擦地伸出，约在一条斜直线上，腰腹肌、臀肌和两腿肌、两膝和脚踝肌腱均处于一定的紧张受力状态。左腿与竖直方向约成 45 度角。两肘臂要向身体前下方伸直，两掌指伸直张开，左手心和手腕要贴靠在右手背和手腕之上，要便于左指尖向右指缝之中搓插洗手。两手臂与身体约成45度角。上身要自然放松，挺胸、合肩、拔背、立腰、收腹、敛臀，头正、颈直、下颏略收，双眼稍眯，两嘴角微向上翘起成微笑态。

6.正步左手心搓手背

（1）动作说明：承左旁点步左手心搓手背动作，头面姿态和身体姿势保持不变。右腿挺膝站立撑稳身体重心；左脚尖内侧擦地收回贴靠于右脚内侧，两腿挺膝伸腿并脚直立，脚尖向正前方成正步。同时，左手心贴靠在右手背之上，左手腕略下屈，左手食指、中指、无名指和小指分别经右手背下插搓右手自大拇指到小指的指缝之间，左手心向后下方，手指向前下方，手心高约小腹平；右手在左手指向前下方插搓右指缝之同时微下屈腕，略向后上拽回，右手心向后下方，手指向前下方，右手心略高于小腹。随即，右手背贴靠于左手心，右手腕略向下屈，右手食指、中指、无名指和小指分别经左手心向下搓插搓左手自大拇指到小指的指缝之间，右手心向后下方，手指向前下方，右手心高约小腹平；左手在右手指向前下方插搓左手心和左指缝之同时微下屈腕，略向后上搓指拽回，左手心向后下方，手指向前下方，左手心略高于小腹。目向前方平视。从身体右前方看，如图4-181所示。操式节拍为一拍。

（2）动作要领：右腿挺膝伸直要撑稳身体重心，要便于左旁点步收回并脚成正步。腰腹肌、臀肌和两腿肌、两膝和脚踝肌腱均处于一定的紧张受力状态。两手臂要向前下方伸直，两手指要伸直张开，左手心和手指要贴靠于右手背，两掌外侧略向下屈，便于左手心和手指协调搓插右手背和指缝洗手，两手臂与身体约成45度角。身体直立要自然放松，挺胸、合肩、拔背、立腰、收腹、敛臀，头正、颈直、下颏略收，双眼稍眯，两嘴角微向上翘起成微笑态。

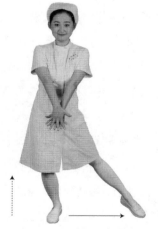

图4-180 左旁点步搓手背

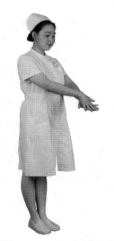

图4-181 正步搓手背

7. **右旁点步右手心搓手背**

（1）动作说明：承正步左手心搓手背动作，头面姿态和身体姿势保持不变。左腿屈膝半蹲撑稳身体重心；右腿同时直腿伸脚，以脚尖内侧向右侧方擦地伸出，脚跟提起离地，脚面绷直，脚尖内侧抵地，脚尖向右前方成右旁点步。同时，两手换为右上左下，向前下方直臂直腕俯掌叠手伸出，右手心贴靠在左手背之上，右手腕略下屈，右手食指、中指、无名指和小指分别经左手背向下插搓左手自大拇指到小指的指缝之间，右手心向后下方，手指向前下方，右手心高约小腹平；左手在右手指向前下方插搓左手背和指缝之同时微向下屈腕，略向后上拽回，左手心向后下方，手指向前下方，左手心略高于小腹。随即，左手背贴靠于右手心，左手腕略向下屈，左手食指、中指、无名指和小指分别经右手心向下插搓右手自大拇指到小指的指缝之间，左手心向后下方，手指向前下方，左手心高约小腹平；右手在左手指向前下方插搓右手心和右指缝之同时微向下屈腕，略向后上搓指拽回，右手心向后下方，手指向前下方，右手心略高于小腹。目向前方平视。从身体正前方看，如图4-182所示。操式节拍为一拍。

（2）动作要领：右旁点步右手心搓手背时，左腿屈蹲要承担大部分身体重量，左大腿与左小腿约成120度角；右脚尖内侧要抵撑地面，要承担一部分身体重量，右腿伸膝绷脚向右侧方擦地伸出，约在一条斜直线上，腰腹肌、臀肌和两腿肌、两膝和脚踝肌腱均处于一定的紧张受力状态。右腿与竖直方向约成45度角。两肘臂要向身体前下方伸直，两掌指要伸直张开，右手心和手腕要贴靠在左手背和手腕之上，要便于右指尖向左手背和指缝之中搓插洗手。两手臂与身体约成45度角。上身要自然放松，挺胸、合肩、拔背、立腰、收腹、敛臀，头正、颈直、下颏略收，双眼稍眯，两嘴角微向上翘起成微笑态。

8. **正步右手心搓手背**

（1）动作说明：承右旁点步右手心搓手背动作，头面姿态和身体姿势保持不变。左腿挺膝站立撑稳身体重心；右脚尖内侧擦地收回贴靠于左脚内侧，两腿挺膝伸腿并脚直立，脚尖向正前方成正步。同时，右手心贴靠在左手背之上，右手腕略下屈，右手食指、中指、无名指和小指分别经左手背向下插搓左手自大拇指到小指的指缝之间，右手心向后下方，手指向前下方，右手心高约小腹平；左手在右手指向前下方插搓左手背和指缝之同时微向下屈腕，略向后上拽回，左手心向后下方，手指向前下方，左手心略高于小腹。随即，左手背贴靠于右手心，左手腕略向下屈，左手食指、中指、无名指和小指分别经右手心向下插搓右手自大拇指到小指的指缝之间，左手心向后下方，手指向前下方，左手心高约小腹平；右手在左手指向前下方插搓右手心和右指缝之同时微下屈腕，略向后上搓指拽回，右手心向后下方，手指向前下方，右手心略高于小腹。目向前方平视。从身体右前方看，如图 4-183 所示。操式节拍为一拍。

（2）动作要领：右腿挺膝伸直要撑稳身体重心，要便于左旁点步收回并脚成正步。腰腹肌、臀肌和两腿肌、两膝和脚踝肌腱均处于一定的紧张受力状态。两手臂要向前下方伸直，两手指要伸直张开，左手心和手指要贴靠于右手背，两掌外侧略向下屈，便于左手心和手指协调搓插右手背和指缝洗手，两手臂与身体约成 45 度角。身体直立要自然放松，挺胸、合肩、拔背、立腰、收腹、敛臀，头正、颈直、下颏略收，双眼稍眯，两嘴角微向上翘起成微笑态。

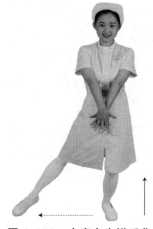
图 4-182　右旁点步搓手背

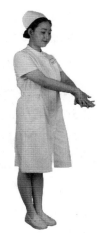
图 4-183　正步搓手背

（注：1~8 动作操式节拍为 1—2—3—4，5—6—7—8）

（二）洗手操作（2—8 拍）

9. 踮脚正步指尖插搓指缝之一

（1）动作说明：承正步右手心搓手背动作，头面姿态和身体姿势保持不变。正步状态下，两脚跟上提，两脚前掌抵地成踮脚步。同时，两手臂屈肘向胸前上起，两手至胸前时屈腕向上翘手，两手心左、右斜下相对，右手自小指至食指插入左手自小指至大拇指的指缝之中，张指交叉向下插搓洗手，两手指斜向上方，两手心约与胸高。两肘尖均向外，约与中腰高。目向前方平视。从身体右前方看，如图 4-184 所示。踮脚步到位后，两脚跟即落地踏实成正步。同时，两手臂于胸前屈肘翘手，左右插指动作姿势不变，右手自小指至食指由左手自小指至大拇指的指缝之间向上回搓洗手，两手指斜向上方，两手心略高于胸。目向前方平视。从身体正前方看，如图 4-185 所示。操式节拍为一拍。

（2）动作要领：直立踮脚步时，两脚要由正步提脚跟、绷脚背、两脚前掌抵地撑稳身体重心。两腿肌、两膝和脚踝肌腱均处于一定的紧张受力状态。两手指要张指交叉便于手指和指缝协调插搓洗手，两臂要在身前屈肘上起，两上臂与躯干约成45度角，两前臂与两上臂约成90度角，两手背与两前臂约夹45度角成十字状，两手距离胸前约20厘米。两肘与两前臂约在同一水平面上。身体直立要自然放松，挺胸、合肩、拔背、立腰、收腹、敛臀，头正、颈直、下颏略收，双眼稍眯，两嘴角微向上翘起成微笑态。

（注：两脚跟上提成踮脚步下插搓指缝之时，操式节拍为二分之一拍；两脚跟落地成正步上搓指缝之时，操式节拍为二分之一拍。）

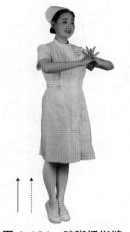

图 4-184　踮脚插指缝

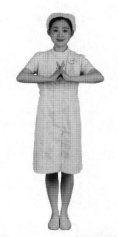

图 4-185　正步搓指缝

10. 踮脚正步指尖插搓指缝之二

（1）动作说明：踮脚正步指尖插搓指缝之一动作不停，头面姿态和身体姿势保持不变。正步状态下，两脚跟上提，两脚前掌抵地成踮脚步。同时，两手臂继续于胸前屈肘屈腕翘手，右手自小指至食指插入左手自小指至大拇指的指缝之中，两手伸掌伸指，指缝张开，交叉向下插搓洗手，两手指斜向上方，两手心约与胸高。两肘尖均向外，约与中腰高。目向前方平视。从身体右前方看，如图 4-186 所示。踮脚步到位后，两脚跟即落地踏实成正步。同时，两手臂于胸前屈肘翘手，左右插指动作姿势不变，右手自小指至食指由左手自小指至大拇指的指缝之间向上回搓洗手，两手指斜向上方，两手心略高于胸。目向前方平视。从身体正前方看，如图 4-187 所示。操式节拍为一拍。

（2）动作要领：直立踮脚步时，两脚要由正步提脚跟、绷脚背、两脚前掌抵地撑稳身体重心。两腿肌、两膝和脚踝肌腱均处于一定的紧张受力状态。两手指要张指交叉便于手指和指缝协调插搓洗手，两臂要在身前屈肘上起，两上臂与躯干约成45度角，两

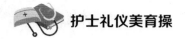

前臂与两上臂约成 90 度角，两手背与两前臂约夹 45 度角成十字状，两手距离胸前约 20 厘米。两肘与两前臂约在同一水平面上。身体直立要自然放松，挺胸、合肩、拔背、立腰、收腹、敛臀，头正、颈直、下颌略收，双眼稍眯，两嘴角微向上翘起成微笑态。

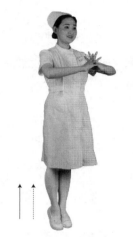

图 4-186　踮脚插指缝

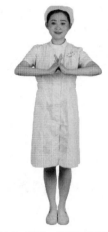

图 4-187　正步搓指缝

（注：两脚跟上提成踮脚步下插搓指缝之时，操式节拍为二分之一拍；两脚跟落地成正步上搓指缝之时，操式节拍为二分之一拍。）

11.踮脚正步指尖插搓指缝之三

（1）动作说明：踮脚正步指尖插搓指缝之二动作不停，头面姿态和身体姿势保持不变。正步状态下，两脚跟上提，两脚前掌抵地成踮脚步。同时，两手臂继续于胸前屈肘屈腕翘手，右手自小指至食指插入左手自小指至大拇指的指缝之中，两手伸掌伸指，指缝张开，交叉向下插搓洗手，两手指斜向上方，两手心约与胸高。两肘尖均向外，约与中腰高。目向前方平视。从身体右前方看，如图 4-188 所示。踮脚步到位后，两脚跟即落地踏实成正步。同时，两手臂于胸前屈肘翘手，左右插指动作姿势不变，右手自小指至食指由左手自小指至大拇指的指缝之间向上回搓洗手，两手指斜向上方，两手心略高于胸。目向前方平视。从身体正前方看，如图 4-189 所示。操式节拍为一拍。

（2）动作要领：直立踮脚步时，两脚要由正步提脚跟、绷脚背、两脚前掌抵地撑稳身体重心。两腿肌、两膝和脚踝肌腱均处于一定的紧张受力状态。两手指要张指交叉便于手指和指缝协调插搓洗手，两臂要在身前屈肘上起，两上臂与躯干约成 45 度角，两前臂与两上臂约成 90 度角，两手背与两前臂约夹 45 度角成十字状，两手距离胸前约 20 厘米。两肘与两前臂约在同一水平面上。身体直立要自然放松，挺胸、合肩、拔背、立腰、收腹、敛臀，头正、颈直、下颌略收，双眼稍眯，两嘴角微向上翘起成微笑态。

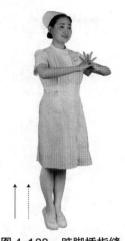

图 4-188　踮脚插指缝

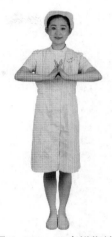

图 4-189　正步搓指缝

（注：两脚跟上提成踮脚步下插搓指缝之时，操式节拍为二分之一拍；两脚跟落地成正步上搓指缝之时，操式节拍为二分之一拍。）

12. 踮脚正步指尖插搓指缝之四

（1）动作说明：踮脚正步指尖插搓指缝之三动作不停，头面姿态和身体姿势保持不变。正步状态下，两脚跟上提，两脚前掌抵地成踮脚步。同时，两手臂继续于胸前屈肘屈腕翘手，右手自小指至食指插入左手自小指至大拇指的指缝之中，两手伸掌伸指，指缝张开，交叉向下插搓洗手，两手指斜向上方，两手心约与胸高。两肘尖均向外，约与中腰高。目向前方平视。从身体右前方看，如图 4-190 所示。踮脚步到位后，两脚跟即落地踏实成正步。同时，两手臂于胸前屈肘翘手，左右插指动作姿势不变，右手自小指至食指由左手自小指至大拇指的指缝之间向上回搓洗手，两手指斜向上方，两手心略高于胸。目向前方平视。从身体正前方看，如图 4-191 所示。操式节拍为一拍。

（2）动作要领：直立踮脚步时，两脚要由正步提脚跟、绷脚背、两脚前掌抵地撑稳身体重心。两腿肌、两膝和脚踝肌腱均处于一定的紧张受力状态。两手指要张指交叉便于手指和指缝协调插搓洗手，两臂要在身前屈肘上起，两上臂与躯干约成 45 度角，两前臂与两上臂约成 90 度角，两手背与两前臂约夹 45 度角成十字状，两手距离胸前约 20 厘米。两肘与两前臂约在同一水平面上。身体直立要自然放松，挺胸、合肩、拔背、立腰、收腹、敛臀，头正、颈直、下颏略收，双眼稍眯，两嘴角微向上翘起成微笑态。

171

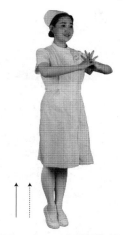

图 4-190　踮脚插指缝

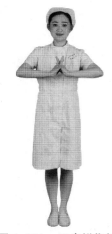

图 4-191　正步搓指缝

（注：两脚跟上提成踮脚步下插搓指缝之时，操式节拍为二分之一拍；两脚跟落地成正步上搓指缝之时，操式节拍为二分之一拍。）

13. 踮脚左小踢腿指尖勾搓指尖

（1）动作说明：承踮脚正步指尖插搓指缝之四动作，头面姿态和身体姿势保持不变。右腿挺膝直立，脚跟离地提起，脚前掌抵地撑稳身体重心；左腿同时挺膝伸腿向前下踢出，脚面绷直，脚尖向前下方，左脚尖高约右脚踝。同时，两手臂于胸前屈肘屈腕十字叉指动作不变，随踮脚左小踢腿，左手外旋直腕并指，手心向上方，屈指向手心回勾；右手同时内旋直腕并指，手心向下方，屈指向手心回勾，两手左下右上扣指相勾，指尖背侧分别贴靠于另一手心，大拇指分别贴按于另一手小指外侧，两手同时向内外旋拧勾搓洗手，两手与前臂高约中腰。目向前方平视。从身体正前方看，如图 4-192 所示。操式节拍为一拍。

（2）动作要领：右腿要由正步提脚跟撑稳身体重心；左腿要挺膝绷脚背前下踢，腰腹肌、臀肌和两腿肌、两膝和脚踝肌腱均处于一定的紧张受力状态。两腿之间约成 30 度角。两手臂要在身前屈肘上起，两前臂与两上臂约成 90 度角，两手距离胸前约 10 厘米。两肘与两前臂及两手约在同一平面上，小踢腿与勾搓洗手要协调一致。身体直立要自然放松，挺胸、合肩、拔背、立腰、收腹、敛臀，头正、颈直、下颏略收，双眼稍眯，两嘴角微向上翘起成微笑态。

14. 正步指尖勾搓指尖

（1）动作说明：承踮脚左小踢腿指尖勾搓指尖动作，头面姿态和身体姿势保持不变。右脚跟落地，右腿挺直；左脚同时收回落地贴靠于右脚内侧，两腿挺膝伸腿并脚直立，脚尖向前方成正步。同时，两手臂于胸前屈肘直腕左手下右手上扣指相勾动作不变，两手随落脚并步同时向内外旋拧勾搓洗手，两手与前臂高约中腰。目向前方平视。从身体正前方看，如图4-193所示。操式节拍为一拍。

（2）动作要领：落步收脚成正步要规范脚形。两腿肌、两膝和脚踝肌腱均处于一定的紧张受力状态。两手臂要在身前屈肘直腕勾指，两前臂与两上臂约成90度角，两手距离胸前约10厘米。两肘与两前臂及两手约在同一平面上。落脚并步与勾搓洗手要协调一致。身体直立要自然放松，挺胸、合肩、拔背、立腰、收腹、敛臀，头正、颈直、下颏略收，双眼稍眯，两嘴角微向上翘起成微笑态。

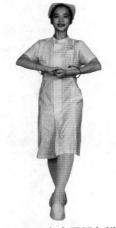 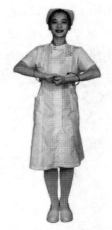

图4-192　左小踢腿勾搓指　　　　　　图4-193　正步勾搓指

15. 踮脚右小踢腿指尖勾搓指尖

（1）动作说明：承正步指尖勾搓指尖动作，头面姿态和身体姿势保持不变。左腿挺膝直立，脚跟离地提起，脚前掌抵地撑稳身体重心；右腿同时挺膝伸腿向前下踢出，脚面绷直，脚尖向前下方，右脚尖高约左脚踝。同时，两手臂于胸前屈肘直腕左手下右手上扣指相勾动作不变，两手随左踮脚右小踢腿前踢，同时向内外旋拧勾搓洗手，两手与前臂高约中腰。目向前方平视。从身体正前方看，如图4-194所示。操式节拍为一拍。

（2）动作要领：左腿要由正步提脚跟撑稳身体重心；右腿要挺膝绷脚背向前下踢，腰腹肌、臀肌和两腿肌、两膝和脚踝肌腱均处于一定的紧张受力状态。两腿之间约成30度角。两手臂要在身前屈肘上起，两前臂与两上臂约成90度角，两手距离胸前约10厘米。两肘与两前臂及两手约在同一平面上。小踢腿与勾搓洗手要协调一致。身体直立要自然放松，挺胸、合肩、拔背、立腰、收腹、敛臀，头正、颈直、下颏略收，双眼稍眯，两嘴角微向上翘起成微笑态。

16.正步指尖勾搓指尖

（1）动作说明：承踮脚右小踢腿指尖勾搓指尖动作，头面姿态和身体姿势保持不变。左脚跟落地，左腿挺直；右脚同时收回落地贴靠于左脚内侧，两腿挺膝伸腿并脚直立，脚尖向前方成正步。同时，两手臂于胸前屈肘直腕左手下右手上扣指相勾动作不变，两手随落脚并步同时向内外旋拧勾搓洗手，两手与前臂高约中腰。目向前方平视。从身体正前方看，如图4-195所示。操式节拍为一拍。

（2）动作要领：落步收脚成正步要规范脚形。两腿肌、两膝和脚踝肌腱均处于一定的紧张受力状态。两手臂要在身前屈肘直腕勾指，两前臂与两上臂约成90度角，两手距离胸前约10厘米。两肘与两前臂及两手约在同一平面上。落脚并步与勾搓洗手要协调一致。身体直立要自然放松，挺胸、合肩、拔背、立腰、收腹、敛臀，头正、颈直、下颏略收，双眼稍眯，两嘴角微向上翘起成微笑态。

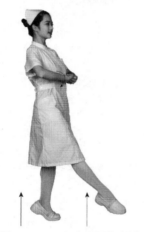

图4-194　右小踢腿勾搓指

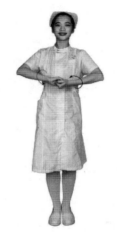

图4-195　正步勾搓指

（注：9~16动作操式拍节为2—2—3—4，5—6—7—8）

（三）洗手操作（3—8拍）

17.踮脚正步右手握洗左大拇指之一

（1）动作说明：承正步指尖勾搓指尖动作，头面姿态和身体姿势保持不变。正步状态下，两脚跟上提离地，两脚前掌抵地成踮脚步。同时，两手臂屈肘向胸前上起，两前臂水平置于胸前，左手虎口张开，大拇指伸直向右侧方，其余四指并拢伸直向右前方，手心向右后方成八字掌状；右手同时虎口张开屈指握住左手大拇指，右拳面向左前方，拳背向上方；右拳与左掌心及两前臂高约胸平。随两脚跟上提，左手内旋使四指转向右上方，右手握住左手大拇指外旋使手背转向前方，握洗左手大拇指。目向前方平视。从身体右侧稍前方看，如图 4-196 所示。踮脚步到位后，两脚跟即落地踏实成正步。随两脚跟落地，左手外旋使四指转向右下方，右手握住左手大拇指内旋使手背转向上方，握洗左手大拇指。目向前方平视。从身体正前方看，如图 4-197 所示。操式节拍为一拍。

（2）动作要领：直立踮脚步右手握洗左手大拇指时，要撑稳身体，两腿肌、两膝和脚踝肌腱均处于一定的紧张受力状态。两手臂要屈肘上起于胸前，左手四指要屈腕背向翘指，右手不要过紧地握住左手大拇指，要便于左手大拇指和右手心协调转动握洗。两前臂与两上臂约成 90 度角，两手距离胸前 15~20 厘米。两肘与两前臂及两手心约在同一水平面上。身体直立要自然放松，挺胸、合肩、拔背、立腰、收腹、敛臀，头正、颈直、下颏略收，双眼稍眯，两嘴角微向上翘起成微笑态。

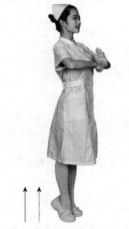
图 4-196　踮脚洗左拇指

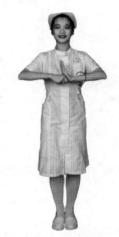
图 4-197　正步洗左拇指

（注：两脚跟上提成踮脚步向上转指握洗时，操式节拍为二分之一拍；两脚跟落地成正步向下转指握洗时，操式节拍为二分之一拍。）

18. 踮脚正步右手握洗左大拇指之二

（1）动作说明：承踮脚正步右手握洗左大拇指之一动作，头面姿态和身体姿势保持不变。正步状态下，两脚跟上提离地，两脚前掌抵地成踮脚步。同时，两手臂继续屈肘置于胸前，右手屈指握住左手大拇指动作姿势保持不变；随两脚跟上提，左手内旋使四指转向右上方，右手握住左手大拇指外旋使手背转向前方，握洗左手大拇指，右拳与左掌心及两前臂高约胸平。目向前方平视。从身体右侧稍前方看，如图 4-198 所示。踮脚步到位后，两脚跟即落地踏实成正步。随两脚跟落地，左手外旋使四指转向右下方，右手握住左手大拇指内旋使手背转向上方，握洗左手大拇指。目向前方平视。从身体正前

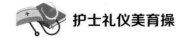

方看，如图 4-199 所示。操式节拍为一拍。

（2）动作要领：直立踮脚步右手握洗左手大拇指时，要撑稳身体，两腿肌、两膝和脚踝肌腱均处于一定的紧张受力状态。两手臂要屈肘上起于胸前，左手四指要屈腕背向翘指，右手不要过紧的握住左手大拇指，要便于左手大拇指和右手心协调转动握洗。两前臂与两上臂约成 90 度角，两手距离胸前 15～20 厘米。两肘与两前臂及两手心约在同一水平面上。身体直立要自然放松，挺胸、合肩、拔背、立腰、收腹、敛臀，头正、颈直、下颏略收，双眼稍眯，两嘴角微向上翘起成微笑态。

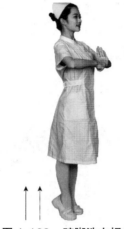

图 4-198　踮脚洗左拇指

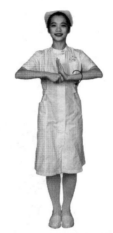

图 4-199　正步洗左拇指

（注：两脚跟上提成踮脚步向上转指握洗时，操式节拍为二分之一拍；两脚跟落地成正步向下转指握洗时，操式节拍为二分之一拍。）

19.踮脚正步左手握洗右大拇指之一

（1）动作说明：承踮脚正步右手握洗左大拇指之二动作，头面姿态和身体姿势保持不变。正步状态下，两脚跟上提离地，两脚前掌抵地成踮脚步。同时，两手臂继续屈肘置于胸前，右手松开左手大拇指，虎口张开，大拇指伸直向左侧方，其余四指并拢伸直向左前方，手心向左后方成八字掌状；左手同时虎口张开屈指握住右手大拇指，拳面向右前方，拳背向上方；左拳与右掌心及两前臂高约胸平。随两脚跟上提，右手内旋使四指转向左上方，左手握住右手大拇指外旋使手背转向前方，握洗右手大拇指。目向前方平视。从身体左侧稍前方看，如图 4-200 所示。踮脚步到位后，两脚跟即落地踏实成正步。随两脚跟落地，右手外旋使四指转向左下方，左手握住右手大拇指内旋使手背转向上方，握洗右手大拇指。目向前方平视。从身体正前方看，如图 4-201 所示。操式节拍为一拍。

（2）动作要领：直立跐脚步左手握洗右手大拇指时，要撑稳身体，两腿肌、两膝和脚踝肌腱均处于一定的紧张受力状态。两手臂要屈肘上起于胸前，右手四指要屈腕背向翘指，左手不要过紧地握住右手大拇指，要便于右手大拇指和左手心协调转动握洗。两前臂与两上臂约成90度角，两手距离胸前15~20厘米。两肘与两前臂及两手心约在同一水平面上。身体直立要自然放松，挺胸、合肩、拔背、立腰、收腹、敛臀，头正、颈直、下颏略收，双眼稍眯，两嘴角微向上翘起成微笑态。

（注：两脚跟上提成跐脚步向上转指握洗时，操式节拍为二分之一拍；两脚跟落地成正步向下转指握洗时，操式节拍为二分之一拍。）

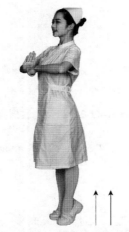

图4-200　跐脚洗右拇指

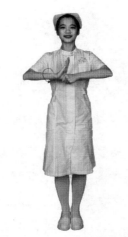

图4-201　正步洗右拇指

20.跐脚正步左手握洗右大拇指之二

（1）动作说明：承跐脚正步左手握洗右大拇指之一动作，头面姿态和身体姿势保持不变。正步状态下，两脚跟上提离地，两脚前掌抵地成跐脚步。同时，两手臂继续屈肘置于胸前，左手屈指握住右手大拇指动作姿势保持不变；随两脚跟上提，右手内旋使四指转向左上方，左手握住右手大拇指外旋使手背转向前方，握洗右手大拇指；左拳与右掌心及两前臂高约胸平。目向前方平视。从身体左侧稍前方看，如图4-202所示。跐脚步到位后，两脚跟即落地踏实成正步。随两脚跟落地，右手外旋使四指转向左下方，左手握住右手大拇指内旋使手背转向上方，握洗右手大拇指。目向前方平视。从身体正前方看，如图4-203所示。操式节拍为一拍。

（2）动作要领：直立跐脚步左手握洗右手大拇指时，要撑稳身体，两腿肌、两膝和脚踝肌腱均处于一定的紧张受力状态。两手臂要屈肘上起于胸前，右手四指要屈腕背向翘指，左手不要过紧地握住右手大拇指，要便于右手大拇指和左手心协调转动握洗。两

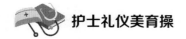

前臂与两上臂约成 90 度角，两手距离胸前 15～20 厘米。两肘与两前臂及两手心约在同一水平面上。身体直立要自然放松，挺胸、合肩、拔背、立腰、收腹、敛臀，头正、颈直、下颏略收，双眼稍眯，两嘴角微向上翘起成微笑态。

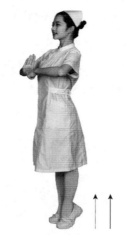

图 4-202　踮脚洗右拇指

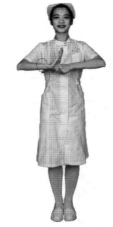

图 4-203　正步洗右拇指

（注：两脚跟上提成踮脚步向上转指握洗时，操式节拍为二分之一拍；两脚跟落地成正步向下转指握洗时，操式节拍为二分之一拍。）

21. **左旁点步右手五指尖洗左手心**

（1）动作说明：承踮脚正步左手握洗右大拇指之二动作，头面姿态和身体姿势保持不变。右腿屈膝半蹲撑稳身体重心；左腿同时直腿伸脚，以脚尖内侧向左侧方擦地伸出，脚跟提起离地，脚面绷直，脚尖内侧抵地，脚尖向左下方成左旁点步。同时，左手臂屈肘伸腕向身前上起，左手五指并拢外旋成仰掌，指尖向右侧方，手心向上方，手掌高约中腰平；右手臂同时屈肘向胸前上起，右手内旋五指撮拢成勾手，五指尖向下立指点于左手心，内外旋转按搓，手背高约胸平。目向前方平视。从身体正前方看，如图 4-204 所示。操式节拍为一拍。

（2）动作要领：左旁点步右手撮指按搓左手心时，右腿屈蹲要承担大部分身体重量，右大腿与右小腿约成 120 度角；左腿绷脚向左侧伸出抵地，要承担一部分身体重量，腰腹肌、臀肌和两腿肌、两膝和脚踝肌腱均处于一定的紧张受力状态。左腿和脚约在一条斜直线上，与竖直方向约成 45 度角。左手要仰掌并指在中腰前直腕伸平，右手要勾手撮指旋点按搓左手心，两前臂与上臂约成 90 度角；两手距离胸前约 15 厘米。上身要自然放松，挺胸、合肩、拔背、立腰、收腹，头正、颈直、下颏略收，双眼微眯，两嘴角微向上翘起成微笑态。

22.正步右手五指尖洗左手心

（1）动作说明：承左旁点步右手五指尖洗左手心动作，头面姿态和身体姿势保持不变。右腿挺膝站立撑稳身体重心；左脚尖内侧擦地收回贴靠于右脚内侧，两腿挺膝伸腿并脚直立，脚尖向前方成正步。同时，两手臂于胸前屈肘直腕，右手五指尖向下点于左手心动作姿势保持不变；随落脚并步，右手五指尖向下内外旋转按搓左手心，左手五指并拢仰掌置于中腰前，右手勾手撮指置于右胸前。目向前方平视。从身体正前方看，如图4-205所示。操式节拍为一拍。

（2）动作要领：右腿挺膝伸直要撑稳身体重心，要便于左旁点步收回并脚成正步。腰腹肌、臀肌和两腿肌、两膝和脚踝肌腱均处于一定的紧张受力状态。左手要仰掌并指在中腰前直腕伸平，右手要勾手撮指旋点按搓左手心，两前臂与上臂约成90度角；右肘尖要略高于左肘尖，两手距离胸前约15厘米。上身要自然放松，挺胸、合肩、拔背、立腰、收腹、敛臀，头正、颈直、下颏略收，双眼稍眯，两嘴角微向上翘起成微笑态。

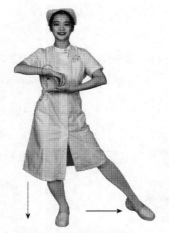

图4-204　左旁点步洗手心

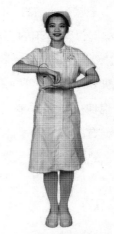

图4-205　正步洗手心

23.右旁点步左手五指尖洗右手心

（1）动作说明：承正步右手五指尖洗左手心动作，头面姿态和身体姿势保持不变。左腿屈膝半蹲撑稳身体重心；右腿同时直腿伸脚，以脚尖内侧向右侧方擦地伸出，脚跟提起离地，脚面绷直，脚尖内侧抵地，脚尖向右下方成右旁点步。同时，右手臂屈肘伸腕置于身前，右手五指并拢外旋成仰掌，指尖向左侧方，手心向上方，右手掌高约中腰平；左手臂同时屈肘置于左胸前，左手内旋五指撮拢成勾手，五指尖向下立指点于右手心，内外旋转按搓，手背高约胸平，左肘略高于右肘。目向前方平视。从身体正前方看，如图4-206所示。从身体右前方看，如图4-207所示。操式节拍为一拍。

（2）动作要领：右旁点步左手撮指按搓右手心时，左腿屈蹲要承担大部分身体重量，左大腿与左小腿约成 120 度角；右腿绷脚向右侧伸出抵地，要承担一部分身体重量，腰腹肌、臀肌和两腿肌、两膝和脚踝肌腱均处于一定的紧张受力状态。右腿和脚约在一条斜直线上，与竖直方向约成 45 度角。右手要仰掌并指在中腰前直腕伸平，左手要勾手撮指旋点按搓右手心，两前臂与上臂约成 90 度角；两手距离胸前约 15 厘米。上身要自然放松，挺胸、合肩、拔背、立腰、收腹，头正、颈直、下颏略收，双眼微眯，两嘴角微向上翘起成微笑态。

24. 正步左手五指尖洗右手心

（1）动作说明：承右旁点步左手五指尖洗右手心动作，头面姿态和身体姿势保持不变。左腿挺膝站立撑稳身体重心；右脚尖内侧擦地收回贴靠于左脚内侧，两腿挺膝伸腿并脚直立，脚尖向前方成正步。同时，两手臂于胸前屈肘直腕，左手五指尖向下点于右手心动作姿势保持不变；随落脚并步，左手五指尖向下内外旋转按搓右手心，右手五指并拢仰掌置于中腰前，左手勾手撮指置于左胸前。目向前方平视。从身体正前方看，如图 4-208 所示。操式节拍为一拍。

（2）动作要领：左腿挺膝伸直要撑稳身体重心，要便于右旁点步收回并脚成正步。腰腹肌、臀肌和两腿肌、两膝和脚踝肌腱均处于一定的紧张受力状态。右手要仰掌并指在中腰前直腕伸平，左手要勾手撮指旋点按搓右手心，两前臂与上臂约成 90 度角；左肘尖要略高于右肘尖，两手距离胸前约 15 厘米。上身要自然放松，挺胸、合肩、拔背、立腰、收腹、敛臀，头正、颈直、下颏略收，双眼稍眯，两嘴角微向上翘起成微笑态。

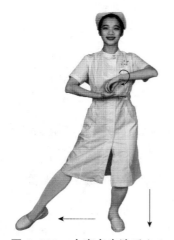 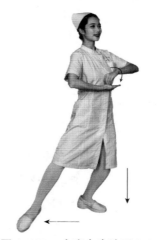 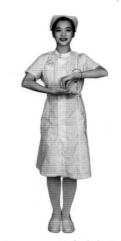

图 4-206　右旁点步洗手心 1　　　图 4-207　右旁点步洗手心 2　　　图 4-208　正步洗右手心

（注：17~24 动作操式节拍为 3—2—3—4，5—6—7—8）

（四）洗手操作（4—8拍）

25.跐脚正步右手握洗左手腕之一

（1）动作说明：承正步左手五指尖洗右手心动作，头面姿态和身体姿势保持不变。正步状态下，两脚跟上提，两脚前掌抵地成跐脚步。同时，两手臂屈肘置于身前，左勾手屈指握成实心拳，左前臂略斜向右下方，拳心向下方，拳面向右侧稍前方，左拳高约中腰平；右手同时内旋上起于左拳腕上侧成八字掌，由上侧抓握住左手腕，右手心贴按于左手腕背侧，随两脚跟上提，向外旋转握洗左拳腕，虎口向左侧方，右手略高于中腰。目向前方平视。从身体左前方看，如图4-209所示。跐脚步到位后，两脚跟即落地踏实成正步。同时，两手臂屈肘置于胸前，右手抓握住左手腕背侧动作姿势不变，随两脚跟落地踏实，向内旋转握洗左拳腕，虎口向左侧方，左拳高约中腰平，右手略高于中腰。目向前方平视。从身体正前方看，如图4-210所示。操式节拍为一拍。

（2）动作要领：直立跐脚步时，两脚要由正步提脚跟、绷脚背、两脚前掌抵地撑稳身体重心。两腿肌、两膝和脚踝肌腱均处于一定的紧张受力状态。两手臂要屈肘置于胸前，左手要直腕握俯拳，右手要握住左手腕背侧。两前臂与两上臂约成90度角，两拳腕距离中腰前约15厘米。身体直立要自然放松，挺胸、合肩、拔背、立腰、收腹、敛臀，头正、颈直、下颏略收，双眼稍眯，两嘴角微向上翘起成微笑态。

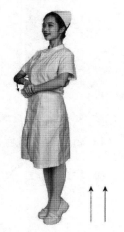

图4-209　跐脚洗左手腕

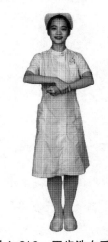

图4-210　正步洗左手腕

（注：两脚跟上提成跐脚步右手外旋握洗左拳腕，操式节拍为二分之一拍；两脚跟落地成正步右手内旋握洗左拳腕，操式节拍为二分之一拍。）

26.跐脚正步右手握洗左手腕之二

（1）动作说明：承跐脚正步右手握洗左手腕之一动作，头面姿态和身体姿势保持不变。正步状态下，两脚跟上提，两脚前掌抵地成踮脚步。同时，两手臂屈肘置于身前，左前臂略斜向右下方，左拳心向下方，拳面向右侧稍前方，左拳高约与中腰平；右手抓握住左手腕背侧，随两脚跟上提，向外旋转握洗左拳腕，虎口向左侧方，右手略高于中腰。目向前方平视。从身体左前方看，如图4-211所示。踮脚步到位后，两脚跟即落地踏实成正步。同时，两手臂屈肘置于胸前，右手抓握住左手腕背侧动作姿势不变，随两脚跟落地踏实，向内旋转握洗左拳腕，虎口向左侧方。左拳高约与中腰平，右手略高于中腰。目向前方平视。从身体正前方看，如图4-212所示。操式节拍为一拍。

（2）动作要领：直立踮脚步时，两脚要由正步提脚跟、绷脚背、两脚前掌抵地撑稳身体重心。两腿肌、两膝和脚踝肌腱均处于一定的紧张受力状态。两手臂要屈肘置于胸前，左手要直腕握俯拳，右手要握住左手腕背侧。两前臂与两上臂约成90度角，两拳腕距离中腰前约15厘米。身体直立要自然放松，挺胸、合肩、拔背、立腰、收腹、敛臀，头正、颈直、下颏略收，双眼稍眯，两嘴角微向上翘起成微笑态。

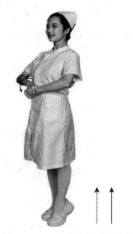
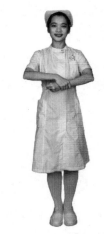

图4-211　踮脚洗左手腕　　　　　　　图4-212　正步洗左手腕

（注：两脚跟上提成踮脚步右手外旋握洗左拳腕，操式节拍为二分之一拍；两脚跟落地成正步右手内旋握洗左拳腕，操式节拍为二分之一拍。）

27. 踮脚正步左手握洗右手腕之一

（1）动作说明：承踮脚正步右手握洗左手腕之二动作，头面姿态和身体姿势保持不变。正步状态下，两脚跟上提，两脚前掌抵地成踮脚步。同时，两手臂屈肘置于身前，右手松开左手腕屈指握成实心拳，右前臂略斜向左下方，拳心向下方，拳面向左侧稍前方，右拳高约与中腰平；左拳同时成八字掌上起于右拳腕上侧，由上侧抓握住右手腕，左手心贴按于右手腕背侧，随两脚跟上提，向外旋转握洗右手腕，虎口向右侧方，左手略高于中腰。目向前方平视。从身体右侧稍前方看，如图 4-213 所示。踮脚步到位后，两脚跟即落地踏实成正步。同时，两手臂屈肘置于胸前，左手抓握住右手腕背侧动作姿势不变，随两脚跟落地踏实，向内旋转握洗左手腕，虎口向左侧方，右拳高约中腰平，左手略高于中腰。目向前方平视。从身体正前方看，如图 4-214 所示。操式节拍为一拍。

（2）动作要领：直立踮脚步时，两脚要由正步提脚跟、绷脚背、两脚前掌抵地撑稳身体重心。两腿肌、两膝和脚踝肌腱均处于一定的紧张受力状态。两手臂要屈肘置于胸前，右手要直腕握俯拳，左手要握住右手腕背侧。两前臂与两上臂约成 90 度角，两拳腕距离中腰前约 15 厘米。身体直立要自然放松，挺胸、合肩、拔背、立腰、收腹、敛臀、头正、颈直、下颏略收，双眼稍眯，两嘴角微向上翘起成微笑态。

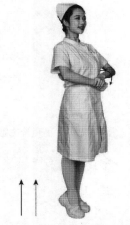
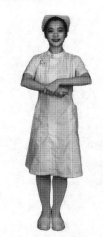

图 4-213　踮脚洗右手腕　　　　　　图 4-214　正步洗右手腕

（注：两脚跟上提成踮脚步左手外旋握洗右拳腕，操式节拍为二分之一拍；两脚跟落地成正步左手内旋握洗右拳腕，操式节拍为二分之一拍。）

28. 踮脚正步左手握洗右手腕之二

（1）动作说明：承踮脚正步左手握洗右手腕之一动作，头面姿态和身体姿势保持不变。正步状态下，两脚跟上提，两脚前掌抵地成踮脚步。同时，两手臂屈肘伸腕置于身前，右前臂略斜向左下方，右拳心向下方，拳面向左侧稍前方，右拳高约中腰平；左手抓握住右手腕背侧，随两脚跟上提，向外旋转握洗右拳腕，虎口向右侧方，左手略高于中腰。目向前方平视。从身体右侧稍前方看，如图 4-215 所示。踮脚步到位后，两脚跟即落地踏实成正步。同时，两手臂屈肘置于胸前，左手抓握住右手腕背侧动作姿势不变，随两脚跟落地踏实，向内旋转握洗右拳腕，虎口向右侧方，右拳高约中腰平，左手略高于中腰。目向前方平视。从身体正前方看，如图 4-216 所示。操式节拍为一拍。

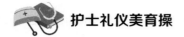

（2）动作要领：直立踮脚步时，两脚要由正步提脚跟、绷脚背、两脚前掌抵地撑稳身体重心。两腿肌、两膝和脚踝肌腱均处于一定的紧张受力状态。两手臂要屈肘置于胸前，右手要直腕握俯拳，左手要握住右手腕背侧。两前臂与两上臂约成90度角，两拳腕距离中腰前约15厘米。身体直立要自然放松，挺胸、合肩、拔背、立腰、收腹、敛臀，头正、颈直、下颏略收，双眼稍眯，两嘴角微向上翘起成微笑态。

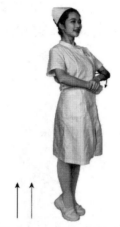

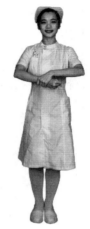

图4-215　踮脚洗右手腕　　　　　　　　图4-216　正步洗右腕

（注：两脚跟上提成踮脚步左手外旋握洗右拳腕，操式节拍为二分之一拍；两脚跟落地成正步左手内旋握洗右拳腕，操式节拍为二分之一拍。）

29.踮脚左小踢腿右手握洗左手腕

（1）动作说明：承踮脚正步左手握洗右手腕之二动作，头面姿态和身体姿势保持不变。右腿挺膝直立，脚跟离地提起，脚前掌抵地撑稳身体重心；左腿同时挺膝伸腿向前下方踢出，脚面绷直，脚尖向前下方，左脚尖高约右脚踝。同时，两手臂屈肘置于身前，左前臂略斜向右下方，左拳心向下方，拳面向右侧稍前方，左拳高约与中腰平；右手抓握住左手腕背侧，随踮脚左小踢腿，向外、向内旋转握洗左拳腕，虎口向左侧方，右手略高于中腰。目向前方平视。从身体正前方看，如图4-217所示。操式节拍为一拍。

（2）动作要领：右腿要由正步提脚跟撑稳身体重心；左腿要挺膝绷脚背向前下踢，腰腹肌、臀肌和两腿肌、两膝和脚踝肌腱均处于一定的紧张受力状态。两腿之间约成30度角。两手臂要屈肘置于胸前，左手要直腕握俯拳，右手要握住左手腕背侧。两前臂与两上臂约成90度角，两拳腕距离中腰前约15厘米。身体直立要自然放松，挺胸、合肩、拔背、立腰、收腹、敛臀，头正、颈直、下颏略收，双眼稍眯，两嘴角微向上翘起成微笑态。

30.正步右手握洗左手腕

（1）动作说明：承踮脚左小踢腿右手握洗左手腕动作，头面姿态和身体姿势保持不变。右脚跟落地，右腿挺直；左脚同时收回落地贴靠于右脚内侧，两腿挺膝伸腿并脚直立，脚尖向前方成正步。同时，两手臂屈肘置于胸前，右手抓握住左手腕背侧动作姿势不变，随右脚跟落地左脚收回并步，向外、向内旋转握洗左拳腕，虎口向左侧方，左拳高约中腰平，右手略高于中腰。目向前方平视。从身体正前方看，如图4-218所示。操式节拍为一拍。

（2）动作要领：落步收脚成正步要规范脚形。两腿肌、两膝和脚踝肌腱均处于一定的紧张受力状态。两手臂要屈肘置于胸前，左手要直腕握俯拳，右手要握住左手腕背侧。两前臂与两上臂约成90度角，两拳腕距离中腰前约15厘米。身体直立要自然放松，挺胸、合肩、拔背、立腰、收腹、敛臀，头正、颈直、下颏略收，双眼稍眯，两嘴角微向上翘起成微笑态。

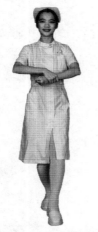

图4-217　左小踢腿洗左腕

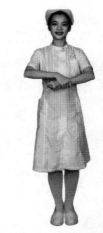

图4-218　正步洗左腕

31.踮脚右小踢腿左手握洗右手腕

（1）动作说明：承正步右手握洗左手腕动作，头面姿态和身体姿势保持不变。左腿挺膝直立，脚跟离地提起，脚前掌抵地撑稳身体重心；右腿同时挺膝伸腿向前下方踢出，脚面绷直，脚尖向前下方，右脚尖高约左脚踝。同时，两手臂屈肘置于身前，右前臂略斜向左下方，右拳心向下方，拳面向左侧稍前方，右拳高约中腰平；左手抓握住右手腕背侧，随踮脚右小踢腿，向外、向内旋转握洗右拳腕，虎口向右侧方，左手略高于中腰。目向前方平视。从身体右前方看，如图4-219所示。从身体正前方看，如图4-220所示。操式节拍为一拍。

（2）动作要领：左腿要由正步提脚跟撑稳身体重心；右腿要挺膝绷脚背向前下踢，腰腹肌、臀肌和两腿肌、两膝和脚踝肌腱均处于一定的紧张受力状态。两腿之间约成30度角。两手臂要屈肘置于胸前，右手要直腕握俯拳，左手要握住右手腕背侧。两前臂与两上臂约成90度角，两拳腕距离中腰前约15厘米。身体直立要自然放松，挺胸、合肩、拔背、立腰、收腹、敛臀，头正、颈直、下颏略收，双眼稍眯，两嘴角微向上翘起成微笑态。

32.正步左手握洗右手腕

（1）动作说明：承踮脚右小踢腿左手握洗右手腕动作，头面姿态和身体姿势保持不变。左脚跟落地，左腿挺直；右脚同时收回落地贴靠于左脚内侧，两腿挺膝伸腿并脚直立，脚尖向前方成正步。同时，两手臂屈肘置于胸前，左手抓握住右手腕背侧动作姿势不变，随左脚跟落地右脚并步，向外、向内旋转握洗右拳腕，虎口向右侧方，右拳高约中腰平，左手略高于中腰。目向前方平视。从身体正前方看，如图4-221所示。操式节拍为一拍。

（2）动作要领：落步收脚成正步要规范脚形。两腿肌、两膝和脚踝肌腱均处于一定的紧张受力状态。两手臂要屈肘置于胸前，右手要直腕握俯拳，左手要握住右手腕背侧。两前臂与两上臂约成90度角，两拳腕距离中腰前约15厘米。身体直立要自然放松，挺胸、合肩、拔背、立腰、收腹、敛臀，头正、颈直、下颏略收，双眼稍眯，两嘴角微向上翘起成微笑态。

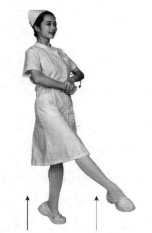 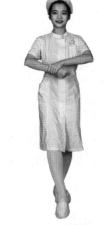 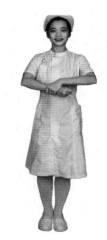

图4-219　右小踢腿洗右腕1　　图4-220　右小踢腿洗右腕2　　图4-221　正步洗右腕

（注：25~32动作操式节拍为 4—2—3—4，5—6—7—8）

第七节　输液操作（跳跃运动）创编套路

一、输液操作（跳跃运动 8 拍 ×4）动作名称

1. 空心拳左挂输液瓶；2. 空心拳左式顺风旗；3. 空心拳平伸臂左跳转之一；4. 空心拳平伸臂左跳转之二；5. 空心拳平伸臂左跳转之三；6. 空心拳平伸臂左跳转之四。

7. 空心拳右挂输液瓶；8. 空心拳右式顺风旗；9. 空心拳平伸臂右跳转之一；10. 空心拳平伸臂右跳转之二；11. 空心拳平伸臂右跳转之三；12. 空心拳平伸臂右跳转之四。

13. 跳步空心拳左挂输液瓶；14. 小射燕空心拳左式顺风旗；15. 跳步空心拳左挂输液瓶；16. 小射燕空心拳左式顺风旗；17. 空心拳平伸臂左跳转之一；18. 空心拳平伸臂左跳转之二；19. 空心拳平伸臂左跳转之三；20. 空心拳平伸臂左跳转之四。

21. 跳步空心拳右挂输液瓶；22. 小射燕空心拳右式顺风旗；23. 跳步空心拳右挂输液瓶；24. 小射燕空心拳右式顺风旗；25. 空心拳平伸臂右跳转之一；26. 空心拳平伸臂右跳转之二；27. 空心拳平伸臂右跳转之三；28. 空心拳平伸臂右跳转之四。

二、输液操作（跳跃运动 8 拍 ×4）动作说明

（一）输液操作（1—8 拍）

1. 空心拳左挂输液瓶

（1）动作说明：承第六节洗手操作正步左手握洗右手腕动作，头面姿态和身体姿势保持不变。左手松开右手腕，两拳变掌下落于身体两侧，掌心均向内，掌指均向下。同时，头面和上身左转约45度，两脚尖和两膝盖对向右前方成正步直立。随即，左手臂向头左前斜上方摆起，肘臂略曲，左手五指弯曲，大拇指、食指和中指的指尖捏在一起成空心拳，拳背向前臂一侧屈翘，拳心向左前斜上方，左拳略高于头顶；右手臂同时向左前上方摆起于左腕内侧，肘臂略曲，右手五指弯曲，大拇指、食指和中指的指尖捏在一起成空心拳，拳背向前臂一侧屈翘，拳心向前方，拳面向上方，右拳约与左腕高。头略后仰，目视两拳。从身体右前方看，如图4-222所示。操式节拍为二拍。

（2）动作要领：两空心拳要规范手形，要在身体前稍左上方斜举，上臂和前臂约在一条斜直线上，两臂与上身约成45度角，两拳背与两前臂约成60度角。身体直立要自然放松，头面后仰、下颏略抬，脖颈和胸背后倾，合肩、立腰、收腹、敛臀，双眼稍眯，两嘴角微向上翘起成微笑态。

2. 空心拳左式顺风旗

（1）动作说明：承空心拳左挂输液瓶动作，头面姿态和身体姿势保持不变。两脚

尖向左前方正步站立不变，上身右转约45度，头面同时右转约90度。同时，左空心拳和手臂继续举于头左前斜上方不动，肘臂略曲，拳背向前臂一侧屈翘，拳心向左斜上方，左拳略高于头顶；右空心拳和手臂同时由左上方随身体右转下落经小腹前向右侧方摆起，平转约135度，拳背向前臂一侧屈翘，肘臂微曲，拳心向右侧方，拳眼向前方，右拳高约肩平。头面略左后倾，目向右前稍上方平视。从身体右前方看，如图4-223所示。操式节拍为二拍。

（2）动作要领：两脚要保持正步；两拳要规范空心拳手形，肘臂要略屈，两手臂与两空心拳要左侧上举，右侧平伸成空心拳左顺风旗，两拳臂上开角约成120度角，两拳背屈腕与两前臂约成60度角。上身右转45度与头面右侧转90度要同时到位。身体直立要自然放松，挺胸、展肩、拔背、立腰、收腹、敛臀，头颈略后倾、下颏略抬，双眼稍眯，两嘴角微向上翘起成微笑态。

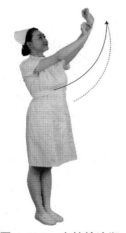

图4-222 左挂输液瓶

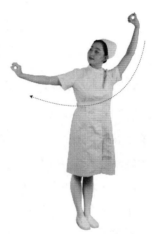

图4-223 左顺风旗输液

3. 空心拳平伸臂左跳转之一

（1）动作说明：承空心拳左式顺风旗动作，头面姿态和身体姿势保持不变。两脚由正步蹬地跳起，在空中头部和上身左转约90度，两脚同时左转约45度，同时，左空心拳和手臂由头左侧斜上方向左侧方下落，肘臂微曲，拳背向前臂一侧屈翘，拳心向左侧方，左拳高约肩平；右空心拳和手臂同时于身体右侧方保持不变，肘臂微曲，拳背向前臂一侧屈翘，拳心向右侧方，拳面向上方，右拳高约肩平。两脚落地后，两腿直立，并脚并膝保持正步。目向前方平视。从身体右侧方看，如图4-224所示。操式节拍为一拍。

（2）动作要领：两脚蹬地跳起后，在空中头部与上身左转90度和两脚尖左转45度要同时到位，两空心拳与两手臂要在空中向左右两侧伸出翘腕，成左右空心拳水平抻拽输液管姿势，两拳臂要微屈肘，两空心拳和两肩在同一条水平直线上，两拳背与两前臂约成 60 度角。落地要并脚并膝直立保持正步，臀肌和两腿肌、两膝和脚踝肌腱均处于一定的紧张受力状态。脚形要规范。身体直立要自然放松，挺胸、展肩、拔背、立腰、收腹、敛臀，头正、颈直、下颏略收，双眼稍眯，两嘴角微向上翘起成微笑态。

4. 空心拳平伸臂左跳转之二

（1）动作说明：承空心拳平伸臂左跳转之一动作，头面姿态和身体姿势保持不变。两脚由正步蹬地跳起，在空中头部和身体左转约 90 度。同时，两空心拳和手臂动作姿势在跳转过程中于身体左右两侧方保持不变。两脚落地后，并脚并膝直立，保持正步。两空心拳和手臂继续保持左右侧平举抻拽输液管姿势，两肘臂微曲翘腕，两拳心向左右两侧方，拳面向上方，两拳高约肩平。目向前方平视。从身体后侧方看，如图 4-225 所示。操式节拍为一拍。

（2）动作要领：两脚蹬地跳起后，头部和上身要在空中左转 90 度，两空心拳与两手臂在空中和落地过程中，要始终保持向左右两侧伸臂翘腕水平抻拽输液管的姿势不变。落地仍成正步。臀肌和两腿肌、两膝和脚踝肌腱均处于一定的紧张受力状态。两空心拳和两肩在同一条水平线上，两拳背与两前臂约成 60 度角。身体直立要自然放松，挺胸、展肩、拔背、立腰、收腹、敛臀，头正、颈直、下颏略收，双眼稍眯，两嘴角微向上翘起成微笑态。

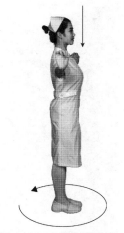

图 4-224　并步左小跳 1

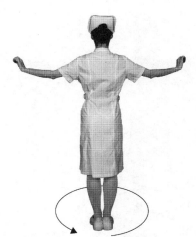

图 4-225　并步左小跳 2

5. 空心拳平伸臂左跳转之三

（1）动作说明：承空心拳平伸臂左跳转之二动作，头面姿态和身体姿势保持不变。两脚由正步蹬地跳起，在空中头部和身体左转约 90 度。同时，两空心拳和手臂动作姿势在跳转过程中于身体左右两侧方保持不变。两脚落地后，并脚并膝直立，保持正步脚位。两空心拳和手臂继续保持左右侧平举抻拽输液管姿势，两肘臂微曲翘腕，两拳心向左右两侧方，拳面向上方，两拳高约肩平。目向前方平视。从身体左侧方看，如图4-226所示。操式节拍为一拍。

（2）动作要领：两脚蹬地跳起后，头部和上身要在空中左转90度，两空心拳与两手臂在空中和落地过程中，要始终保持向左右两侧伸臂翘腕水平抻拽输液管的姿势不变。落地仍成正步。臀肌和两腿肌、两膝和脚踝肌腱均处于一定的紧张受力状态。两空心拳和两肩在同一条水平线上，两拳背与两前臂约成60度角。身体直立要自然放松，挺胸、展肩、拔背、立腰、收腹、敛臀，头正、颈直、下颏略收，双眼稍眯，两嘴角微向上翘起成微笑态。

6.空心拳平伸臂左跳转之四

（1）动作说明：承空心拳平伸臂左跳转之三动作，头面姿态和身体姿势保持不变。两脚由正步蹬地跳起，在空中头部和身体左转约90度。同时，两空心拳和手臂动作姿势在跳转过程中于身体左右两侧方保持不变。两脚落地后，并脚并膝直立，保持正步脚位。两空心拳和手臂继续保持左右侧平举抻拽输液管姿势，两肘臂微曲翘腕，两拳心向左右两侧方，拳面向上方，两拳高约肩平。目向前方平视。从身体正前方看，如图4-227所示。操式节拍为一拍。

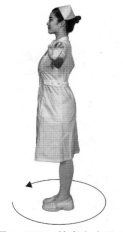

图4-226　并步左小跳3

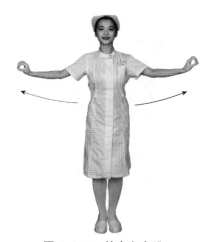

图4-227　并步左小跳4

（2）动作要领：两脚蹬地跳起后，头部和上身要在空中左转90度，两空心拳与两手臂在空中和落地过程中，要始终保持向左右两侧伸臂翘腕水平抻拽输液管的姿势不变。落地仍成正步。臀肌和两腿肌、两膝和脚踝肌腱均处于一定的紧张受力状态。两空心拳和两肩在同一条水平线上，两拳背与两前臂约成 60 度角。身体直立要自然放松，挺胸、展肩、拔背、立腰、收腹、敛臀，头正、颈直、下颏略收，双眼稍眯，两嘴角微向上翘起成微笑态。

（注：1~6 动作操式拍节为 1—2—3—4，5—6—7—8）

（二）输液操作（2—8 拍）

7. 空心拳右挂输液瓶

（1）动作说明：承空心拳平伸臂左跳转之四动作，头面姿态和身体姿势保持不变。头面和上身右转约 45 度，两脚尖和两膝盖对向右前方成正步直立。随即，右空心拳和手臂由右侧方向头右前斜上方摆起，肘臂略曲，拳背向前臂一侧屈翘，拳心向右前斜上方，右拳略高于头顶；左空心拳和手臂同时由左侧方随身体右转下落经小腹前向右前上方摆起于右腕内侧，肘臂略曲，拳背向前臂一侧屈翘，拳心向前方，拳面向上方，左拳约与右腕高。头略后仰，目视两拳。从身体左前方看，如图 4-228 所示。操式节拍为二拍。

（2）动作要领：两空心拳要规范手形，要在身体前稍右上方斜举，上臂和前臂约在一条斜直线上，两臂与上身约成 45 度角，两拳背与两前臂约成 60 度角。身体直立要自然放松，头面后仰、下颏略抬，脖颈和胸背后倾，合肩、立腰、收腹、敛臀，双眼稍眯，两嘴角微向上翘起成微笑态。

8. 空心拳右式顺风旗

（1）动作说明：承空心拳右挂输液瓶动作，头面姿态和身体姿势保持不变。两脚尖向右前方正步站立不变，上身左转约 45 度，头面同时左转约 90 度。同时，右空心拳和手臂继续举于头右前斜上方不动，肘臂略曲，拳背向前臂一侧屈翘，拳心向右斜上方，右拳略高于头顶；左空心拳和手臂同时由右上方随身体左转下落经小腹前向左侧方摆起，平转约 135 度，拳背向前臂一侧屈翘，肘臂微曲，拳心向左侧方，拳眼向前方，左拳高约肩平。头面略右后倾，目向前稍左上方平视。从身体左前方看，如图 4-229 所示。操式节拍为二拍。

（2）动作要领：两脚要保持正步；两拳要规范空心拳手形，两手臂与两空心拳要右侧上举，左侧平伸成空心拳右顺风旗，两拳臂上开角约成 120 度角，两拳背屈腕与两前臂约成 60 度角。上身左转 45 度与头面左侧转 90 度要同时到位。身体直立要自然放松，挺胸、展肩、拔背、立腰、收腹、敛臀，头颈略后倾、下颏略抬，双眼稍眯，两嘴角微向上翘起成微笑态。

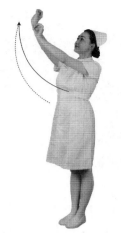

图 4-228 右挂输液瓶

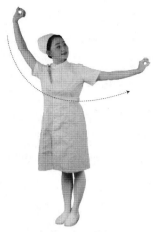

图 4-229 右顺风旗输液

9.空心拳平伸臂右跳转之一

（1）动作说明：承空心拳右式顺风旗动作，头面姿态和身体姿势保持不变。正步站立不变，两脚由正步蹬地跳起，在空中头部和上身右转约90度，两脚同时右转约45度，同时，右空心拳和手臂由头右侧斜上方向右侧方下落，肘臂微曲，拳背向前臂一侧屈翘，拳心向右侧方，右拳高约肩平；左空心拳和手臂同时于身体左侧方保持不变，肘臂微曲，拳背向前臂一侧屈翘，拳心向左侧方，拳面向上方，左拳高约肩平。目向前方平视。两脚落地后，两腿直立，并脚并膝保持正步。从身体左侧方看，如图4-230所示。操式节拍为一拍。

（2）动作要领：两脚蹬地跳起后，在空中头部与上身右转90度和两脚尖右转45度要同时到位，两空心拳与两手臂要在空中向左右两侧伸出翘腕，成左右空心拳水平抻拽输液管姿势，两拳臂要微屈肘，两空心拳和两肩在同一条水平直线上，两拳背与两前臂约成60度角。落地要并脚并膝直立保持正步。臀肌和两腿肌、两膝和脚踝肌腱均处于一定的紧张受力状态。身体直立要自然放松，挺胸、展肩、拔背、立腰、收腹、敛臀，头正、颈直、下颏略收，双眼稍眯，两嘴角微向上翘起成微笑态。

10.空心拳平伸臂右跳转之二

（1）动作说明：承空心拳平伸臂右跳转之一动作，头面姿态和身体姿势保持不变。两脚由正步蹬地跳起，在空中头部和身体右转约90度。同时，两空心拳和手臂动作姿势在跳转过程中于身体左右两侧方保持不变。两脚落地后，并脚并膝直立，保持正步。两空心拳和手臂继续保持左右侧平举抻拽输液管姿势，两肘臂微曲翘腕，两拳心向左右两侧方，拳面向上方，两拳高约肩平。目向前方平视。从身体后侧看，如图4-231所示。操式节拍为一拍。

（2）动作要领：两脚蹬地跳起后，头部和上身要在空中右转 90 度，两空心拳与两手臂在空中和落地过程中，要始终保持向左右两侧伸臂翘腕水平抻拽输液管的姿势不变。落地仍保持正步。臀肌和两腿肌、两膝和脚踝肌腱均处于一定的紧张受力状态。两空心拳和两肩在同一条水平线上，两拳背与两前臂约成 60 度角。身体直立要自然放松，挺胸、展肩、拔背、立腰、收腹、敛臀，头正、颈直、下颏略收，双眼稍眯，两嘴角微向上翘起成微笑态。

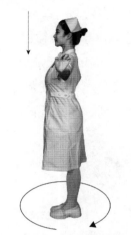

图 4–230　并步右小跳 1

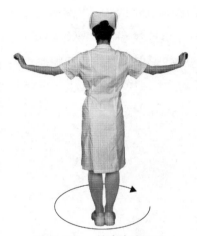

图 4–231　并步右小跳 2

11. 空心拳平伸臂右跳转之三

（1）动作说明：承空心拳平伸臂右跳转之二动作，头面姿态和身体姿势保持不变。两脚由正步蹬地跳起，在空中头部和身体右转约 90 度。同时，两空心拳和手臂动作姿势在跳转过程中于身体左右两侧方保持不变。两脚落地后，并脚并膝直立，保持正步。两空心拳和手臂继续保持左右侧平举抻拽输液管姿势，两肘臂微曲翘腕，两拳心向左右两侧方，拳面向上方，两拳高约肩平。目向前方平视。从身体右侧方看，如图 4–232 所示。操式节拍为一拍。

（2）动作要领：两脚蹬地跳起后，头部和上身要在空中右转 90 度，两空心拳与两手臂在空中和落地过程中，要始终保持向左右两侧伸臂翘腕水平抻拽输液管的姿势不变。落地仍保持正步。臀肌和两腿肌、两膝和脚踝肌腱均处于一定的紧张受力状态。两空心拳和两肩在同一条水平线上，两拳背与两前臂约成 60 度角。身体直立要自然放松，挺胸、展肩、拔背、立腰、收腹、敛臀，头正、颈直、下颏略收，双眼稍眯，两嘴角微向上翘起成微笑态。

12. 空心拳平伸臂右跳转之四

（1）动作说明：承空心拳平伸臂右跳转之三动作，头面姿态和身体姿势保持不变。两脚由正步蹬地跳起，在空中头部和身体右转约90度。同时，两空心拳和手臂动作姿势在跳转过程中于身体左右两侧方保持不变。两脚落地后，并脚并膝直立，保持正步。两空心拳和手臂继续保持左右侧平举抻拽输液管姿势，两肘臂微曲翘腕，两拳心向左右两侧方，拳面向上方，两拳高约肩平。目向前方平视。从身体正前方看，如图4-233所示。操式节拍为一拍。

（2）动作要领：两脚蹬地跳起后，头部和上身要在空中右转90度，两空心拳与两手臂在空中和落地过程中，要始终保持向左右两侧伸臂翘腕水平抻拽输液管的姿势不变。落地仍保持正步。臀肌和两腿肌、两膝和脚踝肌腱均处于一定的紧张受力状态。两空心拳和两肩在同一条水平线上，两拳背与两前臂约成60度角。身体直立要自然放松、挺胸、展肩、拔背、立腰、收腹、敛臀，头正、颈直、下颌略收，双眼稍眯，两嘴角微向上翘起成微笑态。

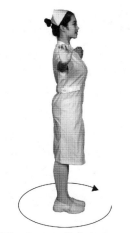

图4-232　并步右小跳3

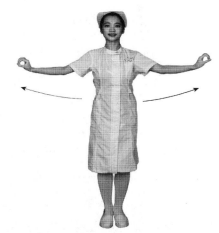

图4-233　并步右小跳4

（注：7~12动作操式节拍为2—2—3—4，5—6—7—8）

（三）输液操作（3—8拍）

13. 跳步空心拳左挂输液瓶

（1）动作说明：承空心拳平伸臂右跳转之四动作，头面姿态和身体姿势保持不变。两脚由正步蹬地跳起，在空中头部和身体左转约45度，在空中左空心拳和手臂由左侧方向头左前斜上方摆起，肘臂略曲，拳背向前臂屈翘，拳心向左前斜上方，左拳略高于头顶；右空心拳和手臂同时由右侧方随身体左转下落经小腹前向左前上方摆起于左腕内侧，肘臂略曲，拳背向前臂屈翘，拳心向前方，拳面向上方，右拳约与左腕高。头颈和胸背略后倾，目视两拳。两脚落地后站稳，两脚尖和两膝盖对向左前方，成正步空心拳左挂输液瓶姿势。从身体右前方看，如图4-234所示。操式节拍为一拍。

（2）动作要领：两脚蹬地跳起后，在空中可以根据站位的需要，向前、或后、或左、或右移动落地。腰腹肌、臀肌和两腿肌、两膝和脚踝肌腱均处于一定的紧张受力状态。两空心拳要在空中完成于身体前稍左斜上方挂输液瓶动作，上臂和前臂约在一条斜直线上，两臂与上身约成45度角，两拳背与两前臂约成60度角。身体直立要自然放松，头面后仰、下颏略抬，脖颈和胸背后倾，合肩、立腰、收腹、敛臀，双眼稍眯，两嘴角微向上翘起成微笑态。

14. 小射燕空心拳左式顺风旗

（1）动作说明：承跳步空心拳左挂输液瓶动作，头面姿态和身体姿势保持不变。两脚由正步蹬地跳起，在空中上身右转约45度，头面同时右转约90度。右腿在空中伸腿下垂，右脚尖向左前方，腰部做横拧状态，合肋骨，使左腿向右腿右后方伸出，左膝插向右腿后左侧方，左小腿绷脚翻脚掌向后上抬，左脚尖斜向右后上方，双膝重叠，膝盖放正。同时，左空心拳和手臂继续举于头左前斜上方不动，肘臂略曲，拳背向前臂屈翘，拳心向左斜上方，左拳略高于头顶；右空心拳和手臂同时由左上方随身体右转下落经小腹前向右侧方摆起，平转约135度，拳背向前臂屈翘，肘臂微曲，拳心向右侧方，拳眼向前方，右拳高约肩平。头面略左后倾，目向右前稍上方平视。右脚下落踏步点地时，右脚抓脚尖撑稳身体，左小腿保持绷脚翻脚掌后上抬的空中姿势，成小射燕空心拳左式顺风旗立姿。从身体右前方看，如图4-235所示。操式节拍为一拍。

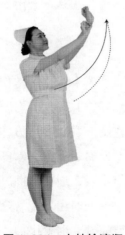

图4-234　左挂输液瓶

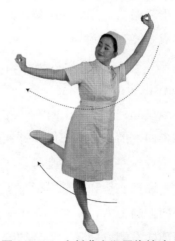

图4-235　小射燕左顺风旗输液

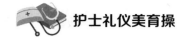

（2）动作要领：小射燕也称立身射燕。身体重心要落于右腿上，上身微向左倾，左小腿要屈膝绷脚翻脚掌后伸上抬，膝盖要正，不要掀开，要有别过去的感觉，要于空中完成转头、转身和小射燕顺风旗动作。落地后要保持小射燕空心拳左式顺风旗姿势。腰腹肌、臀肌和两腿肌、两膝和脚踝肌腱均处于一定的紧张受力状态。左小腿与右小腿约成135度角，左小腿与身体约成45度角。两手臂与两空心拳要左侧上举，右侧平伸，两拳臂上开角约成120度角，两拳背屈腕与两前臂约成60度角。身体要自然放松，挺胸、展肩、拔背、提胯、收腹、收臀，下颏略抬，双眼稍眯，两嘴角微向上翘起成微笑态。

15. 跳步空心拳左挂输液瓶

（1）动作说明：承小射燕空心拳左式顺风旗动作，头面姿态和身体姿势保持不变。左脚向右脚内侧落地并步，随即，两脚蹬地跳起，在空中上身左转约45度，头面同时左转约90度；在空中，左空心拳和手臂继续举于头左前斜上方保持不变，肘臂略曲，拳背向前臂屈翘，拳心向左斜上方，左拳略高于头顶；右空心拳和手臂同时由右侧方随身体左转下落，经小腹前向左前上方摆起于左腕内侧，肘臂略曲，拳背向前臂屈翘，拳心向前方，拳面向上方，右拳约与左腕高。头颈和胸背略后倾，目视两拳。两脚落地后并步站稳，两脚尖和两膝盖对向左前方，保持正步空心拳左挂输液瓶姿势。从身体右前方看，如图4-236所示。操式节拍为一拍。

（2）动作要领：两脚蹬地跳起后，在空中可以根据站位的需要，向前，或后，或左，或右移动落地。腰腹肌、臀肌和两腿肌、两膝和脚踝肌腱均处于一定的紧张受力状态。两空心拳要在空中完成于身体前稍左上方挂输液瓶动作，上臂和前臂约在一条斜直线上，两臂与上身约成45度角，两拳背与两前臂约成60度角。身体直立要自然放松，头面后仰、下颏略抬，脖颈和胸背后倾，合肩、立腰、收腹、敛臀，双眼稍眯，两嘴角微向上翘起成微笑态。

16. 小射燕空心拳左式顺风旗

（1）动作说明：承跳步空心拳左挂输液瓶动作，头面姿态和身体姿势保持不变。两脚由正步蹬地跳起，在空中上身右转约45度，头面同时右转约90度。右腿在空中伸腿下垂，右脚尖向左前方，腰部做横拧状态，合肋骨，使左腿向右腿右后方伸出，左膝插向右腿后左侧方，左小腿绷脚翻脚掌向后上抬，左脚尖斜向右上方，双膝重叠，膝盖放正。同时，左空心拳和手臂继续举于头左前斜上方保持不变，肘臂略曲，拳背向前臂屈翘，拳心向左斜上方，左拳略高于头顶；右空心拳和手臂同时由左上方随身体右转下落，经小腹前向右侧方摆起，平转约135度，拳背向前臂屈翘，肘臂微曲，拳心向右侧方，拳眼向前方，右拳高约与肩平。头面略左后倾，目向右前稍上方平视。右脚下落踏步点地时，右脚抓脚尖撑稳身体，左小腿保持绷脚翻脚掌后上抬的空中姿势，成小射燕空心拳左式顺风旗立姿。从身体右前方看，如图4-237所示。操式节拍为一拍。

（2）动作要领：小射燕也称立身射燕。身体重心要落于右腿上，上身微向左倾，左小腿要屈膝绷脚翻脚掌后伸上抬，膝盖要正，不要掀开，要有别过去的感觉，要于空中完成转头、转身和小射燕顺风旗动作。落地后要保持小射燕空心拳左式顺风旗姿势。腰腹肌、臀肌和两腿肌、两膝和脚踝肌腱均处于一定的紧张受力状态。左小腿与右小腿约成135度角，左小腿与身体约成45度角。两手臂与两空心拳要左侧上举，右侧平伸，两拳臂上开角约成120度角，两拳背屈腕与两前臂约成60度角。身体要自然放松，挺胸、展肩、拔背、提胯、收腹、收臀，下颌略抬，双眼稍眯，两嘴角微向上翘起成微笑态。

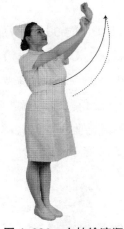
图4-236　左挂输液瓶

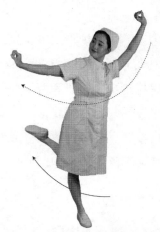
图4-237　小射燕左顺风旗输液

17. 空心拳平伸臂左跳转之一

（1）动作说明：承小射燕空心拳左式顺风旗动作，头面姿态和身体姿势保持不变。左脚向右脚内侧落地并步，随即，两脚蹬地跳起，在空中头部左转约135度，上身同时左转约90度，两脚同时左转约45度，同时，左空心拳和手臂由头左侧斜上方向左侧方下落，肘臂微曲，拳背向前臂屈翘，拳心向左侧方，左拳高约肩平；右空心拳和手臂同时于身体右侧方保持不变，肘臂微曲，拳背向前臂屈翘，拳心向右侧方，拳面向上方，右拳高约肩平。目向前方平视。两脚落地后，两腿直立，并脚并膝保持正步左右空心拳水平抻拽输液管姿势。从身体右侧方看，如图4-238所示。操式节拍为一拍。

（2）动作要领：两脚蹬地跳起后，在空中头部左转约135度、上身左转90度和两脚尖左转45度要同时到位，两空心拳与两手臂要在空中向左右两侧伸出翘腕，成左右空心拳水平抻拽输液管姿势，两拳臂要微屈肘，两空心拳和两肩在同一条水平直线上，

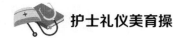
两拳背与两前臂约成 60 度角，落地要并脚并膝正步直立。臀肌和两腿肌、两膝和脚踝肌腱均处于一定的紧张受力状态。身体直立要自然放松，挺胸、展肩、拔背、立腰、收腹、敛臀，头正、颈直、下颏略收，双眼稍眯，两嘴角微向上翘起成微笑态。

18. 空心拳平伸臂左跳转之二

（1）动作说明：承空心拳平伸臂左跳转之一动作，头面姿态和身体姿势保持不变。两脚由正步蹬地跳起，在空中头部和身体左转约 90 度。同时，两空心拳和手臂动作姿势在跳转过程中于身体左右两侧方保持不变。两脚落地后，并脚并膝直立，保持正步。两空心拳和手臂继续保持左右侧平举抻拽输液管姿势，两肘臂微曲翘腕，两拳心向左右两侧方，拳面向上方，两拳高约肩平。目向前方平视。从身体后侧方看，如图 4-239 所示。操式节拍为一拍。

（2）动作要领：两脚蹬地跳起后，头部和上身要在空中左转 90 度，两空心拳与两手臂在空中和落地过程中，要始终保持向左右两侧伸臂翘腕水平抻拽输液管的姿势不变。落地仍保持正步。臀肌和两腿肌、两膝和脚踝肌腱均处于一定的紧张受力状态。两空心拳和两肩在同一条水平线上，两拳背与两前臂约成 60 度角。身体直立要自然放松，挺胸、展肩、拔背、立腰、收腹、敛臀，头正、颈直、下颏略收，双眼稍眯，两嘴角微向上翘起成微笑态。

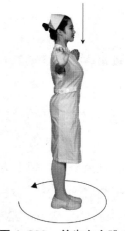

图 4-238　并步左小跳 1

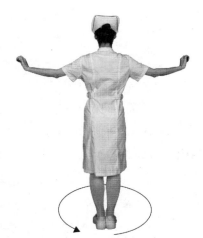

图 4-239　并步左小跳 2

19. 空心拳平伸臂左跳转之三

（1）动作说明：承空心拳平伸臂左跳转之二动作，头面姿态和身体姿势保持不变。两脚由正步蹬地跳起，在空中头部和身体左转约 90 度。同时，两空心拳和手臂动作姿势在跳转过程中于身体左右两侧方保持不变。两脚落地后，并脚并膝直立，保持并步。

两空心拳和手臂继续保持左右侧平举抻拽输液管姿势，两肘臂微曲翘腕，两拳心向左右两侧方，拳面向上方，两拳高约肩平。目向前方平视。从身体左侧方看，如图4-240所示。操式节拍为一拍。

（2）动作要领：两脚蹬地跳起后，头部和上身要在空中左转90度，两空心拳与两手臂在空中和落地过程中，要始终保持向左右两侧伸臂翘腕水平抻拽输液管的姿势不变。落地仍保持正步。臀肌和两腿肌、两膝和脚踝肌腱均处于一定的紧张受力状态。两空心拳和两肩在同一条水平线上，两拳背与两前臂约成60度角。身体直立要自然放松，挺胸、展肩、拔背、立腰、收腹、敛臀，头正、颈直、下颏略收，双眼稍眯，两嘴角微向上翘起成微笑态。

20. 空心拳平伸臂左跳转之四

（1）动作说明：承空心拳平伸臂左跳转之三动作，头面姿态和身体姿势保持不变。两脚由正步蹬地跳起，在空中头部和身体左转约90度。同时，两空心拳和手臂动作姿势在跳转过程中于身体左右两侧方保持不变。两脚落地后，并脚并膝直立，保持正步。两空心拳和手臂继续保持左右侧平举抻拽输液管姿势，两肘臂微曲翘腕，两拳心向左右两侧方，拳面向上方，两拳高约肩平。目向前方平视。从身体正前方看，如图4-241所示。操式节拍为一拍。

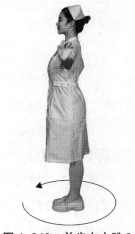
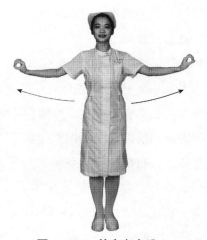

图4-240　并步左小跳3　　　　　　图4-241　并步左小跳4

（2）动作要领：两脚蹬地跳起后，头部和上身要在空中左转90度，两空心拳与两手臂在空中和落地过程中，要始终保持向左右两侧伸臂翘腕水平抻拽输液管的姿势不变。落地仍保持正步。臀肌和两腿肌、两膝和脚踝肌腱均处于一定的紧张受力状态。两空心拳和两肩在同一条水平线上，两拳背与两前臂约成60度角。身体直立要自然放松，

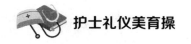

挺胸、展肩、拔背、立腰、收腹、敛臀，头正、颈直、下颏略收，双眼稍眯，两嘴角微向上翘起成微笑态

（注：13~20动作操式节拍为3—2—3—4，5—6—7—8）

（四）输液操作（4—8拍）

21.跳步空心拳右挂输液瓶

（1）动作说明：承空心拳平伸臂左跳转之四动作，头面姿态和身体姿势保持不变。两脚由正步蹬地跳起，在空中头部和身体右转约45度，在空中右空心拳和手臂由右侧方向头右前斜上方摆起，肘臂略曲，拳背向前臂屈翘，拳心向右前斜上方，右拳略高于头顶；左空心拳和手臂同时由左侧方随身体右转下落，经小腹前向右前上方摆起于右腕内侧，肘臂略曲，拳背向前臂屈翘，拳心向前方，拳面向上方，左拳约与右腕高。头颈和胸背略后倾，目视两拳。两脚落地后站稳，两脚尖和两膝盖对向右前方，成正步空心拳右挂输液瓶姿势。从身体左前方看，如图4-242所示。操式节拍为一拍。

（2）动作要领：两脚蹬地跳起后，在空中可以根据站位的需要，向前，或后，或左，或右移动落地。腰腹肌、臀肌和两腿肌、两膝和脚踝肌腱均处于一定的紧张受力状态。两空心拳要在空中完成于身体前稍左斜上方挂输液瓶动作，上臂和前臂约在一条斜直线上，两臂与上身约成45度角，两拳背与两前臂约成60度角。身体直立要自然放松，头面后仰、下颏略抬，脖颈和胸背后倾，合肩、立腰、收腹、敛臀，双眼稍眯，两嘴角微向上翘起成微笑态。

22.小射燕空心拳右式顺风旗

（1）动作说明：承跳步空心拳右挂输液瓶动作，头面姿态和身体姿势保持不变。两脚由正步蹬地跳起，在空中上身左转约45度，头面同时左转约90度。左腿在空中伸腿下垂，左脚尖向右前方；腰部做横拧状态，合肋骨，使右腿向左腿左后方伸出，右膝插向左腿后左侧方，右小腿绷脚翻脚掌向后上抬，右脚尖斜向左后上方，双膝重叠，膝盖放正。同时，右空心拳和手臂继续举于头右前斜上方不变，肘臂略曲，拳背向前臂屈翘，拳心向右斜上方，右拳略高于头顶；左空心拳和手臂同时由右上方随身体左转下落，经小腹前向左侧方摆起，平转约135度，拳背向前臂屈翘，肘臂微曲，拳心向左侧方，拳眼向前方，左拳高约与肩平。头面略右后倾，目向左前稍上方平视。左脚下落踏步点地时，左脚抓脚尖撑稳身体，右小腿保持绷脚翻脚掌后上抬的空中姿势，成小射燕空心拳右式顺风旗立姿。从身体前稍左方看，如图4-243所示。操式节拍为一拍。

（2）动作要领：小射燕也称立身射燕。身体重心要落于左腿上，上身微向右倾，右小腿要屈膝绷脚翻脚掌后伸上抬，膝盖要正，要有别过去的感觉，要于空中完成转头、转身和小射燕顺风旗动作。落地后要保持小射燕空心拳右式顺风旗姿势。腰腹肌、臀肌和两腿肌、两膝和脚踝肌腱均处于一定的紧张受力状态。左小腿与右小腿约成135度角，右小腿与身体约成45度角。两手臂与两空心拳要右侧上举，左侧平伸，两拳臂上开角约成120度角，两拳背屈腕与两前臂约成60度角。身体要自然放松，挺胸、展肩、拔背、提胯、收腹、敛臀，下颏略抬，双眼稍眯，两嘴角微向上翘起成微笑态。

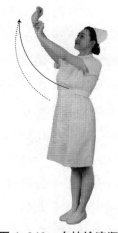
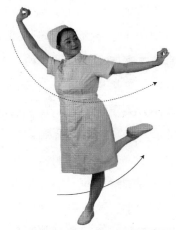

图 4-242　右挂输液瓶　　　　　　　图 4-243　小射燕右顺风旗输液

23. 跳步空心拳右挂输液瓶

（1）动作说明：承小射燕空心拳右式顺风旗动作，头面姿态和身体姿势保持不变。右脚向左脚内侧落地并步，随即，两脚蹬地跳起，在空中上身右转约45度，头面同时右转约90度；在空中，右空心拳和手臂继续举于头右前斜上方保持不变，肘臂略曲，拳背向前臂屈翘，拳心向右斜上方，右拳略高于头顶；左空心拳和手臂同时由左侧方随身体右转下落，经小腹前向右前上方摆起于右腕内侧，肘臂略曲，拳背向前臂屈翘，拳心向前方，拳面向上方，左拳约与右腕高。头颈和胸背略后倾，目视两拳。两脚落地后站稳，两脚尖和两膝盖对向右前方，保持正步空心拳右挂输液瓶姿势。从身体左前方看，如图4-244所示。操式节拍为一拍。

（2）动作要领：两脚蹬地跳起后，在空中可以根据站位的需要，向前、或后、或左、或右移动落地。腰腹肌、臀肌和两腿肌、两膝和脚踝肌腱均处于一定的紧张受力状态。两空心拳要在空中完成于身体前稍右斜上方挂输液瓶动作，上臂和前臂约在一条斜直线上，两臂与上身约成45度角，两拳背与两前臂约成60度角。身体直立要自然放松，头面后仰、下颏略抬，脖颈和胸背后倾，合肩、立腰、收腹、敛臀，双眼稍眯，两嘴角微向上翘起成微笑态。

24.小射燕空心拳右式顺风旗

（1）动作说明：承跳步空心拳右挂输液瓶动作，头面姿态和身体姿势保持不变。两脚由正步蹬地跳起，在空中上身左转约45度，头面同时左转约90度。左腿在空中伸腿下垂，左脚尖向右前方；腰部做横拧状态，合肋骨，使右腿向左腿左后方伸出，右膝插向左腿后左侧方，右小腿绷脚翻脚掌向后上抬，右脚尖斜向左后上方，双膝重叠，膝盖放正。同时，右空心拳和手臂继续举于头右前斜上方不变，肘臂略曲，拳背向前臂屈翘，拳心向右斜上方，右拳略高于头顶；左空心拳和手臂同时由右上方随身体左转下落，经小腹前向左侧方摆起，平转约135度，拳背向前臂屈翘，肘臂微曲，拳心向左侧方，拳眼向前方，左拳高约肩平。头面略右后倾，目向左前稍上方平视。左脚下落踏步点地时，左脚抓脚尖撑稳身体，右小腿保持绷脚翻脚掌后上抬的空中姿势，成小射燕空心拳右式顺风旗立姿。从身体前稍左方看，如图4-245所示。操式节拍为一拍。

（2）动作要领：小射燕也称立身射燕。身体重心要落于左腿上，上身微向右倾，右小腿要屈膝绷脚翻脚掌后伸上抬，膝盖要正，不要掀开，要有别过去的感觉，要于空中完成转头、转身和小射燕顺风旗动作。落地后要保持小射燕空心拳右式顺风旗姿势。腰腹肌、臀肌和两腿肌、两膝和脚踝肌腱均处于一定的紧张受力状态。左小腿与右小腿约成135度角，右小腿与身体约成45度角。两手臂与两空心拳要右侧上举，左侧平伸，两拳臂上开角约成120度角，两拳背屈腕与两前臂约成60度角。身体要自然放松，挺胸、展肩、拔背、提胯、收腹、敛臀，下颏略抬，双眼稍眯，两嘴角微向上翘起成微笑态。

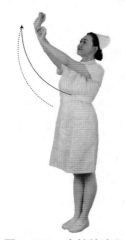

图4-244 右挂输液瓶

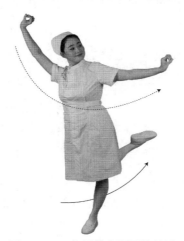

图4-245 小射燕右顺风旗输液

25.空心拳平伸臂右跳转之一

（1）动作说明：承小射燕空心拳右式顺风旗动作，头面姿态和身体姿势保持不变。

右脚向左脚内侧落地并步，随即，两脚蹬地跳起，在空中头部右转约135度，上身同时右转约90度，两脚同时右转约45度。同时，右空心拳和手臂由头右侧斜上方向右侧方下落，肘臂微曲，拳背向前臂屈翘，拳心向右侧方，右拳高约肩平；左空心拳和手臂同时于身体左侧方保持不变，肘臂微曲，拳背向前臂屈翘，拳心向左侧方，拳面向上方，左拳高约肩平。两脚落地后，并脚并膝，正步直立，并保持左右空心拳水平抻拽输液管姿势。目向前方平视。从身体左侧方看，如图4-246所示。操式节拍为一拍。

（2）动作要领：两脚蹬地跳起后，在空中头部右转135度、上身右转90度和两脚尖右转45度要同时到位，两空心拳与两手臂要在空中向左右两侧伸出翘腕，成左右空心拳水平抻拽输液管姿势，两拳臂要微屈肘，两空心拳和两肩在同一条水平直线上，两拳背与两前臂约成60度角，落地要并脚并膝正步直立。臀肌和两腿肌、两膝和脚踝肌腱均处于一定的紧张受力状态。身体直立要自然放松，挺胸、展肩、拔背、立腰、收腹、敛臀，头正、颈直、下颏略收，双眼稍眯，两嘴角微向上翘起成微笑态。

26. 空心拳平伸臂右跳转之二

（1）动作说明：承空心拳平伸臂右跳转之一动作，头面姿态和身体姿势保持不变。两脚由正步蹬地跳起，在空中头部和身体右转约90度。同时，两空心拳和手臂动作姿势在跳转过程中于身体左右两侧方保持不变。两脚落地后，并脚并膝直立。两空心拳和手臂继续保持正步左右侧平举抻拽输液管姿势，两肘臂微曲翘腕，两拳心向左右两侧方，拳面向上方，两拳高约肩平。目向前方平视。从身体后侧方看，如图4-247所示。操式节拍为一拍。

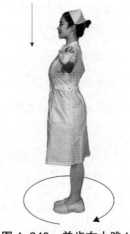

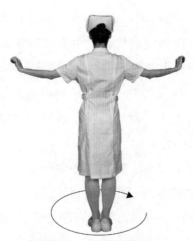

图4-246　并步右小跳1　　　　　图4-247　并步右小跳2

（2）动作要领：两脚蹬地跳起后，头面和身体要在空中右转90度，两空心拳与两

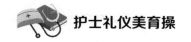

手臂在空中和落地过程中，要始终保持向左右两侧伸臂翘腕水平抻拽输液管的姿势不变。落地要正步直立。臀肌和两腿肌、两膝和脚踝肌腱均处于一定的紧张受力状态。两空心拳和两肩在同一条水平线上，两拳背与两前臂约成60度角。身体直立要自然放松，挺胸、展肩、拔背、立腰、收腹、敛臀，头正、颈直、下颏略收，双眼稍眯，两嘴角微向上翘起成微笑态。

27. 空心拳平伸臂右跳转之三

（1）动作说明：承空心拳平伸臂右跳转之二动作，头面姿态和身体姿势保持不变。两脚由正步蹬地跳起，在空中头部和身体右转约90度。同时，两空心拳和手臂动作姿势在跳转过程中于身体左右两侧方保持不变。两脚落地后，并脚并膝正步直立。两空心拳和手臂继续保持左右侧平举抻拽输液管姿势，两肘臂微曲翘腕，两拳心向左右两侧方，拳面向上方，两拳高约与肩平。目向前方平视。从身体右侧方看，如图4-248所示。操式节拍为一拍。

（2）动作要领：两脚蹬地跳起后，头部和上身要在空中右转90度，两空心拳与两手臂在空中和落地过程中，要始终保持向左右两侧伸臂翘腕水平抻拽输液管的姿势不变。落地要正步直立。臀肌和两腿肌、两膝和脚踝肌腱均处于一定的紧张受力状态。两空心拳和两肩在同一条水平线上，两拳背与两前臂约成60度角。身体直立要自然放松，挺胸、展肩、拔背、立腰、收腹、敛臀，头正、颈直、下颏略收，双眼稍眯，两嘴角微向上翘起成微笑态。

28. 空心拳平伸臂右跳转之四

（1）动作说明：承空心拳平伸臂右跳转之三动作，头面姿态和身体姿势保持不变。两脚由正步蹬地跳起，在空中头部和身体右转约90度。同时，两空心拳和手臂动作姿势在跳转过程中于身体左右两侧方保持不变。两脚落地后，并脚并膝正步直立。两空心拳和手臂继续保持左右侧平举抻拽输液管姿势，两肘臂微曲翘腕，两拳心向左右两侧方，拳面向上方，两拳高约与肩平。目向前方平视。从身体正前方看，如图4-249所示。操式节拍为一拍。

（2）动作要领：两脚蹬地跳起后，头部和上身要在空中右转90度，两空心拳与两手臂在空中和落地过程中，要始终保持向左右两侧伸臂翘腕水平抻拽输液管的姿势不变。落地要正步直立。臀肌和两腿肌、两膝和脚踝肌腱均处于一定的紧张受力状态。空心拳和两肩在同一条水平线上，两拳背与两前臂约成60度角。身体直立要自然放松，挺胸、展肩、拔背、立腰、收腹、敛臀，头正、颈直、下颏略收，双眼稍眯，两嘴角微向上翘起成微笑态。

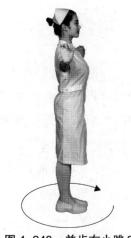

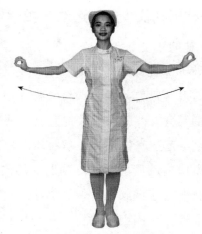

图 4-248　并步右小跳 3　　　　　　　　　　　图 4-249　并步右小跳 4

（注：21~28 动作操式拍节为 4—2—3—4，5—6—7—8）

第八节　鞠躬礼仪（放松运动）创编套路

一、鞠躬礼仪（放松运动 8 拍 ×4）动作名称

1. 正步站立腕臂放松呼吸；2. 屈膝半蹲躯干放松呼吸；3. 左旁点步斜下展臂放松呼吸；4. 左旁点步手臂旁伸展放松呼吸；5. 左旁点收步斜下展臂放松呼吸；6. 正步站立腹前叠手放松呼吸。

7. 正步站立腕臂放松呼吸；8. 屈膝半蹲躯干放松呼吸；9. 右旁点步斜下展臂放松呼吸；10. 右旁点步手臂旁伸展放松呼吸；11. 右旁点收步斜下展臂放松呼吸；12. 正步站立腹前叠手放松呼吸。

13. 左后点步手臂屈伸放松呼吸之一；14. 左后点步手臂屈伸放松呼吸之二；15. 右前点步手臂前伸展放松呼吸之一；16. 右前点步手臂前伸展放松呼吸之二；17. 右旁点步手臂旁伸展放松呼吸；18. 正步站立腹前叠手放松呼吸；19. 正步身前叉握叠手鞠躬礼；20. 正步站立腹前叠手放松呼吸。

21. 右后点步手臂屈伸放松呼吸之一；22. 右后点步手臂屈伸放松呼吸之二；23. 左前点步手臂前伸展放松呼吸之一；24. 左前点步手臂前伸展放松呼吸之二；25. 左旁点步手臂旁伸展放松呼吸；26. 正步站立腹前叠手放松呼吸；27. 正步身前叉握叠手鞠躬礼；28. 正步站立腹前叠手放松呼吸。

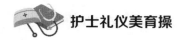

二、鞠躬礼仪（放松运动 8 拍 ×4）动作说明

（一）鞠躬礼仪（1—8 拍）

1. 正步站立腕臂放松呼吸

（1）动作说明：承第七节输液操作空心拳平伸臂右跳转之四动作，头面姿态和身体姿势保持不变。两腿继续并拢直立，两膝盖和两脚尖对向正前方保持正步脚位，两空心拳变掌下落于身体两侧，掌心均向内，掌指均向下。随即，两手成兰花指，由两大腿外侧柔缓内旋屈肘上起，两肘尖均向外，高约中腰平；两手心向前臂里侧屈腕，两手腕背侧贴靠于两腰胯外侧，右手心向右上方，指尖向右下方，左手心向左上方，指尖向左下方，目向前方平视。从身体正前方看，如图 4-250 所示。上述动作不停，两手继续保持兰花指手形同时由两腰胯外侧柔缓上起于左、右胸前，手心向前臂里侧屈腕，两兰花指尖贴近相对，右手心向右下方，指尖向左下方，左手心向左下方，指尖向右下方，两指尖高约心窝平。目向前方平视。从身体正前方看，如图 4-251 所示。操式节拍为慢一拍。

（2）动作要领：身体要直立放松，自然挺胸、展肩、拔背、立腰、收腹、敛臀，头正、颈直、下颏略收，双眼稍眯，两嘴角微向上翘起成微笑态。两兰花指手形要规范标准，前臂与兰花指心略大于 90 度角，指尖要上翘。两兰花指内旋上起要柔缓，至腰胯两侧时，上臂与前臂约成略大于 90 度角，至胸前两侧时，上臂与前臂约成 45 度角，两前臂与两兰花指约成反 w 形状。

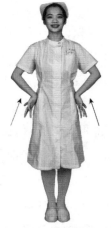

图 4-250　腕臂放松 1

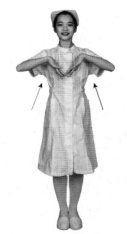

图 4-251　腕臂放松 2

2. 屈膝半蹲躯干放松呼吸

（1）动作说明：正步站立腕臂放松呼吸动作不停，头面姿态和上身姿势保持不变。

两腿由正步屈膝下蹲，上身合肩弓背，略低头含胸。同时，两手保持兰花指状由胸前柔缓外旋转腕，向面前屈肘、里屈腕摆动，两肘尖同时向两肋前柔缓下落，两肘尖约与肩宽，肘尖均向前下方，高约肋平；两手心随之向前臂里侧屈腕，手心均向下方，两指尖均向后上方，两兰花指于面前约与肩宽，高约肩平。面部贴向两手，凝神闭目。从身体正前方看，如图4-252所示。上述动作不停，两腿并拢继续屈膝半蹲，两膝盖略超出两脚尖；上身继续合肩弓背，低头含胸。同时，两手臂在原状态上缓慢放松，两肩和胸部略松开。两兰花指同时由胸前柔缓略前送下落于两大腿外侧，两肘略曲，两手心向前臂里侧屈腕，手心均向前方，两指尖向前上方，两兰花指略宽于肩。上身前躬低头，面向前下方，凝神闭目。从身体正前方看，如图4-253所示。操式节拍为慢一拍。

（2）动作要领：身体要柔缓屈蹲，腰腹肌、臀肌和两腿肌、两膝和脚踝肌腱均处于一定的紧张受力状态。躯干要放松，自然含胸、合肩、曲背、躬腰、收腹，低头、颈前倾、下颏回收贴喉，双眼稍闭，两嘴角微向上翘起成微笑态。兰花指手形要规范标准，两兰花指转腕翻指要柔缓圆活，要与两兰花指向前送、向下摆落连贯完成，要与两腿屈膝半蹲上下协调，一致到位。两前臂与两兰花指约在两条立直线上。两脚尖和膝盖要向前方。

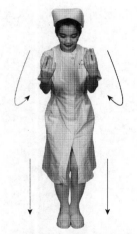
图4-252　屈膝躯干放松

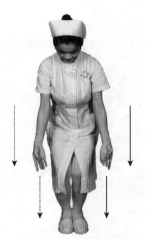
图4-253　半蹲躯干放松

3.左旁点步斜下展臂放松呼吸

（1）动作说明：承屈膝半蹲躯干放松呼吸动作，头面抬起正向前方。两腿挺膝站起，挺胸立腰站直；右腿直立撑稳身体重心，右膝盖和脚尖对向前方；左腿随之挺膝伸脚，脚面绷直，左胯向左打开，左脚尖外展擦地向左侧方伸出，脚尖内侧抵点地面，左膝盖和脚尖向左前方，成过渡左旁点步。同时，两手继续保持兰花指手形经大腿两侧柔缓内旋向左右两侧上起，两手臂上起展臂至左右斜下方时，手心均向后下方，指尖向左右斜下方，略低于胯。目向前方平视。从身体正前方看，如图 4-254 所示。操式节拍为慢一拍。

（2）动作要领：身体直起要端庄挺拔。左旁点过程中，腰腹肌和背肌要收紧，两腿要挺膝伸直。右腿要承受大部分身体重量，右膝盖和脚尖要保持向前方；臀肌、左大腿肌与脚踝肌及脚趾肌均处于一定的紧张受力状态，左腿要向左开胯，左腿要外展侧伸与右腿约成 30 度角，左脚尖向外展约 45 度角，左脚面要绷直与左腿约在同一条斜直线上。兰花指手形要规范标准，两兰花指与手臂下展开约 90 度角。身体直立要自然放松、挺胸、展肩、拔背、立腰、收腹、敛臀，头正、颈直、下颏略收，双眼稍眯，两嘴角微向上翘起成微笑态。

4. 左旁点步手臂旁伸展放松呼吸

（1）动作说明：承左旁点步斜下展臂放松呼吸动作，头面姿态和上身姿势保持不变。右腿继续直立撑稳身体重心，右膝盖和脚尖对向前方；左腿继续挺膝伸脚，脚面绷直，左脚尖继续外展左伸，脚尖内侧抵点地面，左膝盖和脚尖向左侧稍前方，成左旁点步。同时，两手继续保持兰花指手形柔缓向左右两侧上起，两手臂上起展臂至左右侧方，手心均向后下方，指尖向左右侧方，高约肩平。目向前方平视。从身体正前方看，如图 4-255 所示。操式节拍为慢一拍。

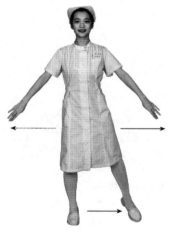
图 4-254　左旁点步下展臂

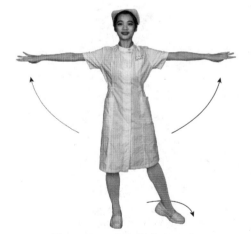
图 4-255　左旁点步旁展臂

（2）动作要领：左旁点步过程中，腰腹肌和背肌要收紧，两腿要挺膝伸直。右腿要承受大部分身体重量，右膝盖和脚尖要保持向前方；臀肌、左大腿肌与脚踝肌及脚趾肌均处于一定的紧张受力状态，左腿要向左开胯，左腿要外展侧伸与右腿约成 35 度角，左脚尖向外展约 60 度角，左脚面要绷直与左腿约在同一条斜直线上。兰花指手形要规范标准，两兰花指与两手臂及两肩均在一条水平直线上。身体直立要自然放松、挺胸、展肩、拔背、立腰、收腹、敛臀，头正、颈直、下颏略收，双眼稍眯，两嘴角微向上翘起成微笑态。

5. 左旁点收步斜下展臂放松呼吸

（1）动作说明：承左旁点步手臂旁伸展放松呼吸动作，头面姿态和上身姿势保持不变。右腿继续直立撑稳身体重心，右膝盖和脚尖对向前方；左腿随之挺膝伸脚，脚面绷直，左脚尖外展擦地向右脚内前方收回，脚尖内侧抵点地面，左膝盖和脚尖向左前方。同时，两手继续保持兰花指手形柔缓向左右两侧展落，两手臂落至左右斜下方时，手心均向后下方，指尖向左右斜下方，略低于胯。目向前方平视。从身体正前方看，如图4-256 所示。操式节拍为慢一拍。

（2）动作要领：左旁点步收回过程中，腰腹肌和背肌要收紧，两腿要挺膝伸直。右腿要承受大部分身体重量，右膝盖和脚尖要保持向前方；臀肌、左大腿肌与脚踝肌及脚趾肌均处于一定的紧张受力状态，左脚尖向外展约 60 度角，左脚面要绷直与左腿约在同一条斜直线上。兰花指手形要规范标准，两兰花指与手臂下展开约 90 度角。身体直立要自然放松、挺胸、展肩、拔背、立腰、收腹、敛臀，头正、颈直、下颏略收，双眼稍眯，两嘴角微向上翘起成微笑态。

6. 正步站立腹前叠手放松呼吸

（1）动作说明：承左旁点收步斜下展臂放松呼吸动作，头面姿态和身体姿势保持不变。右腿继续直立撑稳，左脚向右脚内侧并拢，两脚尖和膝盖对向前方，身体重心落于两脚中间成正步。同时，两手兰花指由两侧柔缓向身前伸臂下落至腹前，左手虎口握住右手四指，右手虎口握住左手大拇指，两手叠手垂按于小腹前，两手心向后方，左指尖向右下方，右指尖向左下方，手心略低于小腹，目向前方平视。从身体正前方看，如图4-257 所示。操式节拍为慢一拍。

上述正步站立腹前叠手放松呼吸动作姿势保持不变。操式节拍为慢二拍。

（2）动作要领：正步站立脚位要规范，身体重心要落于两脚中间，左右胯、左右膝盖、左右脚踝要各在一条横直线上。两脚内侧要贴靠在一起，两脚尖和两膝盖要并拢向正前方。身体要直立放松，自然挺胸、松肩、拔背、立腰、收腹、敛臀，头正、颈直、下颏略收，双眼稍眯，两嘴角微向上翘起成微笑态。

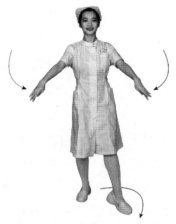

图 4-256　左旁点步下展臂

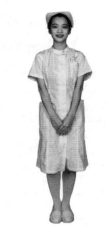

图 4-257　正步叠手放松

（注：1~6 动作操式拍节为慢 1—2—3—4，5—6—7—8）

（二）鞠躬礼仪（2—8 拍）

7. 正步站立腕臂放松呼吸

（1）动作说明：承正步站立腹前叠手放松呼吸动作，头面姿态和身体姿势保持不变。两腿保持正步直立。随即，两手松开成兰花指，由小腹前柔缓内旋屈肘向腰侧上起，两肘尖均向外，高约中腰平；两手心向前臂里侧屈腕，两手腕背侧贴靠于两腰胯外侧，右手心向右上方，指尖向右下方，左手心向左上方，指尖向左下方，目向前方平视。从身体正前方看，如图 4-258 所示。上述动作不停，两手继续保持兰花指手形同时由两腰胯外侧柔缓上起于左、右胸前，手心向前臂里侧屈腕，两兰花指尖贴近相对，右手心向右下方，指尖向左下方，左手心向左下方，指尖向右下方，两指尖高约心窝平。目向前方平视。从身体正前方看，如图 4-259 所示。操式节拍为慢一拍。

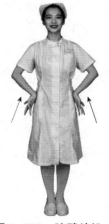

图 4-258　腕臂放松 1

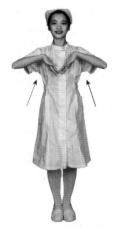

图 4-259　腕臂放松 2

（2）动作要领：身体要直立放松，自然挺胸、展肩、拔背、立腰、收腹、敛臀，头正、颈直、下颏略收，双眼稍眯，两嘴角微向上翘起成微笑态。兰花指手形要规范标准，前臂与兰花指心略大于90度角，指尖要上翘。两兰花指内旋上起要柔缓，至腰胯两侧时，上臂与前臂成略大于90度角，至胸前两侧时，上臂与前臂约成45度角，两前臂与两兰花指约成反w形状。

8. 屈膝半蹲躯干放松呼吸

（1）动作说明：正步站立腕臂放松呼吸动作不停，头面姿态和上身姿势保持不变。两腿由正步屈膝下蹲，上身合肩弓背，低头含胸。同时，两手保持兰花指状由胸前柔缓外旋转腕，向面前屈肘、里屈腕摆动，两肘尖同时向两肋前柔缓下落，两肘尖约与肩宽，肘尖均向前下方，高约肋平；两手心随之向前臂里侧屈腕，手心均向下方，两指尖均向后上方，两兰花指于面前约与肩宽，高约肩平。面部贴向两手，凝神闭目。从身体正前方看，如图4-260所示。上述动作不停，两腿并拢继续屈膝半蹲，两膝盖略超出两脚尖；上身继续合肩弓背，低头含胸。同时，两手臂在原状态上缓慢放松，两肩和胸部略松开。两兰花指同时由胸前柔缓略前送下落于两大腿外侧，两肘略曲，两手心向前臂里侧屈腕，手心均向前方，两指尖向前上方，两兰花指略宽于肩。上身前躬低头，面向前下方，凝神闭目。从身体正前方看，如图4-261所示。操式节拍为慢一拍。

（2）动作要领：身体要柔缓屈蹲，腰腹肌、臀肌和两腿肌、两膝和脚踝肌腱均处于一定的紧张受力状态。躯干要放松，自然含胸、合肩、屈背、躬腰、收腹，低头、颈前倾、下颏回收贴喉，双眼稍闭，两嘴角微向上翘起成微笑态。兰花指手形要规范标准，两兰花指转腕翻指要柔缓圆活，要与两兰花指向前送、向下摆落连贯完成，要与两腿屈膝半蹲上下协调，一致到位。两前臂与两兰花指约在两条立直线上。两脚尖和膝盖要向前方。

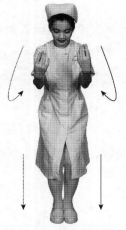

图4-260　屈膝躯干放松

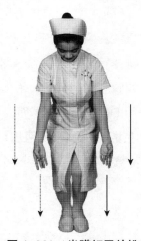

图4-261　半蹲躯干放松

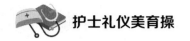

9.右旁点步斜下展臂放松呼吸

（1）动作说明：承屈膝半蹲躯干放松呼吸动作，头面抬起正向前方。两腿挺膝站起，挺胸立腰站直；左腿直立撑稳身体重心，左膝盖和脚尖对向前方；右腿随之挺膝伸脚，脚面绷直，右胯向右打开，右脚尖外展擦地向右侧方伸出，脚尖内侧抵点地面，右膝盖和脚尖向右前方成过渡右旁点步。同时，两手继续保持兰花指手形经大腿两侧柔缓内旋向左右两侧上起，两手臂上起展臂至左右斜下方时，手心均向后下方，指尖向左右斜下方，略低于胯。目向前方平视。从身体正前方看，如图4-262所示。操式节拍为慢一拍。

（2）动作要领：身体站起要端庄挺拔。右旁点过程中，腰腹肌和背肌要收紧，两腿要挺膝伸直。左腿要承受大部分身体重量，左膝盖和脚尖要保持向前方；臀肌、右大腿肌与脚踝肌及脚趾肌均处于一定的紧张受力状态，右腿要向右开胯，右腿要外展侧伸与左腿约成30度角，右脚尖向外展约45度角，右脚面要绷直与右腿约在同一条斜直线上。兰花指手形要规范标准，两兰花指与手臂下展开略小于90度角。身体直立要自然放松、挺胸、展肩、拔背、立腰、收腹、敛臀，头正、颈直、下颌略收，双眼稍眯，两嘴角微向上翘起成微笑态。

10.右旁点步手臂旁伸展放松呼吸

（1）动作说明：承右旁点步斜下展臂放松呼吸动作，头面姿态和上身姿势保持不变。左腿继续直立撑稳身体重心，左膝盖和脚尖对向前方；右腿继续挺膝伸脚，脚面绷直，右脚尖继续外展右伸，脚尖内侧抵点地面，右膝盖和脚尖向右侧稍前方成右旁点步。同时，两手继续保持兰花指手形柔缓向左右两侧上起，两手臂上起展臂至左右侧方，手心均向后下方，指尖向左右侧方，高约与肩平。目向前方平视。从身体正前方看，如图4-263所示。操式节拍为慢一拍。

（2）动作要领：右旁点步过程中，腰腹肌和背肌要收紧，两腿要挺膝伸直。左腿要承受大部分身体重量，左膝盖和脚尖要保持向前方；臀肌、右大腿肌与脚踝肌及脚趾肌均处于一定的紧张受力状态，右腿要向右开胯，右腿要外展侧伸与左腿约成35度角，右脚尖向外展约60度角，右脚面要绷直与右腿约在同一条斜直线上。兰花指手形要规范标准，两兰花指与两手臂及两肩均在一条水平直线上。身体直立要自然放松、挺胸、展肩、拔背、立腰、收腹、敛臀，头正、颈直、下颌略收，双眼稍眯，两嘴角微向上翘起成微笑态。

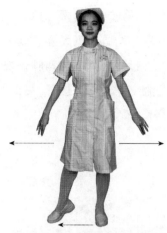

图 4-262　右旁点步下展臂

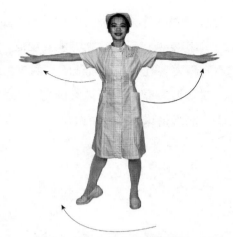

图 4-263　右旁点步旁展臂

11. 右旁点收步斜下展臂放松呼吸

（1）动作说明：承右旁点步手臂旁伸展放松呼吸动作，头面姿态和上身姿势保持不变。左腿继续直立撑稳身体重心，左膝盖和脚尖对向前方；右腿随之挺膝伸脚，脚面绷直，右脚尖外展擦地向左脚内前方收回，脚尖内侧抵点地面，右膝盖和脚尖向右前方。同时，两手继续保持兰花指手形柔缓向左右两侧展落，两手臂落至左右斜下方时，手心均向后下方，指尖向左右斜下方，略低于胯。目向前方平视。从身体正前方看，如图 4-264 所示。操式节拍为慢一拍。

（2）动作要领：右旁点步收回过程中，腰腹肌和背肌要收紧，两腿要挺膝伸直。左腿要承受大部分身体重量，左膝盖和脚尖要保持向前方；臀肌、右大腿肌与脚踝肌及脚趾肌均处于一定的紧张受力状态，右脚尖向外展约 60 度角，右脚面要绷直与右腿约在同一条斜直线上。兰花指手形要规范标准，两兰花指与手臂下展开约 90 度角。身体直立要自然放松、挺胸、展肩、拔背、立腰、收腹、敛臀，头正、颈直、下颏略收，双眼稍眯，两嘴角微向上翘起成微笑态。

12. 正步站立腹前叠手放松呼吸

（1）动作说明：承右旁点收步斜下展臂放松呼吸动作，头面姿态和身体姿势保持不变。左腿继续直立撑稳，右脚向左脚内侧并拢，两脚尖和膝盖对向前方，身体重心落于两脚中间成正步。同时，两手兰花指由两侧柔缓向身前伸臂下落至腹前，左手虎口握住右手四指，右手虎口握住左手大拇指，两手叠手垂按于小腹前，两手心向后方，左指尖向右下方，右指尖向左下方，手心略低于小腹，目向前方平视。从身体正前方看，如图 4-265 所示。操式节拍为慢一拍。

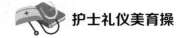

上述正步站立腹前叠手放松呼吸动作姿势保持不变。操式节拍为慢二拍。

（2）动作要领：正步站立脚位要规范，身体重心要落于两脚中间，左右胯、左右膝盖、左右脚踝要各在一条横直线上。两脚内侧要贴靠在一起，两脚尖和两膝盖要并拢向正前方。身体要直立放松，自然挺胸、松肩、拔背、立腰、收腹、敛臀，头正、颈直、下颏略收，双眼稍眯，两嘴角微向上翘起成微笑态。

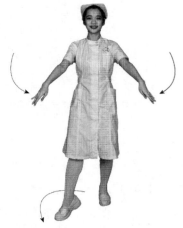

图4-264　右旁点步下展臂

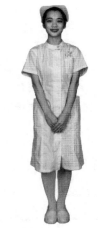

图4-265　正步叠手放松

（注：7~12动作操式节拍为慢2—2—3—4，5—6—7—8）

（三）礼仪（3—8拍）

13. 左后点步手臂屈伸放松呼吸之一

（1）动作说明：承正步站立腹前叠手放松呼吸动作，头面姿态和身体姿势保持不变。上身左转约45度，右脚向后跳一小步，右腿伸直站稳，右脚尖保持原方向不变；左脚同时向右脚后侧退跳一步，左腿屈膝，左脚跟提起，脚趾抵地，左脚尖向左前方。同时，两手松开成兰花指，右兰花指屈肘由小腹前柔缓向身后摆动，手背轻贴于臀部右后侧，指尖向下方；左兰花指同时屈肘由小腹前柔缓内旋向胸前屈腕摆起，手心向下方，兰花指上翘，指尖向右侧方，高约中腰平，兰花指贴近胸前；两肘尖均向外，右肘尖高约中腰平，左肘尖高约胸平。目向前方平视。从身体右前方看，如图4-266所示。操式节拍为慢二拍。

（2）动作要领：两腿前后开立，臀肌、两大腿肌与脚踝肌及左脚趾肌均处于一定的紧张受力状态。身体重心约在两腿之间，右脚要外展脚尖踏实，左脚尖要抵地提脚跟，两脚尖展开约成45度角。上身要直立放松，自然挺胸、开肩、拔背、立腰、收腹、敛臀，头正、颈直、下颏略收，双眼稍眯，两嘴角微向上翘起成微笑态。兰花指手形要规范标准，指尖要上翘，前臂与兰花指心略大于90度角。右兰花指柔缓摆至臀部右后侧时，右上臂与前臂约成120度角，左兰花指柔缓上起至胸前时，左上臂与前臂约成45度角。

14. 左后点步手臂屈伸放松呼吸之二

（1）动作说明：承左后点步手臂屈伸放松呼吸之一动作，头面姿态和身体姿势保持不变。两腿屈膝下蹲，上身随之柔缓前俯低头，左小腿内侧贴靠于右膝窝后侧。右脚尖保持原方向不变；左脚形不变，左脚跟提起，脚趾抵地，左脚尖向左侧方。同时，右兰花指背继续屈肘轻贴于臀部右后侧，指尖向下方；左兰花指同时屈肘由胸前柔缓向腹前下落，手背和兰花指向上翘起，指尖向右侧方，高约小腹平；两肘尖均向外，右肘尖高约中腰平，左肘尖高约胸平。目随视左兰花指。从身体右前方看，如图4-267所示。操式节拍为慢二拍。

（2）动作要领：两腿要前后开立屈蹲，腰腹肌和背肌要收紧，臀肌、两大腿肌与脚踝肌及左脚趾肌均处于一定的紧张受力状态。身体重心一大半约在右腿，右脚要外展脚尖踏实，左脚尖要抵地提脚跟，两脚尖展开约成90度角，两小腿与两大腿约成略大于90度角。身体要沉稳放松，自然含胸、合左肩、略躬腰背、收腹，头面下低、脖颈前倾、下颏回收，双眼稍眯，两嘴角微向上翘起成微笑态。兰花指手形要规范标准，左前臂与兰花指背略大于90度角，左兰花指于小腹前约20厘米，右兰花指背要贴于臀部右后侧，两上臂与前臂约成120度角。

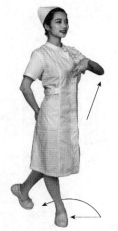
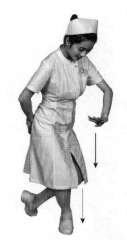

图4-266　左后点步手臂屈伸1　　　图4-267　左后点步手臂屈伸2

15. 右前点步手臂前伸展放松呼吸之一

（1）动作说明：承左后点步手臂屈伸放松呼吸之二动作，身体姿势和头面姿态保持

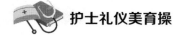

不变。左脚跟落地踏实，脚尖向左侧方，左腿屈膝下蹲后坐；右腿同时伸直，右脚跟提起，右脚尖外展，膝盖和脚背向身前稍右侧方，脚趾外侧抵地，推动身体重心后移。上身随之柔缓立起抬头。同时，右兰花指背继续屈肘轻贴于臀部右后侧，指尖向下方；左兰花指同时由小腹前向身前稍左上方柔缓摆起，手心向下方，指尖向身前稍左侧方，左手臂微曲，指尖高约肩平。目随视左兰花指。从身体右前方看，如图 4-268 所示。操式节拍为慢二拍。

（2）动作要领：身体要后坐，左脚要踏实，臀肌、两大腿肌与脚踝肌及右脚趾肌均处于一定的紧张受力状态。左腿要承受大部分身体重量；右腿与右脚约在同一条斜直线上，右脚要外展提脚跟，脚尖要抵地承担部分身体重量。两小腿约成 60 度角，两脚尖展开约成略大于 45 度角。上身要直立放松，自然挺胸、顺左肩、拔背、立腰、收腹、敛臀，头正、颈直、下颏略收，双眼稍眯，两嘴角微向上翘起成微笑态。兰花指手形要规范标准，右上臂与前臂约成 120 度角，左上臂与前臂约成 160 度角，起身摆臂要柔缓。

16. 右前点步手臂前伸展放松呼吸之二

（1）动作说明：承右前点步手臂前伸展放松呼吸之一动作，身体姿势和头面姿态保持不变。两腿保持屈膝下蹲后坐右前点步姿势，两腿略下蹲，右膝盖和脚背向身前稍右侧方，右脚趾外侧抵地；左膝内下侧贴靠于右膝窝后侧，身体重心略前移，上身随之柔缓略前倾稍低头。同时，右兰花指背继续屈肘轻贴于臀部右后侧，指尖向下方；左兰花指同时向前下方柔缓摆落，手心向下方，指尖向身前稍左下方，左手臂微曲，指尖高约小腹平。目随视左兰花指。从身体右前方看，如图 4-269 所示。操式节拍为慢二拍。

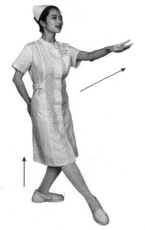 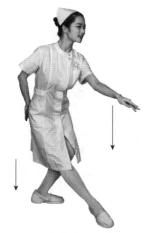

图 4-268　右前点步手臂前伸展 1　　　图 4-269　右前点步手臂前伸展 2

（2）动作要领：两腿屈蹲后坐右前点步要撑稳身体重心，腰腹肌和背肌要收紧，臀肌、两大腿肌与脚踝肌及右脚趾肌均处于一定的紧张受力状态。两小腿约成 75 度角，两脚尖展开约成略大于 45 度角。左腿要承受大部分身体重量；右脚要提跟脚尖外展抵地承担部分身体重量，右腿与右脚约在同一条斜直线上。上身要略前倾放松，自然展胸、顺左肩、稍躬背腰、收腹、敛臀，头颈稍前倾、下颏略收，双眼稍眯，两嘴角微向上翘起成微笑态。兰花指手形要规范标准，右上臂与前臂约成 120 度角，左上臂与前臂约成 160 度角，前倾身摆臂要柔缓。

17. **右旁点步手臂旁伸展放松呼吸**

（1）动作说明：承右前点步手臂前伸展放松呼吸之二动作，头面姿态和身体姿势保持不变。右脚前掌蹬地推动身体站起，身体随之右转约 45 度，左腿挺膝伸直撑稳身体重心，左脚尖和膝盖对向前方；右腿同时随转身向右侧方挺膝伸腿绷脚划摆，脚跟离地，脚尖抵地，脚尖和膝盖对向右侧稍前方成右旁点步。同时，两兰花指和手臂经身体两侧向上柔缓摆起，两手臂至左右侧方时旁伸平展，两手心均向下稍后方，指尖向左右侧方，两兰花指与两手臂高约肩平，目向前方平视。从身体正前方看，如图 4-270 所示。操式节拍为慢二拍。

（2）动作要领：屈腿右前点步转为直立右旁点步，腰腹肌和背肌要收紧，两腿要挺膝伸直。左腿要承受大部分身体重量，左膝盖和脚尖要保持向前方；臀肌、右大腿肌与脚踝肌及右脚趾肌均处于一定的紧张受力状态。起身转体开胯右旁点步要连贯柔顺完成，两腿约成 35 度角，两脚尖展开约 60 度角，右脚和右腿约在同一条斜直线上。身体直立要自然放松、挺胸、展肩、拔背、立腰、收腹、敛臀，头正、颈直、下颏稍收，双眼稍眯，两嘴角微向上翘起成微笑态。右旁点步脚形和兰花指手形要规范标准，两兰花指与手臂要柔缓上起，要旁伸平展左右协和，要与右旁点步同时到位，两手臂和两肩约在同一条水平直线上。

18. **正步站立腹前叠手放松呼吸**

（1）动作说明：承右旁点步手臂旁伸展放松呼吸动作，头面姿态和身体姿势保持不变。左腿继续挺膝伸直撑稳身体重心；右脚擦地收回向左脚内侧并步，脚尖和膝盖对向前方成正步。同时，两兰花指经身体左右两侧柔缓向腹前伸臂摆落，两手心均向后方，左指尖向右下方，右指尖向左下方。至腹前时，右手虎口叉握住左手大拇指，左手虎口叉握住右手四指，两手左前右后叠手伸臂垂手贴靠于小腹前，两手心均向后方，目向前方平视。从身体正前方看，如图 4-271 所示。操式节拍为慢二拍。

（2）动作要领：右旁点步转为正步直立，两腿要并脚并膝，两脚尖和两膝盖要对向前方，正步脚形要规范标准。身体直立要自然放松、挺胸、松肩、拔背、立腰、收腹、敛臀，头正、颈直、下颏稍收，双眼稍眯，两嘴角微向上翘起成微笑态。两兰花指和手臂要柔缓向腹前下落，两手要左前右后叉握叠手贴靠于小腹前，两手臂摆落叠手要与正步同时完成，左右协和，自然松伸下垂。

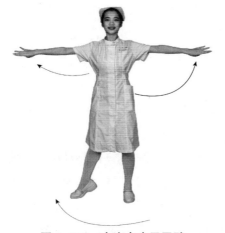 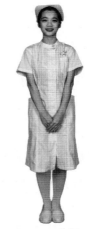

图 4-270　右旁点步平展臂　　　　　　　图 4-271　正步叠手放松

19. 正步身前叉握叠手鞠躬礼

（1）动作说明：承正步站立腹前叠手放松呼吸动作，头面姿态和身体姿势保持不变。身体由正步站立腹前叠手姿势向前俯身躬腰行鞠躬礼。两手臂叉握叠手自然下垂于小腹前，两手心向后方，左指向右下方，右指向左下方。低头俯面，目视前下方。从身体正前方看，如图 4-272 所示。操式节拍为慢二拍。

（2）动作要领：正步站立两腿要并脚并膝，两脚尖和两膝盖要对向前方，正步脚形要规范标准。鞠躬礼要自然放松身体、含胸、合肩、躬背、躬腰、收腹、敛臀，头向前下低、颈前倾、下颏回收贴于喉部，双眼稍眯，两嘴角微向上翘起成微笑态。两手要继续左前右后叉握叠手置于大腿前，自然松伸下垂。

20. 正步站立腹前叠手放松呼吸

（1）动作说明：承正步身前叉握叠手鞠躬礼动作，头面姿态和身体姿势保持不变。两腿继续挺膝伸直保持正步姿势，上身柔缓立直，两手继续于小腹前右手虎口叉握住左手大拇指，左手虎口叉握住右手四指，两手左前右后垂手贴靠于小腹前，两手心向后方，左指向右下方，右指向左下方。目向前方平视。从身体正前方看，如图 4-273 所示。操式节拍为慢二拍。

（2）动作要领：正步直立要并脚并膝，两脚尖和两膝盖要对向前方，正步脚形要规范标准。上身要柔缓立起，要自然放松、挺胸、松肩、拔背、立腰、收腹、敛臀，头正、颈直、下颏稍收，双眼稍眯，两嘴角微向上翘起成微笑态。两手要继续左前右后叉握叠手贴靠于小腹前，自然松伸下垂。

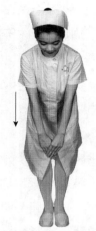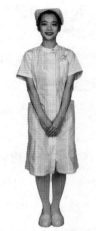

图 4-272　正步叠手鞠躬礼　　　　　　　图 4-273　正步叠手放松

（注：13~20 动作操式节拍为 3—2—3—4，5—6—7—8）

（四）鞠躬礼仪（4—8 拍）

21.右后点步手臂屈伸放松呼吸之一

（1）动作说明：承正步站立腹前叠手放松呼吸动作，头面姿态和身体姿势保持不变。上身右转约 45 度，左脚向后跳一小步，左腿伸直站稳，左脚尖保持原方向不变；右脚同时向左脚后侧退跳一步，右腿屈膝，右脚跟提起，脚趾抵地，右脚尖向身体前方。同时，两手松开成兰花指，左兰花指屈肘由小腹前柔缓向身后摆动，手背轻贴于臀部左后侧，指尖向下方；右兰花指同时屈肘由小腹前柔缓内旋向胸前屈腕摆起，手心向下方，兰花指上翘，指尖向左侧方，高约胸平，兰花指贴近胸前；两肘尖均向外，左肘尖高约中腰平，右肘尖高约胸平。目向前方平视。从身体左前方看，如图 4-274 所示。操式拍节为慢二拍。

（2）动作要领：两腿前后开立，臀肌、两大腿肌与脚踝肌及右脚趾肌均处于一定的紧张受力状态。身体重心约在两腿之间，左脚要外展脚尖踏实，右脚尖要抵地提脚跟，两脚尖展开约成 45 度角。上身要直立放松，自然挺胸、开肩、拔背、立腰、收腹、敛臀，头正、颈直、下颏略收，双眼稍眯，两嘴角微向上翘起成微笑态。兰花指手形要规范标准。左兰花指柔缓摆至臀部左后侧时，左上臂与前臂约成 120 度角，右兰花指柔缓上起至胸前时，右前臂与兰花指心略大于 90 度角，指尖要上翘，右上臂与前臂约成 45 度角。

22. 右后点步手臂屈伸放松呼吸之二

（1）动作说明：承右后点步手臂屈伸放松呼吸之一动作，头面姿态和身体姿势保持不变。两腿屈膝下蹲，上身随之柔缓前俯低头，右小腿内侧贴靠于左膝窝后侧。左脚尖保持原方向不变；右脚形不变，右脚跟提起，脚趾抵地，右脚尖向右侧方。同时，左兰花指背继续屈肘轻贴于臀部左后侧，指尖向下方；右兰花指同时屈肘由胸前柔缓向腹前下落，手背和兰花指向上翘起，指尖向左侧方，高约腹平；两肘尖均向外，左肘尖高约中腰平，右肘尖高约胸平。目随视右兰花指。从身体左前方看，如图4-275所示。操式节拍为慢二拍。

（2）动作要领：两腿要前后开立屈蹲，腰腹肌和背肌要收紧，臀肌、两大腿肌与脚踝肌及右脚趾肌均处于一定的紧张受力状态，身体重心一大半约在左腿，左脚要外展脚尖踏实，右脚尖要抵地提脚跟，两脚尖展开约成90度角，两小腿与两大腿约成略大于90度角。身体要沉稳放松，自然含胸、合右肩、略躬腰背、收腹，头面下低、脖颈前倾、下颏回收，双眼稍眯，两嘴角微向上翘起成微笑态。兰花指手形要规范标准，右前臂与兰花指背略大于90度角，右兰花指于腹前约20厘米，左兰花指背要贴于臀部左后侧，两上臂与前臂约成120度角。

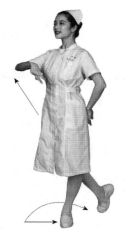
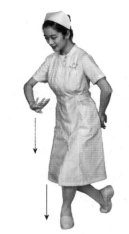

图4-274　右后点步手臂屈伸1　　　　图4-275　右后点步手臂屈伸2

23. 左前点步手臂前伸展放松呼吸之一

（1）动作说明：承右后点步手臂屈伸放松呼吸之二动作，身体姿势和头面姿态保持不变。右脚跟落地踏实，脚尖向右侧方，右腿屈膝下蹲后坐；左腿同时伸直，左脚跟提起，左脚尖外展，膝盖和脚背向身前稍左侧方，脚趾外侧抵地，推动身体重心后移。上身随之柔缓立起抬头。同时，左兰花指背继续屈肘轻贴于臀部左后侧，指尖向下方；右兰花指同时由腹前向身前稍右上方柔缓摆起，手心向下方，指尖向身前稍右侧方，右手臂微曲，指尖高约肩平。目随视右兰花指。从身体左前方看，如图 4-276 所示。操式节拍为慢二拍。

（2）动作要领：身体要后坐，右脚要踏实，臀肌、两大腿肌与脚踝肌及左脚趾肌均处于一定的紧张受力状态。右腿要承受大部分身体重量；左腿与左脚约在同一条斜直线上，左脚要外展提脚跟，脚尖要抵地承担部分身体重量。两小腿约成 60 度角，两脚尖展开成略大于 45 度角。上身要直立放松，自然挺胸、顺右肩、拔背、立腰、收腹、敛臀，头正、颈直、下颏略收，双眼稍眯，两嘴角微向上翘起成微笑态。兰花指手形要规范标准，左上臂与前臂约成 120 度角，右上臂与前臂约成 160 度角，起身摆臂要柔缓。

24. 左前点步手臂前伸展放松呼吸之二

（1）动作说明：承左前点步手臂前伸展放松呼吸之一动作，身体姿势和头面姿态保持不变。两腿保持屈膝下蹲后坐左前点步姿势，左膝盖和脚背向身前稍左侧方，左脚跟提起，左脚趾外侧抵地；两腿略下蹲，右膝内下侧贴靠于左膝窝后侧，身体重心略前移。上身随之柔缓略前倾稍低头。同时，左兰花指背继续屈肘轻贴于臀部左后侧，指尖向下方；右兰花指同时向前下方柔缓摆落，手心向下方，指尖向身前稍右下方，右手臂微曲，指尖高约小腹平。目随视右兰花指。从身体左前方看，如图 4-277 所示。操式节拍为慢二拍。

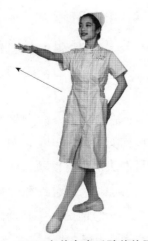
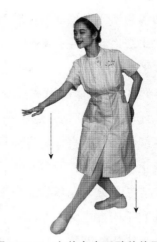

图 4-276　左前点步手臂前伸展 1　　　　图 4-277　左前点步手臂前伸展 2

（2）动作要领：两腿屈蹲后坐左前点步要撑稳身体重心，腰腹肌和背肌要收紧，臀肌、两大腿肌与脚踝肌及左脚趾肌均处于一定的紧张受力状态。两小腿约成 75 度角，两脚尖展开成略大于 45 度角。右腿要承受大部分身体重量；左脚要提跟脚尖外展抵地

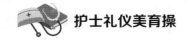

承担部分身体重量，左腿与左脚约在同一条斜直线上。上身要略前倾放松，自然展胸、顺右肩、稍躬背腰、收腹、敛臀，头颈稍前倾、下颏略收，双眼稍眯，两嘴角微向上翘起成微笑态。兰花指手形要规范标准，左上臂与前臂约成120度角，右上臂与前臂约成160度角，前倾身摆臂要柔缓。

25.左旁点步手臂旁伸展放松呼吸

（1）动作说明：承左前点步手臂前伸展放松呼吸之二动作，头面姿态和身体姿势保持不变。左脚前掌蹬地推动身体站起，身体随之左转约45度，右腿挺膝伸直撑稳身体重心，右脚尖和膝盖对向前方；左腿同时随转身向左侧方挺膝伸腿绷脚划摆，脚跟离地，脚尖抵地，左脚尖和膝盖对向左侧稍前方成左旁点步。同时，两兰花指和手臂经身体两侧向上柔缓摆起，两手臂至左右侧方时旁伸平展，两手心均向下稍后方，指尖向左右侧方，两兰花指与两手臂高约与肩平，目向前方平视。从身体正前方看，如图4-278所示。操式节拍为慢二拍。

（2）动作要领：屈腿左前点步转为直立左旁点步，腰腹肌和背肌要收紧，两腿要挺膝伸直。右腿要承受大部分身体重量，右膝盖和脚尖要保持向前方；臀肌、左大腿肌与脚踝肌及左脚趾肌均处于一定的紧张受力状态。起身转体开胯左旁点步要连贯柔顺完成，两腿约成35度角，两脚尖展开约60度角，左脚和左腿约在同一条斜直线上。身体直立要自然放松、挺胸、展肩、拔背、立腰、收腹、敛臀，头正、颈直、下颏稍收，双眼稍眯，两嘴角微向上翘起成微笑态。左旁点步脚形和兰花指手形要规范标准，两兰花指与手臂要柔缓上起，要旁伸平展左右协和，要与左旁点步同时到位，两手臂和两肩约在同一条水平直线上。

26.正步站立腹前叠手放松呼吸

（1）动作说明：承左旁点步手臂旁伸展放松呼吸动作，头面姿态和身体姿势保持不变。右腿继续挺膝伸直撑稳身体重心；左脚擦地收回向右脚内侧并步，两脚尖和膝盖对向前方成正步。同时，两兰花指经身体左右两侧柔缓向腹前伸臂摆落，两手心均向后方，右指尖向左下方，左指尖向右下方。至腹前时，右手虎口叉握住左手大拇指，左手虎口叉握住右手四指，两手左前右后叠手伸臂垂手贴靠于小腹前，两手心均向后方，目向前方平视。从身体正前方看，如图4-279所示。操式节拍为慢二拍。

（2）动作要领：左旁点步转为正步直立，两腿要并脚并膝，两脚尖和两膝盖要对向前方，正步脚形要规范标准。身体直立要自然放松、挺胸、松肩、拔背、立腰、收腹、敛臀，头正、颈直、下颏稍收，双眼稍眯，两嘴角微向上翘起成微笑态。两兰花指和手臂要柔缓向腹前下落，两手要左前右后叉握叠手贴靠于小腹前，两手臂摆落叠手要与正步同时完成，左右协和，自然松伸下垂。

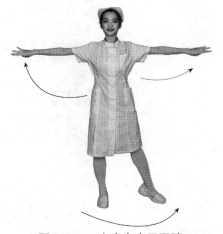

图 4-278　左旁点步平展臂

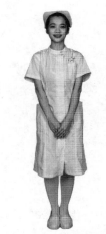

图 4-279　正步叠手放松

27.正步身前叉握叠手鞠躬礼

（1）动作说明：承正步站立腹前叠手放松呼吸动作，头面姿态和身体姿势保持不变。身体由正步站立腹前叠手姿势向前俯身躬腰行鞠躬礼。两手臂叉握叠手自然下垂于小腹前，两手心均向后方，左指向右下方，右指向左下方。低头俯面，目视前下方。从身体正前方看，如图 4-280 所示。操式节拍为慢二拍。

（2）动作要领：正步站立两腿要并脚并膝，两脚尖和两膝盖要对向前方，正步脚形要规范标准。鞠躬礼要自然放松身体、含胸、合肩、躬背、躬腰、收腹、敛臀，头向前下低、颈前倾、下颏回收贴于喉部，双眼稍眯，两嘴角微向上翘起成微笑态。两手要继续左前右后叉握叠手置于大腿前，自然松伸下垂。

28.正步站立腹前叠手放松呼吸

（1）动作说明：承正步身前叉握叠手鞠躬礼动作，头面姿态和身体姿势保持不变。两腿继续挺膝伸直保持正步姿势，上身柔缓立直，两手继续叉握叠手左前右后垂手贴靠于小腹前，两手心均向后方，左指向右下方，右指向左下方。目向前方平视。从身体正前方看，如图 4-281 所示。操式节拍为慢二拍。

（2）动作要领：正步直立要并脚并膝，两脚尖和两膝盖要对向前方，正步脚形要规范标准。上身要柔缓立起，要自然放松、挺胸、松肩、拔背、立腰、收腹、敛臀，头正、颈直、下颏稍收，双眼稍眯，两嘴角微向上翘起成微笑态。两手要继续左前右后叉握叠手贴靠于小腹前，自然松伸下垂。

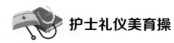护士礼仪美育操

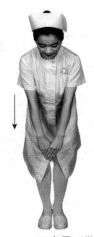
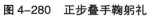
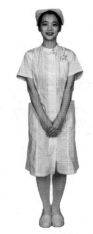

图 4-280　正步叠手鞠躬礼　　　　　图 4-281　正步叠手放松

（注：21~28 动作操式节拍为 4—2—3—4，5—6—7—8）

附　录

一、护士礼仪美育操在课堂教学中应用推广

护士礼仪是医学院校教育教学的重要内容，以往的护士礼仪教育教学有许多教育方式和教学方法，均取得了一定的教育教学效果，推动了护士礼仪教育教学的发展，但也存在着教育方式陈旧、教学方法简单、教学过程枯燥、教学效果较不明显等不足之处。厦门医学院舞蹈教师吴畏在学校公共舞蹈课教学改革中，将护士礼仪教育教学和高校美育教学紧密结合，创新研究了护士礼仪舞蹈操式化的教学改革课题，圆满完成了《护士礼仪美育操》的创编研究及其课堂教育方式与教学方法的研究，取得了显著的教学研究成果。《护士礼仪美育操》原创歌曲《健康护理歌》，如图 A-1，由厦门医学院李黎明教授作词，阳光学院音乐教师谢龙钟作曲，歌曲旋律欢快，歌词展现了护理人员敬业、奉贤、关爱生命的精神和情怀，歌颂了医护人员无私奉献的精神，同时也赞扬了他们在医学中的专业技能。这首歌包含着对护理人员的敬意和感谢，让人们更加深刻地认识到医护人员的重要性。厦门医学院党委委员、副校长李黎明同志，公共课教学部王丽莉、林育隆老师和护理学系林秧、叶碧容老师等，在《护士礼仪美育操》的教学研究和实践教学检验过程中，积极扶持，不断完善，推进了《护士礼仪美育操》在厦门医护院校课堂教育教学中的应用推广，形成了中华优秀传统文化、医护礼仪和艺术融合发展的教育教学体系，如图 A-2。

《护士礼仪美育操》曾在厦门医学院教学中应用推广，如图 A-3 所示；曾在厦门市仙岳医院教学中应用推广，如图 A-4 所示；曾在厦门市第五医院教学中应用推广，如图 A-5 所示；曾在厦门医学院美育课程实践展演中表演，如图 A-6。采用护士礼仪舞蹈操式化的教育方式和教学方法，对医护院校学生进行医护礼仪专业教育，取得了具有教育特质、时代特征、学生特点、校园特色、美育情操和时尚情调的新潮教育效果，医护院校广大学生可在医护礼仪专业学习中享受艺术实践活动，体验护士礼仪心灵美、外在美、大爱美和人性美在医护与医患关系中的美育作用，不断提升广大学生的医护礼仪意识、美育观念和人文素养。

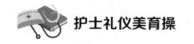

健康护理歌

1=C $\frac{4}{4}$

李黎明 词
谢龙钟 曲

♩=118　热烈地

```
3. 5 5 - | 3. 2 1 - | 6 1 1 6 | 5. 3 2 - |
```
1.你　健康，　　我　快乐，　　我　是　五　心　护　理　人。
2.你　的　事，　　我　关　心，　　悉　心　服　务　你　放　心。

```
3 5 6 5 - | 3. 2 3 - | 6 1 1 6 5 2 3 | 1 - - 0 |
```
伤　痛　来　袭，　　我　在　这，　　咱　们　一　起　来　面　对。
健　康　回　归，　　要　耐　心，　　循　序　渐　进　请　舒　心。

```
3 - 3 5 | 3 - - 0 | 2 - 2 6 | 5 - - 0 |
```
看　护　身　体，　　　呵　护　健　康，
护　佑　生　命，　　　安　慰　心　灵，

```
3 - 3 7 | i - - 0 | i - i 1 2 | 2 - - 5 5 |
```
精　湛　技　术，　　　悉　心　服　务。　　　你　是

```
3 - 3 i 2 | 2 - - 1 7 | i - i 7 6 | 7 - - 0 |
```
我　的　亲　人，　　我　是　你　的　卫　士，

```
6 6. 6 i | 5 - - 6 7 | 2 - 2 i 3 2 | 2 - - 5 5 |
```
我　们　是　战　友，　　用　爱　心　共　筑　长　城。　　　你　是

```
3 - 3 i 2 | 2 - - 1 7 | i - i 7 6 | 7 - - 0 |
```
我　的　亲　人，　　我　是　你　的　卫　士，

```
6 6. 6 7 | i i 5 3 - | 2 - 5 i 2 | i - - 0 ‖
```
我　们　携　手　呵　护　健　康，　　护　佑　生　命。

图 A-1　原创歌曲

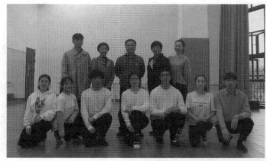
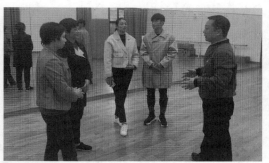
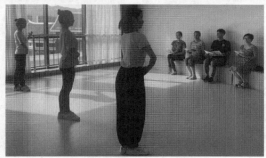

图 A-2　厦门医学院校党委与各系部积极扶持

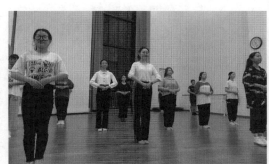
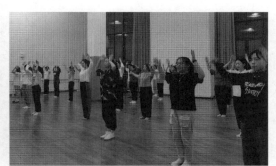
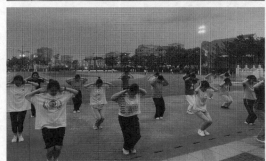
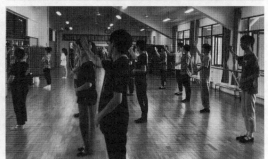

图 A-3　厦门医学院教学部

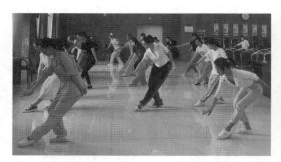
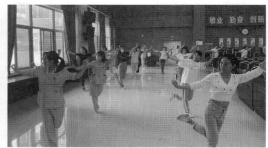

图 A-4　厦门市仙岳医院

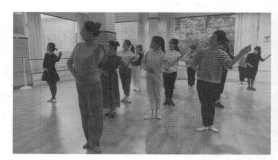
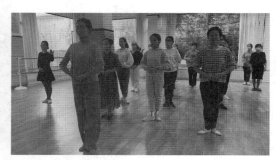

图 A-5　厦门市第五医院

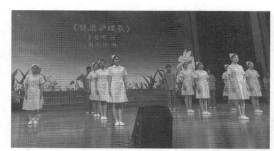
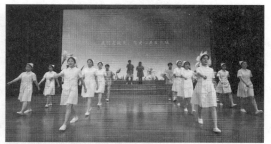

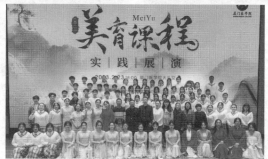

图 A-6　厦门医学院美育课程实践展演

二、护士礼仪美育操在医护培训中应用推广

医疗护理礼仪体现了护士专业技能和文化修养的综合素质，护士群体良好的礼仪规

范有利于创造一个和谐、亲切、友善、健康的医护和医患人文环境，体现出护士爱岗、敬业的精神以及对医疗护理岗位工作的高度事业心和责任感。在护士礼仪培训中应用推广《护士礼仪美育操》具有显著效应，既有助于将护士群体单纯的礼仪技能培训转化为护士礼仪美育操式化艺术美，将护士礼仪实操培训升华到崇高的爱与美境界，又能够使护士群体在学会自然、挺拔、美观、优雅的礼仪动作的同时，体悟护士行为规范，强化护理服务意识，提高自身素质，还可以通过礼仪培训提升护士的思想文化修养、医德水平、交际能力，自我修养优雅礼仪、交谈文明、举止高雅、自强自信、大方得体等个人魅力，塑造美好的医护群体形象，营造出不断美好和完善的医护关系与医患关系。

《护士礼仪美育操》曾在厦门医学院校护士礼仪培训中应用推广，如图 A-7 所示，其部分培训照展现了厦门医学院护理人员群体进行《护士礼仪美育操》培训的盛况。《护士礼仪美育操》能够使护士群体在韵律体操的优美旋律中操练护士礼仪规范，使单调的护士礼仪技能动作练习转变成新潮时尚的护士礼仪技能韵律操式化演练。在节奏鲜明，旋律优美的音乐伴奏下进行礼仪操演练，有助于缓解护士人员在紧张的护理工作中出现的暂时性大脑疲劳，使护士人员的大脑皮质活动处于适宜的兴奋状态，产生良好的刺激效应，得到恰当的放松休息，促使护士人员更加精神饱满、反应灵敏、精力旺盛，使记忆力增强，进而提高医护工作效率和护士礼仪规范学练效率。应用《护士礼仪美育操》培训护士礼仪规范，是一种美好的动感艺术享受，能够保持护士群体良好的心理状态，陶冶护士的情操。

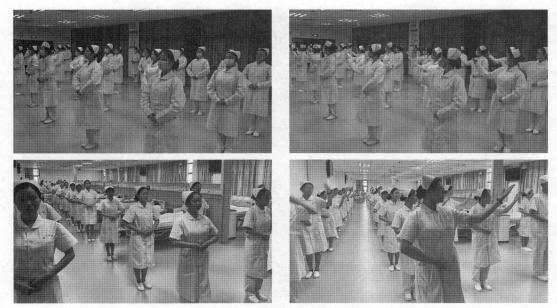

图 A-7　厦门医学院护士礼仪培训

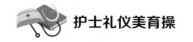

三、护士礼仪美育操在竞技交流中应用推广

（一）《护士礼仪美育操》竞技交流推广策划案

厦门医学院校紧紧围绕《教育部关于切实加强新时代高等学校美育工作的意见》（教体艺〔2019〕2号）"推进美育教学改革与创新。促进高校美育与德育、智育、体育和劳动教育相融合，与各学科专业教学、社会实践和创新创业教育相结合"的指示精神，将"护士礼仪美育操"作为医学院校护理学系学生及护士的美育课程之一，在今后的美育培养方案中进一步推广，以适应医学院校美育工作的需要，拟在深化"护士礼仪美育操"教学应用推广和培训应用推广的同时，策划护士礼仪美育操式化在竞技交流中的应用推广方案，使广大医护人员在美的韵律中、在动感舞动中、在竞技比赛和交流表演活动中提升护士礼仪规范意识，学好护理礼仪，锻炼身体，陶冶情操，愉悦心情，塑造美的形体。

（二）《护士礼仪美育操》培训比赛交流工作计划

1. "护士礼仪美育操"培训方案

组建校护礼操队（2020年2月），在厦门市第五医院开展"护士礼仪美育操"培训（2020年12月—2021年1月），在校护理学系、附属第二医院、附属口腔医院、附属仙岳医院组织相关培训（2021年3月—2021年5月）。

2. "护士礼仪美育操"展演时间、地点

（1）在厦门市第五医院春节联欢会上登台演出（2021年1月）。

（2）在校美育实践晚会上表演（2021年4月）。

（3）在校5·12系列活动——"手语、礼仪比赛"上表演（2021年5月）。

3. "护士礼仪美育操"组织比赛（2021年5月）

拟定参赛队10支，每支队伍人数控制在10~15人。

分别是：

（1）校护理系A队、B队。

（2）厦门市第五医院A队、B队。

（3）附属第二医院A队、B队。

（4）附属口腔医院A队、B队。

（5）附属仙岳医院A队、B队。

邀请参赛队单位领导作为观赛嘉宾，主要领导上台颁奖（是否设置场外投票环节、微信等）。

（三）专家论证（2021年4月—2021年6月）

1."护士礼仪美育操"研讨论证

拟邀请护理学、舞蹈学、体育学相关专家参与研讨论证。

2."护士礼仪美育操"论证主题

论护士礼仪美育操的功能性及在美育工作中的重要性。

3."护士礼仪美育操"竞技内容与考评标准

"护士礼仪美育操"竞技内容与考评标准见附表1。

附表1　"护士礼仪美育操"竞技内容与考评标准

考评内容	考评标准	得分
1.精神风貌（20分）	服装统一、整齐，整体观感好。精神饱满，情绪盎然	
2.队列队形（20分）	动作过程及队形变化整齐	
3.舞蹈技能（30分）	动作具有韵律感和节奏感，体现动感美，队员之间配合默契	
4.动作技术（30分）	动作标准、规范、准确、到位，动作整齐划一，刚柔适度，动作的力度、幅度适宜，节拍分明，全队完成动作整齐一致，与音乐协调一致	

（四）厦门医学院校2021年5·12护士礼仪美育操大赛

1."护士礼仪美育操"竞赛前培训

厦门市第五医院为了更好地普及护士礼仪规范，展示护士的精神风貌，在院领导的大力推动下，厦门市第五医院工会特邀厦门医学院专业舞蹈老师对全院护理人员进行了为期2个月的系统性护礼操培训。值此5·12护士节来临之际，护礼操的汇报演出比赛也作为今年护士节的系列活动之一予以推进。

2."护士礼仪美育操"如期举行

2021年4月27日，护礼操大赛在厦门市第五医院如期举行，比赛由护理部黄忠琴主任主持，厦门医学院专业舞蹈老师吴畏、厦门市第五医院党委书记丁丽远及护理部主任黄忠琴、副主任陈瑞云以及3名护士长担当评委。

首先，丁丽远书记为本次比赛致辞，丁书记殷切希望通过此类比赛促进护士礼仪规范在全院的推广和普及，并预祝此次比赛圆满成功。

本次大赛是厦门医学院护理礼仪行为规范培训的成果展示，各护理单元通过舞蹈、情景剧及礼仪操等形式演绎了护理人员日常基本礼仪，端庄优雅的姿态，凸显出护士的内在美与外在美。

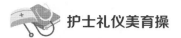

3.厦门市第五医院与厦门医学院部分竞技照

厦门市第五医院2021年5·12系列活动——护士礼仪美育操大赛,第五医院护理部竞技交流部分照,如图A-8所示,展现了厦门市第五医院护理人员进行护士礼仪美育操竞技交流的盛况。厦门医学院"百年风雨筑辉煌,崭新时代谱华章"喜迎建党100周年暨"5·12"国际护士节文艺晚会,护士礼仪美育操竞技交流部分照,如图A-9所示,展现了厦门医学院、厦门市第五医院和厦门市仙岳医院护理人员进行护士礼仪美育操竞技交流的盛况。

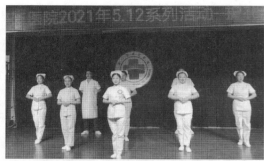
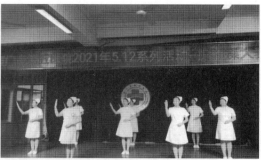
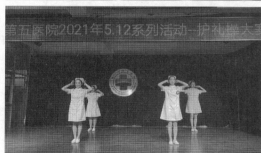
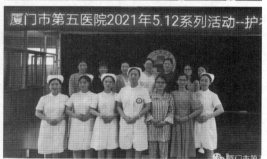

图 A-8　厦门市第五医院护理部

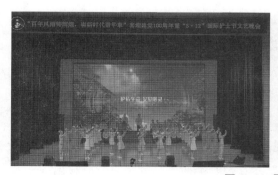
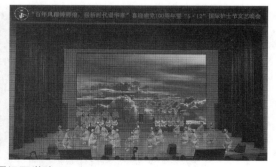

图 A-9　厦门医学院

4."护士礼仪美育操"竞技交流大赛前三名获得部门

经过激烈角逐，获得前三名团队脱颖而出，分别为：

第一名：外科系统第二组；

第二名：重点部门第二组；

第三名：重点部门第一组；

激情飞扬，炫我风采！此次通过白衣天使们精彩的表演竞赛，进一步规范、普及、推广了厦门医学院护士的职业礼仪行为，塑造了护士良好的职业形象，激发了护士的工作热情，提高全院护理人员的医护礼仪观念、增强医护礼仪技能、提升医护服务能力、深化护理服务内涵，为培养广大护理人员良好的医护礼仪规范，营造良好的医护关系和医患关系奠定了坚实的基础。